Zukunftschance Gesundheit

Die Zukunft
hat viele Namen.
Für die Zögernden
ist sie das Unerreichbare.
Für die Furchtsamen
ist sie das Unbekannte.
Für die Mutigen
ist sie die Chance.

Victor Hugo

© Günter Albert Ulmer Verlag
Hauptstr. 16
78609 Tuningen
Tel. 07464-98740
www.ulmertuningen.de
e-mail: info@ulmertuningen.de

3. Auflage 2009

Text, Layout:
Rolf Carson

ISBN 978-3-932346-58-3

Rolf Carson

Zukunftschance Gesundheit

Günter Albert Ulmer Verlag - 78609 Tuningen

Inhaltsverzeichnis

Zur Einleitung

Seit vielen Jahren wird immer wieder auf die Notwendigkeit und Wichtigkeit einer effektiven Gesundheitsvorsorge hingewiesen. Doch in Wahrheit nehmen die Krankheiten immer weiter zu. Teilweise entstehen neue Krankheiten, die man früher nicht kannte, z.B. Autoimmunkrankheiten, Müdigkeitssyndrom, Pilzerkrankungen, verschiedenste Allergien, Aids usw.

Heute gibt es kaum einen Menschen, dessen Darmflora noch gesund ist. Meist überwiegen die Pilze. Sie befallen nicht nur den Darm, sondern selbst die inneren Organe wie Leber und Milz. Bei 1500 analysierten Stuhluntersuchungen **fand man bei 97,5 Prozent der Patienten Überwucherungen mit Pilzen, Fremdbakterien und Krankheitserregern.**

Der Herzinfarkt steht in der Todesstatistik an erster Stelle, gefolgt von Krebs. Ungefähr eine halbe Million Menschen sterben in Deutschland jährlich an Herzinfarkt. Mehr als 20 Millionen Menschen leiden an Erkrankungen des Bewegungsapparates, also Rheuma, Arthritis, Arthrose, Bandscheibenschäden, Ischias. 98 Prozent aller Kinder unter 10 Jahren haben Zahnkaries (Zahnfäule) und jedes vierte Kind ist zu dick!

Da wir beständig mit Viren, Bakterien, Parasiten, Keimen und anderen Kleinlebewesen konfrontiert werden, stellt sich immer wieder die Frage, wie wir dieser Bedrohung begegnen können.

Schon Claude Bernard (1813-1878) erkannte: „**Der Mikrobe ist nichts, der Nährboden ist alles.“** Der menschliche Organismus strebe immer danach, sein „inneres Milieu“ (das Säure-Basen-Gleichgewicht, die Temperatur, den Blutdruck usw.) konstant zu halten. Alle spontanen Äußerungen lebender Organismen seien nach seiner Ansicht Regulierungsvorgänge, die Folgen innerer Veränderungen und nicht von außen angestoßene Prozesse.

Unser Körper ist eigentlich auf Gesundheit ausgelegt und es besteht ein relatives Gleichgewicht im Säftemilieu des Körpers.

Deshalb hat Hippokrates, der „Vater der Medizin“, bereits schon vor etwa 2400 Jahren verkündet, „dass der beste Arzt des Kranken seine eigene, in ihm wohnende Lebenskraft sei. Er vertrat die Auffassung, dass die Gesundheit nur durch eine richtige Mischung der Körpersäfte, die natürlich sehr von seiner Ernährung und seinen Lebensgewohnheiten abhängen, erhalten

Hippokrates

griechischer Arzt,
geb. 460 v. Chr. auf der Insel Kos,
gest. in Larissa (Thessalien) um 377 v. Chr.

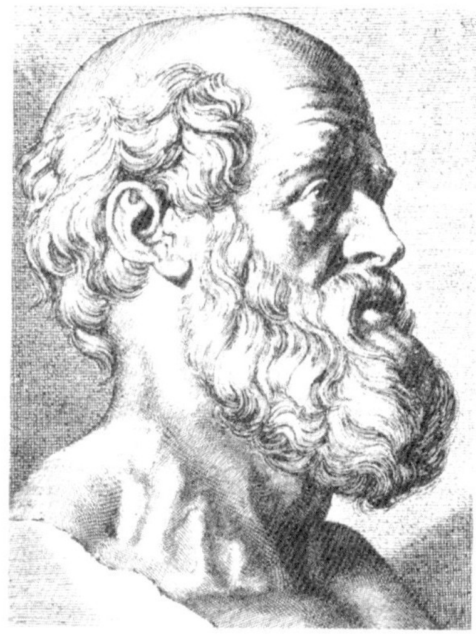

Wichtige Erkenntnisse von Hippokrates:

„Wenn wir jedem Individuum das richtige Maß an Nahrung und Bewegung zukommen lassen könnten, hätten wir den sichersten Weg zur Gesundheit gefunden.

Durch Enthaltsamkeit und Ruhe werden viele Krankheiten geheilt.

Krankheiten befallen uns nicht aus heiterem Himmel, sondern entwickeln sich aus täglichen Sünden wider die Natur. Wenn sich diese gehäuft haben, brechen sie unversehens hervor.

Der Behandler hat nur eine Aufgabe, zu heilen, und wenn ihm das gelingt, ist es gleichgültig, auf welchem Wege es ihm gelingt.

Die wirksamste Medizin ist die natürliche Heilkraft, die im Innern eines jeden von uns liegt.

Lasst eure Nahrungsmittel eure Heilmittel sein. Die Natur widersetzt sich allem Übermaß.

Die Auswirkungen der Medizin stellen eine der am schnellsten sich ausbreitenden Seuchen unserer Zeit dar.

Die Erhaltung der Gesundheit beruht auf der Gleichstellung der Kräfte. Gesundheit dagegen beruht auf der ausgewogenen Mischung der Qualitäten.

Die Natur kann von keinem belehrt werden, sie weiß immer das Richtige."

werden könne. Eine fehlerhafte Mischung der Körpersäfte (Veränderung des natürlichen Nährbodens für die gesundheitserhaltenden Mikroorganismen) zerstöre die Lebensharmonie und damit das Gleichgewicht im Körper."

Durch zu viel Säurebelastungen ergibt sich eine Veränderung des pH-Wertes mit ernsten Folgen für den Körperhaushalt. Wenn z.B. ständig zu viel säurespendende Nahrung zu sich genommen wird, bleiben Säureüberschüsse im Blut. Sie werden erst ausgeschieden, wenn sie durch eine neue Basenzufuhr neutralisiert werden können. Leider ist es heute so, wie kürzlich eine Statistik ergab, **dass 95 Prozent aller Deutschen zur Kategorie „Saurer Mensch" gehören.**

Bestimmte Viren und Bakterien können sich nur entwickeln, wenn für sie ein geeignetes Milieu vorhanden ist, oder wenn die Abwehrkräfte des Körpers weitgehend geschwächt sind. Man versuchte mit sogenannten Antibiotika der Flut der Bakterien Herr zu werden und verkündete bereits den Sieg über diese Krankheiten.

Die Wochenzeitschrift „Der Spiegel" berichtete schon 1992: „Der vor einem Vierteljahrhundert erklärte Sieg über die Infektionskrankheiten wurde voreilig verkündet. Antibiotika, die gegen Lungenentzündungen, Wundinfektionen oder Tuberkulose entwickelt wurden, verlieren inzwischen weltweit ihre Wirksamkeit. Jetzt kehren die Mikroben zurück. Der amerikanische Mediziner Richard Krause schrieb in seinem Beitrag für das US-Wissenschaftsblatt Science: „Wir waren überheblich und haben vergessen, dass Mikroben eine unglaublich anpassungsfähige Lebensform sind."
Der Freiburger Wissenschaftler Dr. Daschner sagte: „Die bisherige Geschichte der Antibiotika hat gezeigt, dass die Mikroben unablässig weiterdenken und sich auf jedes neu entwickelte Antibiotikum einstellen können."
Wenn auch Millionen von Bakterien durch den Einsatz von Antibiotika getötet werden, so reagieren doch die überlebenden Erreger auf die Attacken z.B. damit, dass sie ihren genetischen Bauplan ändern, oder Pumpmechanismen entwickeln, mit denen sie die chemischen Eindringlinge wieder hinausbefördern oder sie produzieren Enzyme, die das Antibiotikum zerstören.

Nachdem weltweit immer mehr Antibiotika ihre Wirksamkeit verlieren, wurden Hoffnungen auf eine Therapie mit sogenannten Zappern gesetzt, die allerdings sehr lange Behandlungszeiten in Anspruch nahmen. Doch diese Therapie erfüllte auch nicht die gewünschten Erfolge.

Nun ist es dem Schweizer Elektro-Ingenieur Martin Frischknecht gelungen, nach einigen Jahren Forschung und Erfahrungen die Schwächen eines „Zappers" zu erkennen und ganz neue Frequenzgeräte zu konstruieren. Nach verschiedenen Entwicklungen wurde die Wirksamkeit wesentlich optimiert und als POWER-QuickZap zur Verfügung gestellt.

Die Wirkungen des „POWER-QuickZap" wurden gegenüber den bisherigen Methoden um ein Vielfaches erhöht. Alle Funktionen sind jetzt mikroprozessorgesteuert und laufen automatisch ab, ebenfalls die Überwachung für die korrekte Anwendung. Beim „POWER-QuickZap" decken drei spezifische Grundfrequenzen mit entsprechendem Obertonspektrum den ganzen Therapiebereich ab. Die Frequenzen werden als STEP 1-3 angezeigt.

Das Ausgangssignal besteht aus einer symmetrischen Wechselspannung, das keinen Ionenfluss durch den Körper bewirkt. Die vergoldeten Seitenflächen des „POWER-QuickZap" ermöglichen zusätzlich eine effiziente örtliche Behandlung, ohne Kabel und Handelektroden. Die neueste Entwicklung erschien im Jahre 2004 und heißt „POWER-TUBE QuickZap", welche bezüglich Handhabung und Wirkung neue Maßstäbe setzt.

Diese Geräte haben noch weitere Vorzüge. Dank der zusätzlichen Frequenzen wird die Körperenergie massiv angehoben. Die molekularen Strukturen werden dadurch wieder ins Lot gebracht und Energieblockaden lösen sich. Die körpereigenen Regenerationskräfte werden neu mobilisiert. Neben der ausgezeichneten Eliminierung von Krankheitserregern ist die schnelle Erhöhung der Lebensenergie der Schlüssel zu einer wirksamen Regeneration.

Dieses Buch gibt eine genaue Anleitung, um die Zukunfts-Chance Gesundheit wirksam zu ermöglichen. Wir haben wirklich mit diesen Geräten alles in der Hand, die nötigen Schwingungen zu verursachen, damit die Zellstrukturen durch Vibration des Gewebes in unserem Körpers wieder in die biologische Ordnung kommen und Fremdkörper keinen Platz mehr finden und ausgeschieden werden können.

Wir alle wünschen, dass das Buch eine weite Verbreitung findet und dass es vielen Menschen eine Hilfe und vielleicht sogar eine Rettung sein kann.

Was ist Gesundheit?

Gesundheit ist nicht das Fehlen von Krankheit oder Behinderung, sondern der ausgewogene Zustand einer harmonischen Unversehrtheit unserer ganzen Persönlichkeit. Vielleicht könnte man universell gesehen Gesundheit mit Harmonie gleichsetzen.

Wenn alles harmonisch funktioniert, verursachen uns die Organe keine Probleme und wir fühlen keinen Schmerz. Alles ist federleicht und angenehm. Unser Körper will auch unbedingt die Harmonie erhalten.

Unser Organismus ist eigentlich auf Gesundheit ausgelegt und mit großer Selbsthilfekraft ausgestattet. Millionen von Immunzellen und Antikörpern sind dazu bestimmt, unser Leben zu schützen. Unser Körper ist bereit, jedem Angriff standzuhalten, wenn er seine Abwehrmechanismen schnell und intensiv aufbieten kann.

Sollte doch eine Krankheit zum Ausbruch kommen, können die Abwehrmechanismen zur Heilung beitragen. Sie können so aktiv wirken, dass sie manchmal zu einer wunderbar scheinenden Heilung führen; sogar in Fällen, die als hoffnungslos gelten. Starke Abwehrkräfte können vielfach wirksamer sein als Medikamente.

Schon Hippokrates, der Vater der Heilkunde, war überzeugt: „Medicus curat - Natura sanat!“ **Der Arzt pflegt, doch die Natur (der Körper) heilt.** Er forderte deshalb jeden Patienten auf, selbst aktiv zu werden und seine Lebensführung natürlich zu gestalten. „Das beste Mittel, eine Krankheit zu verhüten, sei die Gesundheit.“

Wichtig ist es dabei, die Heilkräfte des Körpers bewusst zu unterstützen und zu mobilisieren und nicht, sie zu blockieren oder gar zu bekämpfen, wie dies oft durch Medikamente geschieht.

Die Selbstheilkräfte kommen aber nicht nur aus dem Körperlichen, sondern sie sind eine Verflechtung des Körperlichen, Seelischen und Geistigen in uns, mehr als wir es ahnen oder spüren.

So ist es ganz wichtig, jede Krankheit, die uns befallen kann, zuerst durch den Willen zur Gesundheit zu bekämpfen. Es gibt unzählige Krankheiten, aber nur eine Gesundheit. Mit dieser sollten wir sorgsam umgehen und alle nützlichen und natürlichen Wege suchen, um sie zu erhalten. Die medi-

Das Gesetz der Harmonie zieht sich durch unser ganzes Leben. Was die Harmonie steigert ist gut, was sie stört ist schlecht.

Harmoniesignale werden verstärkt durch:

Intakte Atmosphäre
funktionierende Organe
ausgeglichene Psyche
ungestörter Schlafplatz
vitalstoffreiche Ernährung

Das Senden von Harmoniesignalen ist Grundlage für einen gesunden Körper

HARMONIESIGNALE

Gesundheit
Lebensfreude

Harmoniesignale werden geschwächt durch:

negative Gedanken
Stress-Situationen
Fehlernährung
Störzonen-Einflüsse
Schwermetall-Belastung
Elektrosmog
Umweltgifte

Ergebnis: Stoffwechselentgleisung und Erkrankungen Depressionen

zinische und pharmazeutische Wissenschaft unternimmt verhältnismäßig wenig dafür, dass der Mensch gesund bleibt.
Es ist deshalb äußerst wichtig, sich wieder mehr um sich selbst zu kümmern und sich selbst auch wieder innerlich näher zu kommen.

Eine ganzheitliche Gesundheitserhaltung kann nur auf der Basis der Harmonie und des Gleichgewichts beruhen. Das Gesetz der Harmonie begleitet uns durch unser ganzes Leben.

Der bekannte Forscher Josef Viebeck hat entdeckt, dass jeder seine eigene Harmonie und Gesundheit in sich trägt. Sind unsere Körperorgane gesund, strahlen auch sie Harmoniesignale aus. Die Harmoniesignale sind eng verknüpft mit den Biophotonen. Die Biophotonen sind Lichtquanten einer Strahlung, die aus lebenden Zellen kommt.
Sind unsere Körperorgane aber nicht gesund oder vielleicht blockiert, dann strahlen sie wenig oder gar keine Harmoniesignale aus. Somit fehlt dem Körper dann das Harmoniepotential und dies kann sich in einer empfindlichen Immunschwäche zeigen.

Deshalb sollte jeder von uns auf die Harmoniesignale seines Körpers hören **und auch auf die Nahrungsmittel, die wir zu uns nehmen,** achten. So liegt es in unserer eigenen Hand, sowohl unsere körperlichen wie auch unsere geistigen Belange dem Gesetz der Harmonie anzugleichen.

Unser Körpergewicht müsste ebenfalls in der Balance sein, damit nicht unser Herz, unsere Lungen und unsere Nerven einem ständigen Stress unterworfen sind. Gleichzeitig sollten wir für das Flüssigkeitsgleichgewicht im Körper durch eine ausreichende Flüssigkeitsmenge sorgen, indem wir genügend Wasser trinken. Zum Sauerstoffgleichgewicht können wir durch Bewegung und bewusste Tiefatmung beitragen.

Zu empfehlen ist auch eine ausgewogene Harmonie zwischen Belastung und Ruhe zur Aufrechterhaltung unserer Abwehrkräfte und Regenerierung. Gerade unser Immunsystem braucht auch die Ruhe, um sicher arbeiten zu können und um uns die Gesundheit zu ermöglichen.

Doch die Hauptharmonie sollte unserem Denken, unserem Fühlen und Empfinden gelten. Alles was die Harmonie erhält ist gut, macht uns stark und erhält uns gesund.

Was ist Krankheit?

Wenn wir Gesundheit mit Harmonie gleichsetzen, dann bedeutet Krankheit Disharmonie. Ein effektiver Gesundheitszustand bedeutet Ordnung. Was die vielen Krankheiten betrifft, offenbaren diese Unordnung (Chaos).

Sobald der Mensch das Wunderwerk Körper verschlackt, übersäuert, verkalkt, **wird sein Energiesystem blockiert.** Jedes Lebewesen ist genau an seine Ordnung gebunden. Sobald die Ordnung (Kosmos) verlassen wird, gibt es Disharmonie bis hin zu schweren Schmerzen, Leiden und Krankheiten.

Wenn eine Krankheit durch Energiemangel entsteht, dann muss man die fehlgeleiteten seelischen Kräfte wieder zum Fließen bringen. Dies kann auf die Dauer nur erreicht werden, wenn wir auch unser Denken umstellen und uns nach dem Naturgesetz (Kreislauf) verhalten. Wo Energie fließt, baut sich ein Kraftfeld auf.

Es geht also nicht allein darum, eine gestörte Funktion oder ein krankes Organ direkt anzugehen, sondern die gesamte menschliche Persönlichkeit muss in die Behandlung einbezogen werden.

Schon Platon (427-347 v. Chr.) kritisierte die griechischen Ärzte: „Sie sehen niemals das Ganze; **dem ganzen Menschen sollten sie ihre Sorge zuwenden, denn dort, wo das Ganze sich übel befindet, kann unmöglich ein Teil gesund sein.**“

Statt Krankheiten immer mehr zu spezialisieren, sollten wir den Gesundheitsbegriff weiter ausdehnen. Ganz dringend wird immer mehr die bewusste und konsequente Gesundheitsvorsorge für alle Menschen lebensnotwendig.

Für alles und jedes Ding erhalten wir eine Gebrauchsanweisung. Genau diese Gebrauchsanweisung haben wir für unseren Körper verloren. **Nicht „was will ich?“, sollte die Frage sein, sondern „was darf ich?“ und „was tut mir gut?“ Dies ist die Konsequenz für ein neues Denken.** Das neue Denken gründet auf Liebe und nicht auf Unterdrückung. Die Liebe ist die Kraft, Verantwortung zu übernehmen.

In den letzten Jahrzehnten entwickelte sich auch ein neues Denken über den Körper. Im alten Denken war der Körper ein notwendiges Übel, ein Mittel zum Zweck, eine sterbliche Hülle. Auf den Körper wurde wenig Rücksicht genommen. Wie er sich fühlte, war nicht so wichtig, Hauptsache, er funktionierte und war einigermaßen intakt. Der Kranke hoffte, dass der Schaden repariert und seine Krankheit geheilt werden könne. Ob dies auch glückte, lag nicht in seiner Hand. Es hing von Gott, vom Arzt, von der Diagnose und von der gewählten Therapie ab. Das neuen Denken muss vor allem die Ganzheit von Körper, Geist und Seele einschließen.

Krankheit kann in diesem Zusammenhang als etwas Sinnvolles angesehen werden, nämlich als Anstoß zur Neuorientierung, Sinnsuche, Bewertung und Bewegung in dem Fluss des Lebens. Der Mensch muss seinen eigenen Weg finden, **wer zur Quelle will, muss gegen den Strom schwimmen.** Er muss Widerstände überwinden und darf sich nicht gehen lassen.

Dr. Tebbe, Vitalarzt in Mülheim/Ruhr hat durch Behandlung von etwa 50 000 Menschen festgestellt: „So verschiedenartig auch die Krankheitserscheinungen sind, so zeigt sich doch etwas, was allen menschlichen Krankheiten in ihrer Entstehung gemeinsam ist: Der Verlust des gedeihlichen Prozesses von Vitalität und Lebensfreude und die Störung der autonomen Eigenregulation.

Dr. med. Hans-Gottfried Schmidt hat zum Ausdruck gebracht, dass der übermäßig angewachsene Fleischgenuss die wichtigste Krankheitsursache überhaupt sei, insbesondere durch die damit verbundene Eiweißmast. Außerdem könne eine Fleischmahlzeit Antibiotika, Östrogene (Hormone) Nitrite, Nitrate, Tranquilizer und Betablocker enthalten.

Nach all diesem ist klar, dass es bei vegetarischer Ernährung - nach Dr. Wendt und Dr. Schmidt - keine Eiweißspeicherung geben kann. Deshalb ist eine vegetarische Ernährung Grundlage einer erfolgreichen Prävention.

Überflüssiges Eiweiß wird im Bindegewebe abgelagert, wodurch Stauung und Verdickung entstehen kann, es kommt zu Ernährungsstörungen mit Sauerstoff- und Insulinmangel.

Durch Übersäuerung kommt es zu entzündlichem und degenerativem Muskelrheumatismus, was Arteriosklerose, Herzinfarkt, Bluthochdruck, Hirnsklerose, Beinarteriosklerose, Nierensklerose, Verlust des Seh- und Hörvermögens, Erwachsenen-Diabetes und Gicht verursachen kann.

Gemeinsame Ursache ist die Eiweißspeicherung, was bis zur Ablagerung in Gefäßinnenwänden und damit zur Arterienverkalkung führen kann. Wenn das Blut zu dick wird und der Blutstrom sich verlangsamt, weil man zu wenig Wasser trinkt oder sich zu wenig bewegt oder zu gut isst, kann Thrombose entstehen, woran jährlich 150 000 Menschen sterben. Außerdem quellen die kollagenen Fasern auf und werden hart, wenn zu viele Säuren im Körper sind. Dadurch kann das Krankheitsbild der Sklerodermie entstehen.

Bei Menschen, die sich reichlich mit Fleischwaren ernähren, tritt häufig ein Überschuss an Eisen (Hämochromatose) auf. Weil das Eisen im Tierfleisch in exakt derselben Form vorliegt wie im menschlichen Blut, gelangt es zu einem großen Teil direkt ins Blut. Daraus resultiert in der Regel eine Überproduktion an aggressiven Hydroxylradikalen. **Die durch eine hohe Eisenmenge beschleunigten oxidativen Prozesse setzen vermehrt freie Radikale frei**. Es bestehen dadurch Gefahren für die Leber (Leberveränderung) und für die Bauchspeicheldrüse. **Die Bauchspeicheldrüse kann dann durch Vernarbungen inaktiv werden und kann Diabetes auslösen.** Dies gilt auch für die Alzheimer Krankheit, da hierbei ein abnormer Eisengehalt im Gehirn feststellbar ist.

Der Forscher Dr. Takeshi Hirayama (Japanisches Krebsforschungsinstitut, Tokio) hat mit seinen Mitarbeitern das Schicksal von nicht weniger als 124 000 Frauen über mehrere Jahrzehnte akribisch dokumentiert und dabei festgestellt: „Je mehr Fleisch und ganz allgemein tierische Erzeugnisse (also auch Milchprodukte und vor allem Eier) auf den Tisch kamen, desto häufiger trat Brustkrebs auf.“

Auch im Hinblick auf die Vorsteherdrüse (Prostata) und den Darmkrebs - um nur noch zwei weitere brisante Problemfelder zu nennen - ist seit langem gut belegt, dass die konventionelle westliche Ernährung mit viel Fleisch (vor allem Wurst aus rotem Fleisch = Schweine-, Rind-, Kalb- oder Lammfleisch) die Wahrscheinlichkeit für eine Erkrankung stark erhöht.

Die beste Krankheit ist jene, die man nicht bekommt. **Deshalb müssen Wege aufgezeigt werden, die der Gesunderhaltung auf natürliche Weise dienen.** Bis jetzt hat die Heilung von Krankheiten Priorität, nun muss unsere Gesellschaft verstärkt auf die Bewahrung der Gesundheit setzen. Dies sollte unser Leben und unser Denken revolutionieren.

Geht die Antibiotika-Ära zu Ende?

Es ist natürlich, dass ernstgesinnte Forscher immer gesucht haben, Krankheiten zu lindern und Medikamente zu finden, um die Symptome, insbesondere die Schmerzen, zu bekämpfen.

Das Zeitalter der Bakteriologie entstand mit Louis Pasteur und Robert Koch. Sie hatten entdeckt, dass Bakterien, beispielsweise für Erkrankungen wie Tuberkulose, verantwortlich sind. Also wurde alles unternommen, die Mikroben zu jagen und sie zu Feinden der Menschheit zu erklären. Doch schon vor Pasteur stellte der französische Arzt Béchamp fest, **„dass Bakterien und Viren auch Lebenskeime sind, die erst dann „rabiat" werden, wenn das Umfeld, in dem sie leben, das Milieu, dies zulässt."**

Auch der französische Wissenschaftler Claude Bernard erkannte, „dass Krankheiten nur dann Fuß fassen können, wenn das Terrain, also der Nährboden für sie günstig und geeignet ist."

1928 entdeckte der Mikrobiologe Dr. Alexander Fleming das Penicillin, das berühmte Antibiotika der neueren Medizingeschichte. 1945 wurde Fleming mit Chain und Florey mit dem Nobelpreis geehrt. Man war überzeugt, mit diesem Mittel den Sieg über die Volkskrankheiten davonzutragen.

Rudolf Virchow, der an der Berliner Hochschule tätig war, vertrat die feste Ansicht, „dass hauptsächlich die Viren und Bakterien für alle Krankheiten verantwortlich sind."
Die Berliner Schule, einflussreich und angesehen, wurde zum Weltzentrum der modernen Wissenschaft.

Der Unterschied zwischen der orthodoxen und der biologischen Medizin liegt vor allem darin, dass die biologische Medizin die Selbstheilungskräfte des Organismus stärkt, während die orthodoxe Medizin einen chemisch-biologischen Krieg gegen Bakterien führt. Ihre Hauptkampfmittel sind dabei „Antibiotika", auf deutsch übersetzt „gegen das Leben".

Unser Wissen über die negativen Effekte der Antibiotika ist lückenhaft. Viele Schimmelpilzgifte schaden Leber und Nieren und können Krebs auslösen. **Mit der Einnahme von Antibiotika wird das homöostatische Gleichgewicht im Körper verändert.** Vor allem schaden Antibiotika der Darmflora.

Sie wird pathogen verändert. Die Nahrung kann nicht mehr richtig verdaut und die Nährstoffe können nicht mehr richtig absorbiert und umgebaut werden. Die Folgen sind Fäulnis und Gärung mit den sie begeleitenden Giften.

Jahrzehntelang wurde die Infektion üblicherweise mit drei verschiedenen Antibiotika kuriert. Auf diese Weise sollte es den Erregern erschwert werden, resistent zu werden.

Eine Weile lang gelang das. Aber die Tuberkelbazillen waren raffinierter. Sie lernten, sich auch vor der Dreier-Attacke zu schützen. Die Folge: Weltweit versagt immer häufiger die klassische Tuberkulosetherapie, sogar in Städten wie New York starben 1993 acht von je zehn Schwindsüchtigen. Die meisten hatten Stämme, die gegen die gängigen Mittel resistent waren.

„Wir müssen inzwischen von der grundsätzlichen Unausrottbarkeit der meisten bakteriellen Erreger ausgehen“, geben immer mehr medizinische Experten zu. **„Unsere größte Sorge ist jetzt, dass sich ihre Unbesiegbarkeit in absehbarer Zeit in eine Unbehandelbarkeit wandelt.“**

Alarmierende Nachrichten aus den USA und aus Hongkong: Selbst das Antibiotikum Vancomycin wirkt nicht mehr hundertprozentig. Bisher galt es als letzte Rettung vor Bakterien, die gegen alle anderen Antibiotika resistent sind. Jedoch wurden jetzt Fälle bekannt, die diese Hoffnung infrage stellen.

Immer mehr Keime haben Abwehrmechanismen gegen Antibiotika entwickelt. Gibt es Alternativen? Zuerst gilt es natürlich, die Widerstandskraft des Körpers zu stärken und das Immunsystem in seiner vollen Stärke zu erhalten. **Es gilt vor allem, das Milieu so zu verändern, das die Bakterien kein geeignetes Milieu für ihre pathogene Entwicklung und Vermehrung finden.**

So ist es verständlich, dass nach neuen Wegen gesucht werden musste, um das ungesunde und bakterienbegünstigende Milieu zu verändern in ein gesundes Milieu **und damit auch eine Harmonisierung der Zellstruktur zu erreichen.** Es wurde auch erkannt, dass es durch Energiemangel im Körper zu Disharmonien kommen kann und damit zur Krankheit. Es sind vor allem die Schwingungen, die ausschlaggebend sind. Deshalb stellte sich die Frage nach einer wirkungsvollen Frequenztherapie.

Das Geheimnis der Frequenz und der Resonanz

Alles was wir sehen, hören und erleben sind Schwingungen bestimmter Frequenzen. Letztendlich besteht jeder Körper, jede Materie, ja das gesamte Universum aus Schwingungen bzw. aus verdichteter Energie.

Physiker erklären, dass auf atomarer Ebene die Grenzen verschwimmen: Schwingung und Materie, Welle und Teilchen sind identisch. Alles Leben, vom unendlich großen Makrokosmos bis zum unendlich kleinen Mikrokosmos schwingt.

Am Anfang war das Wort, ein Ton, der Urlaut. Jeder Ton besteht aus drei Merkmalen: aus Schwingung, deren Pulsation/Frequenz und Information. Das Ansteigen und Fallen einer Schwingung/Welle lässt diese vibrieren oder pulsieren. **Die Häufigkeit, in der dies in einer Sekunde geschieht, wird als Frequenz (in Hertz) ausgedrückt** und bestimmt die Tonhöhe eines Tons.

Die Resonanz ist die Frequenz, mit der ein Gegenstand von Natur aus schwingt. **Alles hat seine Resonanzfrequenz,** egal ob wir sie hören können oder nicht.

Die Schwingung einer Substanz kann nur dann eine Wirkung auslösen, wenn sie durch ihre Schwingung eine andere Substanz zum Mitschwingen (Resonanz) veranlassen kann. Doch eine Resonanz kann eigentlich nur dann erfolgen, wenn die Eigenfrequenz mit der Frequenz der in Schwingung zu bringenden Substanz annähernd identisch ist.

Doch nicht nur die Zellen senden Schwingungen aus; auch Bakterien, Viren und andere Krankheitserreger tun dies. An den verschiedenartigen Schwingungen oder Strahlen kann dann die Abwehrzelle erkennen, ob es ein für den Körper nützliches oder schädliches Element ist. **Bakterien wirken also nicht nur stofflich im Körper, sondern auch vor allem energetisch, d.h. durch ihre speziellen Schwingungen, die sie abstrahlen.**

Von den Umlaufbahnen der Planeten um die Sonne bis zur Bewegung der Elektronen um den Atomkern schwingt alles. In Übereinstimmung mit dieser Auffassung von Klang besitzt auch jedes Organ, jeder Knochen und jedes Gewebe eine eigene Resonanzfrequenz. Zusammen geben sie eine Gesamtfrequenz, eine Harmonie, die dann die persönliche Schwingung darstellt. Wenn ein Organ oder ein Körper gesund ist, erzeugt er die ihm eigene

Resonanzfrequenz, die sich zum übrigen Körper in Harmonie befindet. **Bei einer Krankheit wird im betroffenen Bereich des Körpers ein anderes Klangmuster erzeugt, das nicht in Harmonie schwingt.**

Schon im alten Ägypten wurde Musik als Heilmittel gegen unterschiedliche Leiden eingesetzt. Klänge haben einen messbaren Einfluss auf Atem, Herz und Kreislauf, auf Magenkontraktionen, Stress und Schmerz. Noch im Mittelalter studierte jeder Arzt Musik. Sinn und Zweck der Klänge bestehen darin, Disharmonien auszutauschen und die Lebensenergie zu stärken.

Auch wir unterliegen dem Gesetz der Schwingung aus dem Plus- und Minusbereich und umgekehrt; der Anziehung und Abstoßung, Energiespeicherung und Energieentladung. Jede Zelle, jedes Organ und sogar jeder Organismus hat sein spezifisches, unverwechselbares Eigenfrequenzspektrum, das identifiziert werden kann. Die Schwingung einer Substanz kann nur dann eine Wirkung auslösen, wenn sie durch ihre Schwingung eine andere Substanz zum Mitschwingen (Resonanz) veranlassen kann. Doch eine Resonanz kann, wie bereits erwähnt, eigentlich nur dann erfolgen, wenn die Eigenfrequenz mit der Frequenz der in Schwingung zu bringenden Substanz annähernd identisch ist. Praktisch können aus der Vielzahl der auf den Körper einwirkenden Frequenzmuster nur jene zur Wirkung (Reaktion) führen, die eine Resonanz auslösen können.

Nach der Erkenntnis von Georges Lakhovsky „schwingt jede Körperzelle rhythmisch in der Resonanz einer Wechselwirkung der Strahlung aus Kosmos und Umwelt im sogenannten Schwingungsgleichgewicht."

Prof. Popp hat nachgewiesen: „Wenn Schwingungen gewisser Frequenzen auf Zellstrukturen ein Resonanzphänomen auslösen, entfalten diese Zellen ihre Wirkung. Eine Wirkung kann also nur dann entstehen, wenn durch das ‚richtige Frequenzmuster' ein Resonanzphänomen ausgelöst wird."

Eine allgemeine Schwächung der Körperenergie kann zu einem Energie-Ungleichgewicht in bestimmten Körperteilen führen. Die Folge eines Energiemangels ist eine herabgesetzte Eigenschwingung der Zellen des Körpers. Wenn mehr Energie verbraucht wird, als vorhanden ist, sinkt die Frequenz der Zellschwingung ab. Wenn dann solch eine Frequenz mit der Eigenschwingung von Viren oder Bakterien zusammenfällt, fällt es dem Krankheitserreger leicht, sich zu vermehren.

Wie aber ist es zu erklären, dass manche Menschen recht schnell mit einem Virus infiziert sind, andere jedoch trotz intensivem Kontakt nicht?

Der französische Wissenschaftler Georges Lakhovsky hat in seinem Buch „Das Geheimnis des Lebens“ bereits erwähnt, „dass die Zellen nichts anderes sind als kleine lebende Resonatoren.“ Er betrachtete das Leben als eine Harmonie der Schwingungen. Er hat festgestellt, dass Viren dadurch, dass sie sich nicht selbst vermehren können, eine sehr niedrige Schwingungsfrequenz haben.

Materie und Energie sind zwei untrennbar verwobene Begriffe. **Die Materie ist sozusagen nur der Träger der Schwingung (Information).** Die Schwingung einer Materie kann die Schwingung einer anderen Materie bewirken, aber auch Fehlschwingungen verursachen. Solche Fehlschwingungen manifestieren sich oft in Form von körperlichen Beschwerden. Befreit man die Zellen von diesen Störfaktoren, indem die Fehlinformationen gelöscht werden, ist der natürliche Selbstheilungsmechanismus des Körpers wieder voll aktiv und in der Lage, den für ihn optimalen Zustand herzustellen.

Damit der Organismus in einem guten Abwehrzustand gegen den Angriff solcher Mikroben ist, ist es erforderlich, dass die zelluläre Schwingungsbewegung einen geeigneten Wert erreicht. **Dringen die Viren nun mit dieser niedrigen Schwingungsfrequenz in den Körper ein, so finden sie bei einem gesunden Menschen eine hohe Zellschwingung und damit keinerlei Resonanz.** Durch eine niedrige Zellschwingung hat die Zelle dann keine Chance, das Virus als Fremdkörper zu erkennen.

Wenn also Viren eine niedrige Schwingungsfrequenz haben, finden sie bei einer hohen Zellschwingung keine Resonanz und können nicht eindringen. Bei einer niedrigen Zellschwingung (ausgelöst durch Energiemangel und körperliche Schwäche) dagegen haben sie alle Leichtigkeiten. Hier setzt die Möglichkeit der Frequenztherapie ein. **Sie kann auch die Zellschwingung stärken und so die Wirksamkeit der Viren ausschalten.**

Gesundheit ist in diesem Verständnis die Fähigkeit, durch eine erhöhte zelleigene Schwingung dem Körper die Möglichkeit zu geben, Bakterien, Viren und Parasiten zu widerstehen und nicht in Resonanz mit diesem Gefahrenpotential zu treten.

Der lange Weg zu einer optimalen Frequenztherapie

Der amerikanische Mikrobiologe und Bakteriologe Dr. Royal Raymond Rife (1881-1971) war einer der größten Wissenschaftler des 20. Jahrhunderts. Rife erhielt von Regierungsseite vierzehn Auszeichnungen für seine wissenschaftlichen Entdeckungen sowie einen medizinischen Grad (ehrenhalber) von der Universität Heidelberg.

Er war auch der Erfinder der Frequenztherapie. Er entwickelte ein Mikroskop mit einer bis zu 30 000fachen Vergrößerung mit 5682 Teilen. Mit diesem vortrefflichen Mikroskop war Rife der erste Mensch, der einen lebenden Virus in dessen natürlichen Farben sehen konnte.

Rife war davon überzeugt, „dass die jeder spezifischen Krankheit eigene elektrische Signatur so modifiziert werden kann, dass beinahe alle, dem Menschen bekannten Gebrechen beseitigt werden können.“ Er hatte große Erfolge, insbesondere bei an Krebs erkrankten Menschen. Die Heil-Meldungen gelangten auch an die Öffentlichkeit.

Doch als die in Chicago ansässige American Medical Association (AMA) von diesem „elektrischen Krebstherapiegerät“ Wind bekam, erfolgte im Juni 1939 ein gegen Rife gerichteter Prozess, welcher ihn finanziell ruinierte. Das Pharma-Kartell war beunruhigt, seine Kunden könnten die Medikamente zugunsten einer weit wirkungsvolleren Heilmethode, wie z.B. der von Rife, aufgeben, welche zudem nur wenige Cents an Strom kostete. Es drohte ein empfindlicher Profitverlust von nahezu einer Milliarde Dollar pro Woche für die Krankheits-Industrie.

Rifes späterem Partner, John Crane, ging es im Frühjahr 1961 bei einem Prozess nicht sehr viel besser. Er wurde drei Jahre im Gefängnis gehalten. Schon ein Jahr vorher wurde John Cranes Labor ohne Hausdurchsuchungsbefehl geplündert und Jahre der Arbeit, insbesondere auch die Maschinen, wurden entweder konfisziert oder zerstört.

An die Forschungsarbeiten von Rife knüpfte dann Dr. Hulda Clark an. Sie studierte in Kanada Biologie und schloss ihr Diplom mit „magna cum laude“ ab. Sie studierte weiter noch Zellphysiologie und erhielt 1958 den Doktor der Physiologie. 1979 eröffnete sie eine Naturheilpraxis mit einer selbst entwickelten Therapie.

Als ihr Buch „Heilung ist möglich" erschien, wurde es in kurzer Zeit in den Vereinigten Staaten zu einem Bestseller.

Dr. Clark entwickelte ein Diagnosegerät (Synchrometer), das auf dem Resonanzverfahren beruhte - ähnlich der Elektroakupunktur nach Voll. Später wurde dann der sogenannte „Zapper" entwickelt. Allerdings dauerte eine Behandlung oft mehrere Stunden. Der Umgang mit dem Zapper wurde auch in mancher Beziehung als bedenklich eingestuft. Es wurden zuweilen Hautverbrennungen und Verbrennungen der Schleimhäute durch den Strom festgestellt.

Es wurde nach Möglichkeiten gesucht, die Frequenztherapie effektiver zu gestalten. Es sollten weder Hautverletzungen noch unkontrollierte Vorgänge ablaufen und die Therapiezeit sollte kürzer sein.

Schon im Jahre 1971 entwickelte der Elektro-Ingenieur Martin Frischknecht in der Schweiz Geräte im Bereich der Herzpulsmessung und stellte diese her. Dabei führte er auch Versuche mit Frequenzen jeglicher Art und deren Wirkung auf den menschlichen Organismus durch.

Er absolvierte sein Studium zum Elektro-Ingenieur. Seiner Liebe zur Musik blieb er treu und gründete 1984 ein Tonstudio. Dieses Studio hat sich im Laufe der Jahre sehr entwickelt. Er hat festgestellt, dass nicht nur Musik auf einen Menschen einwirkt, sondern auch bestimmte elektrische Frequenzen. Diese Frequenzen können schädliche Wirkungen haben, **aber in einem bestimmten Frequenzspektrum auch sehr nützlich sein.**

Nachdem Martin Frischknecht 1995 das Buch von Dr. Hulda Clark in Händen hielt, dessem Inhalt er allerdings nicht in allen Dingen zustimmen konnte, regte ihn die Richtung der Forschung sehr an, und es war für ihn naheliegend, sich mit der Frequenztechnik intensiver zu befassen, um neue Möglichkeiten zu ergründen.

Nachdem er längere Zeit vergeblich nach einer positiven Lösung suchte, hatte er im Traum eine Eingebung, welche ihm am anderen Morgen klare Hinweise lieferte, wie er ein neues Gerät konstruieren könnte. Er versuchte es auch unverzüglich in die Tat umzusetzen. Es brauchte also nicht mehr längere Zeit der Forschung, sondern lediglich ein paar Tage und der Prototyp des FriZap war geboren. Dieser wurde ein großer Erfolg.

Zwei Jahre später realisierte er eine Verbesserung durch eine automatisierte Ausführung des FriZap. Das Ergebnis war der QuickZap.

2002 entstand der Power-QuickZap, für professionelle Anwendungen und 2004 die Power-Tube-QuickZap (mod.dép), eine ebenbürtige Power-Version, gedacht für spezielle therapeutische Anwendungen.

2005 erhielt Martin Frischknecht vom TÜV Rheinland die Zulassung für die Power-Version als medizinische Geräte.

Im September 2006 stellte er das neu entwickeltes Design der Version des Power-QuickZap der Öffentlichkeit vor.

Inzwischen sind sehr viele Menschen und viele Therapeuten von der Wirksamkeit der Power-QuickZap-Geräte überzeugt. In diesem Buch werden nun ausführlich die Anwendungen und auch die Möglichkeiten, die in der neuen harmonisierenden Frequenztherapie liegen, beschrieben und nahegebracht.

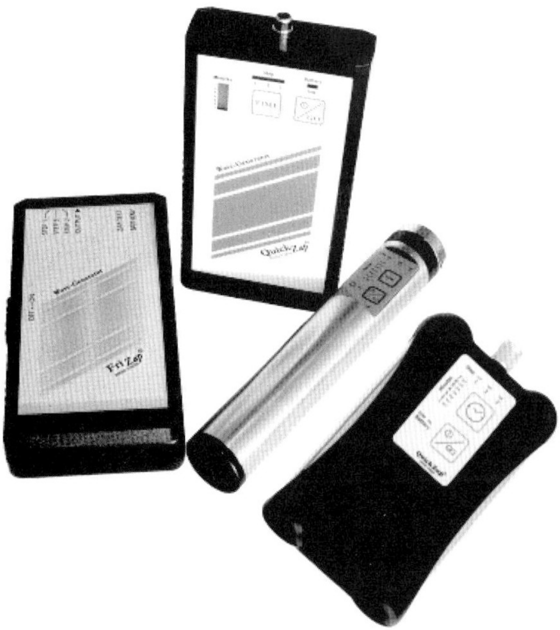

Links im Bild:
Liegend der FriZap, Modell 1998

Bildmitte:
POWER-QuickZap, 2002

Rechts im Bild:
Die POWER-TUBE, 2004 - eine POWER-QuickZap-Version für Profis.
Die Ausführung der POWER-TUBE ist international rechtlich geschützt.
Daneben das neue Modell des POWER-QuickZap.

Grundlagen zur Anwendung

Die QuickZap-Technologie ist eine Neuentwicklung und geht in der TENS-Technik neue Wege. Nach Jahren der Erfahrung mit der neuen Technik haben sich ausgezeichnete Therapieerfolge realisieren lassen. Die Frequenzen töten nicht Erreger ab, sondern siedeln diese durch Homogenisierung der Zellstrukturen aus. **Die Frequenzkombination hat den Effekt, dass sich die Struktur der Zellen, Moleküle und des Gewebes harmonisiert, also gleichmäßig einordnet und dabei keinen Raum mehr für Erreger lässt.** Diese werden durch diesen Effekt aus dem Organismus ausgesondert und finden dann keinen Nährboden mehr. Die Erreger-Kolonien hungern sozusagen aus, weil ihnen der Nährboden entzogen wurde. Eine Vermehrung findet auch nicht mehr statt. Bei dieser Technik werden nebst dem Körpergewebe, den Nervenzellen und der DNS **auch sämtliche Körperflüssigkeiten ebenfalls strukturell «eingeordnet», was Erregern jeglicher Art ein Überleben nicht mehr möglich macht.**

Erreger werden also nicht - entsprechend der allgemeinen Meinung und Theorie aller bisherigen Zapperhersteller - durch den elektrischen Strom abgetötet. Sie werden auch nicht über ihre vom Tongenerator eingestellte Eigenresonanz ausgemerzt. Nein, es ist eine - analog dem Naturgesetz der **Triologie -** generierte Kombination aus drei Frequenzen, eine Schwingungskombination, welche den Organismus auf allen Ebenen homogenisiert und für Erreger keinen Raum mehr lässt. Das erklärt auch, weshalb Erreger ausgeschieden werden und die Darmflora kaum beeinträchtigt wird. Weil eine intakte Darmflora in das molekulare Gefüge des Organismus passt, wird sie durch die QuickZap-Therapie zwar in Schwingung versetzt, aber nicht aus dem Gefüge ausgestoßen, bzw. ihrer Lebensgrundlage beraubt. Anders ist es dagegen bei «Fremdlingen», welche unerwünschten Raum im Organismus einnehmen.

Die Frequenzkombination beim **QuickZap** hatte eine fast unerwartete Steigerung der therapeutischen Wirkung bei allen Infektionen auf Patienten und auch auf Tiere zur Folge. Beim neuen **POWER-QuickZap** und bei der **POWER TUBE** konnte noch ein weiterer Evolutionssprung realisiert werden. Mit diesen stärkeren Geräten **erreichen wir mehr als 98 Prozent aller Erreger und neutralisieren auch deren Information bis auf die DNS.**

Wirksamkeit der POWER-QuickZap-TENS-Technik:

Mit der TENS-Technik werden Schmerzen, Blockaden und Energiemängel behandelt. Alle andern positiven Eigenschaften zu veröffentlichen, ist «gesetzlich nicht erlaubt». Die TENS-Technik unterdrückt den Fluss der Schmerzinformation vom Ort des Geschehens auf dem Weg zum Gehirn. Die Obertonreihe der POWER-QuickZap-TENS-Technik nützt zudem den Obertonbereich **wesentlich intensiver als gängige Geräte**, was dazu führt, dass nebst dem «verordneten Anwendungsbereich» noch viele interessantere Eigenschaften zutage kommen.

Funktionsweise der POWER-QuickZap-Technik:
Drei spezifische Grundfrequenzen mit entsprechendem Obertonspektrum wirken auf den gesamten Organismus. Das Ausgangssignal bleibt auch bei niederohmiger Belastung (bei kleinem Körperwiderstand) durch den Patienten stabil.

Das Ausgangssignal besteht aus einer symmetrischen Wechselspannung, welche keinen schädlichen Metall-Ionenfluss durch den Körper bewirkt. Die Handgriffe können deshalb beliebig vertauscht werden. Die Goldseitenflächen des POWER-QuickZap (bei POWER-TUBE: Therapiekopf) ermöglichen eine wirkungsvollere örtliche Behandlung ohne Kabel. Die Elektroden können problemlos an Lippen, Zunge etc. angesetzt werden. Alle Funktionen sind mikroprozessorgesteuert und laufen automatisch ab, ebenfalls die Überwachung für eine korrekte Anwendung und die Kontrolle des Batterieladezustandes.

Gewebestruktur:
In diesem Abschnitt wird symbolisch dargestellt, wie aus einer geometrischen Unregelmäßigkeit eines Gewebes **zuerst eine Entzündung und erst dann eine Infektion zustande kommen kann** und wie die POWER-QuickZap-Technik dabei einwirkt. Grundsätzlich besteht ein Unterschied zwischen einer **Entzündung** eines Gewebes, eines Organs wie beispielsweise Leber, Niere, Herz etc. und einer **Infektion**. Eine Infektion stellt eine biologische Belastung dar.

Entzündung eines Gewebes:
Diese entsteht durch **eine Zerstörung der geometrischen Anordnung** der Moleküle im Gewebe, den Nerven und der DNS. Gründe hierzu sind

Vergiftungen, Fehlernährung, Überbeanspruchung, Abnützung, Alterung, Verbrennungen, radioaktive und andere Bestrahlungen, elektromagnetische Einflüsse, psychische Belastung etc. Zur Verständigung der Thematik stelle man sich das Gewebe als eine militärische Abwehrfront vor, welche sich gegen äußere Feinde zu schützen hat. Ist die Abwehrstrategie unklar, weil sich Offiziere und Soldaten nicht einig sind, wird es der Feind leicht haben, die Front zu durchdringen.

Sinngemäß stellt man sich eine Gewebestruktur vor, deren molekulare Ordnung durch die beschriebenen äußeren Einflüsse in Unordnung geraten ist. **Diese Unordnung stellt eine Entzündung eines Gewebes dar.** Die unpolarisierten, unregelmäßig angeordneten Moleküle lassen leicht Eindringlinge wie Viren, Bakterien und Parasiten ins Gewebe vorstoßen.

Wenn vorher von den Gründen einer Schwächung des Gewebes gesprochen wurde, wird es verständlich, dass beispielsweise Antibiotika und andere chemische «Heilmittel» diese molekulare Abwehrfront schwächen. Diese Abwehrfront stellt jedoch das Immunsystem eines Menschen dar! Ein starkes, intaktes Immunsystem setzt demnach eine einheitliche, homogene, harmonische Struktur des Gewebes voraus. Synthetische «Nahrung» und «Heilmittel» zerstören homogene Strukturen von Lebewesen und schwächen somit das natürliche Immunsystem erheblich.

Wirkung der POWER-QuickZap-Technik auf die Gewebestruktur:

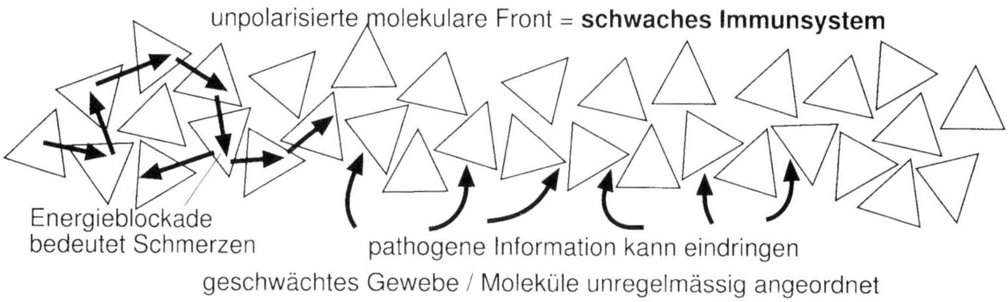

Gesundes Gewebe:

Ein gesundes Gewebe und gesunde Organe werden durch eine harmonische Lebensweise gefördert. Dabei ist eine gesunde Ernährung wichtig, genügend Zufuhr von Quellwasser, positive Denkweise, naturheilkundliche Behandlungen, körperliche Betätigung, ausgeglichene, berufliche Tätigkeit etc. Diese Lebensweise bringt auch selbstverständlich **Harmonie in den ganzen Organismus,** also auch ins Gewebe. Diese natürliche Einheit entspricht einem **intakten Immunsystem, in dem eine geometrische Ordnung und Einigkeit herrscht.** Die Moleküle sind harmonisch als unüberwindbare Front angeordnet. Die Kraftlinien liegen parallel angeordnet und addieren sich im Gegensatz zu einer uneinheitlichen kranken Front, wo sich die Kraftlinien des Immunsystems gegenseitig durch die geometrische Unordnung kompensieren, also aufheben und schwächen. Bei harmonischen, idealen Voraussetzungen sind Infektionen nur schwerlich möglich. Ausnahmen können dann bestehen, wenn Erreger energetisch derart stark und in der Überzahl sind, dass das Gewebe in Unordnung gerät und eine Infektion zulässt. Auch hierbei herrscht das Naturgesetz von Druck und Gegendruck. Wenn der Außendruck stärker ist als der Innendruck, bricht die Front der Abwehr auseinander und das System gerät folglich in Unordnung.

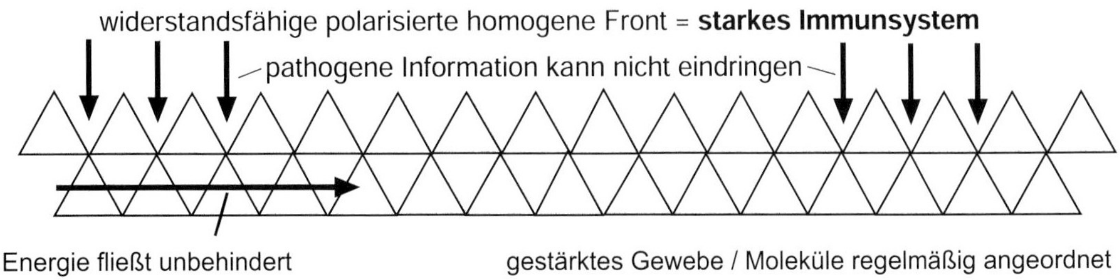

Die Frequenzen der Geräte versetzen das Gewebe in Vibration. **Dieser Vorgang hat eine Homogenisierung der molekularen Zellstrukturen zur Folge.** Vergleichen wir es mit einem Servierbrett, auf welches man Sand gibt: Der Sand liegt zuerst unregelmäßig auf dem Brett. Jetzt wird das Brett durch Schütteln in Vibration versetzt. Der Sand wird sich allmählich gleichmäßig über die Fläche verteilen. Sinngemäß geschieht dies mit dem therapierten Gewebe. Alle Strukturen des Organismus ordnen sich gleichmäßig entsprechend dem ursprünglich gesunden Zustand ein und lassen für Infektionen keinen Raum mehr. **Erreger werden aus dem Gewebe, aus der Nervenebene und aus der DNS «ausgesiedelt», da diese geometrisch keinen Platz mehr finden.** Während alle anderen, so wie auch Dr. Hulda Clark, behaupten, ein Zapperstrom töte Erreger ab, ist die neue Erkenntnis, dass durch die Einordnung der Moleküle in geordnete Strukturen der eigentliche positive, therapeutische Effekt erzielt wird.

Merke: Gesundes Gewebe kann kaum erkranken!

30-millionenfache Vergrößerung von Mitochondrien. Sie ersehen daraus die gleichmäßige homogene Anordnung der Dreiecke.

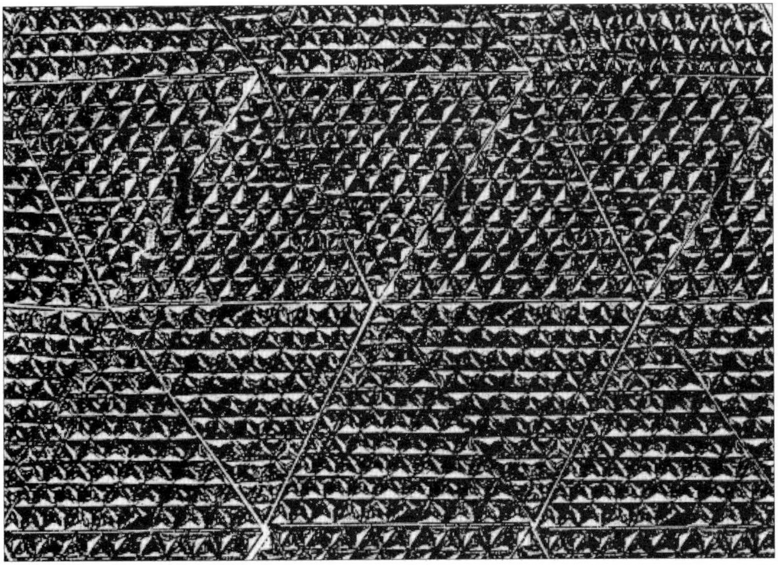

Atomphysiker G. Merkl benutzte polarisiertes Licht und einige Kristalle, spaltete die Wellenlänge des Lichtes und verfügte somit über eine einzigartige mikroskopische Möglichkeit.

Aus diesem Bild erkennen Sie die sich wiederholenden, gleichmäßigen Strukturen von Mitochondrien. Mitochondrien sind faden- bis kugelförmige Zellorganellen. Ihre wichtigste Funktion ist die Energiegewinnung durch einen oxydativen Prozess bei der Zellatmung. Sie bewegen sich in den Zellen und sind die «fahrenden Kraftwerke» der Zellen. Aus der geometrisch exakten Anordnung geht hervor, **dass hier keine Zwischenräume existieren und somit auch keine Fremdinformation Platz findet.**

Unser Gewebe und unser ganzer Organismus ist nach ähnlichem Muster aufgebaut. **Wird ein Gewebe entzündet, gerät diese geometrische Ordnung durcheinander.** Die gleichseitigen Dreiecke verschieben und drehen sich in alle möglichen Richtungen, was zwangsläufig einen erhöhten Volumenbedarf benötigt. **Sichtbar wird dies oft in der Form einer Anschwellung des Gewebes.**

In den frei gewordenen Zwischenräumen können sich nun Fremdmoleküle von Giften, Viren, Bakterien und Parasiten eingliedern. Es führt zu einer Infektion, welche zusätzlichen - dann stets steigenden Platzbedarf zwischen den unregelmäßig angeordneten Molekülen fordert.

Das Immunsystem ist oft nicht in der Lage, eine Ordnung wieder herzustellen. **Die POWER-QuickZap-Technik verursacht die nötigen Schwingungen, damit sich die Gewebestruktur wieder einordnen kann und «Fremdlingen» keinen Platz mehr bietet.** Als Folge davon wird ein Rückgang von Schwellungen innerhalb von Stunden festgestellt, weil sich die Lücken zwischen den Molekülen wieder schließen und das Gewebe demnach geometrisch weniger Platzbedarf hat.

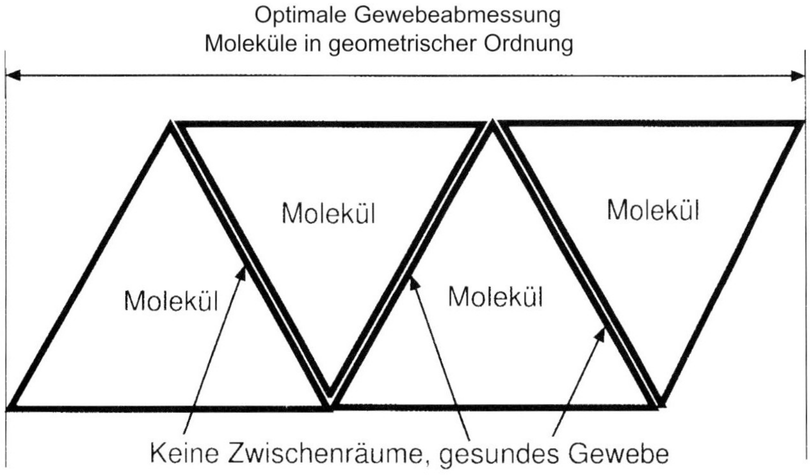

In diesem Gewebe herrscht Ordnung. Für Fremdinformation besteht kein Platz, da keine Zwischenräume zur Verfügung stehen. Die geometrische Abmessung ist optimal, das Gewebe ist nicht geschwollen. Energie fließt ungehindert und es ist kein Schmerz und keine Blockade vorhanden.

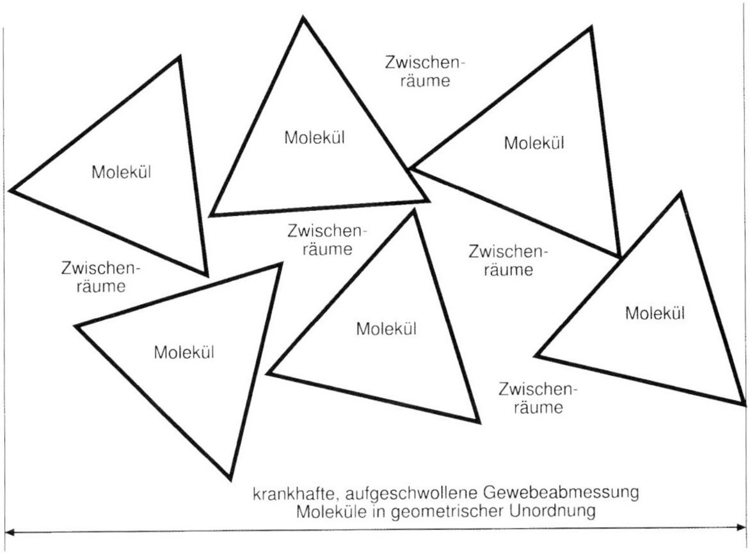

Wenn die Moleküle ungeordnet liegen und Zwischenräume bilden, ermöglicht dies Erregern und Giftstoffen, ihre pathogene Information im Organismus, d.h. im Gewebe, im Nervensystem und in der DNS einzulagern. Das Gewebe braucht mehr Platz und ist folglich angeschwollen. Durch die Behandlung mit dem POWER-QuickZap oder der POWER TUBE werden die Moleküle wieder an den ursprünglichen Ort «vibriert». Nun kann der Heilungsprozess beginnen:

Die Körperenergie wird massiv angehoben, Blockaden lösen sich, Schmerzen klingen ab, Erregern ist der Nährboden entzogen, das Immunsystem ist gestärkt. Zu einer Therapie sollte zum Ausscheiden stets viel natürliches Quellwasser getrunken werden (ca. 1 Liter).

Energieerhöhung als wichtiger Schlüssel

Nebst der ausgezeichneten Absorption von Krankheitserregern ist die schnelle Erhöhung der BOVIS-Einheiten der Schlüssel zu einer wirksameren Regeneration der Patienten. In nur 3 Minuten erreicht ein Patient leicht 8500 BOVIS-Einheiten. Je gesünder ein Patient ist, desto weniger schnell fällt diese Energie wieder ab (siehe Bild nächste Seite).

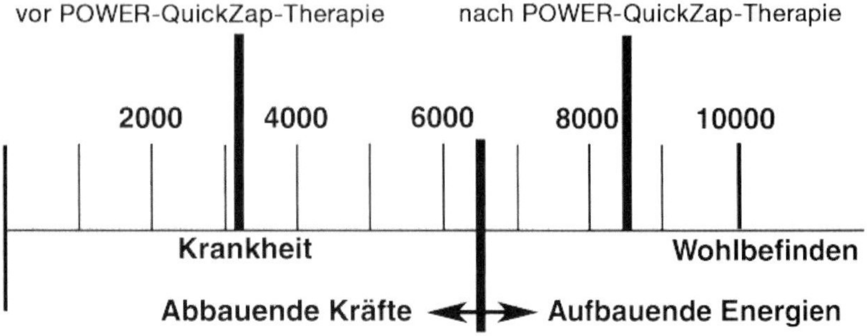

BIOMETER nach BOVIS

Neue Erfahrungen:

Empfehlungen zum Einsatz von POWER-QuickZap oder POWER-TUBE: Vor und nach dem Therapieren sollte unbedingt genügend Wasser getrunken werden, eventuell mit Zugabe von ein paar Spritzern ANOLIN *(ANOLIN siehe Anhang)*. Ältere Leute starten beim erstmaligen Anwenden mit kurzen Zeiten wie z.B. 1 Minute auf allen 3 Stufen - und steigern dann langsam. Vor dem Schlafengehen ist das Therapieren nicht ratsam, da die Körperenergie zum Schlafen zu hoch ansteigen kann und der Ausscheidungsprozess während der Schlafenszeit eingeschränkt ist. Kleinkinder können bedenkenlos einige Minuten therapiert werden, weil sie durch viel Bewegung neutralisierte Erreger rasch ausscheiden.

Einsatz der POWER-QuickZap-Technik:

Bei allen **Infektionskrankheiten** sowie **Schmerzen, Energiemangel** und **Blockaden**. Sehr erfolgreich sind Anwender bei folgenden Erkrankungen: **Hepatitis A, B und C**: Die Technik wirkt außerordentlich gut bei der Neutralisation von Hepatitis-Erregern und gibt als fast einziges Hilfsmittel die Chance, **Hepatitis C** <u>erfolgreich und endgültig</u> zu behandeln, auch **Harn-** und **Blasenleiden, Unterleibsbeschwerden** sowie **Prostatabeschwerden**, **Harninkontinenz**. Bei **Herpes** (Fieberblasen an den Lippen) ist bei einer Therapie mittels den Goldflächen direkt an den Lippen bereits am Tag danach eine Besserung offensichtlich (Steißbein als Zentrum für Herpes auch therapieren). Der Einsatz bei **Darminfektionen** speziell auf Reisen in fernen Ländern ist von Vorteil. Darminfektionen wie beispielsweise **Blinddarmentzündungen** klingen mit der Technik relativ schnell ab. **Zahninfektionen** im Wurzelbereich der Zähne können durch Auflegen einer Goldseitenfläche (oder des Therapiekopfes bei der POWER-TUBE) an die entsprechende Wange (Gegenpol in die Hand) wirkungsvoll behandelt werden. **Schmerzen können oft bereits nach wenigen Stunden, oder sogar Minuten abklingen.** Eine Reinfektion ist möglich, weshalb eine Zusatzbehandlung oder weitere Therapien an den folgenden Tagen ohne Unterbrechung zu empfehlen sind. Ausgezeichnete Resultate haben sich auch bei **Mittelohrentzündungen** ergeben, wo Patienten im Schnitt in einer Stunde beschwerdefrei waren. Bei **Asthma** verfügt man bereits über einige Jahre Erfahrung: Patienten, welche die POWER-QuickZap-Technik korrekt einsetzen und eine Reinfektion vermeiden können, empfinden eine starke Besserung **bereits nach einem Tag.** Eine **Leberreinigung** ist für Erwachsene in jedem Fall ratsam.

Zur Behandlung von **Pilzerkrankungen** müssen Sie den **Power-QuickZap** oder die **POWER-TUBE** verwenden. **Zehennagelpilz-**, **Fußpilz-** und **Scheidenpilzprobleme** bessern sich nach kurzer Zeit. Achten Sie bei Pilzerkrankungen unbedingt auf eine Entsäuerung Ihres Organismus und lesen Sie das Kapitel «Pilzinfektionen»!

Weitere erfolgversprechende Einsätze der Technik konnten bei **Malaria, hohem Blutdruck, Rheuma, Hautproblemen** wie beispielsweise **Neurodermitis, Schuppenflechten, Hautausschlägen, Vereiterungen, Grippe, Borreliose** und bei vielen anderen Infektionserkrankungen festgestellt werden.
Gesundheitliche Probleme entstehen sehr oft auch im Zusammenhang mit einer Schwermetallbelastung und der falschen Drehrichtung des Blutspins (molekulare Drehrichtung des Blutes). Schwermetallbelastungen erzeugen unweigerlich eine Pilzbelastung, welche Schleimhäute - also die natürliche Schutzschicht - abbauen, was zu schlimmen, körperlichen Schäden führen kann. Nervenprobleme, Schlafprobleme, Migräne und eine dauernde Müdigkeit tagsüber sind nur einige Vorboten von chronischen Krankheiten. Die POWER-QuickZap-Technik eignet sich nur bedingt zum Ausleiten von Giftstoffen.

Therapie-Ebenen

Bei Therapie-Ebenen sprechen wir von der vertikalen Einwirkung bei Behandlungen, also von der «Tiefenwirksamkeit» von Geräten in den Organismus. Ein Körper verfügt über verschiedene Ebenen, auf welchen Krankheitsinformationen gespeichert werden. Wenn durch eine Infektion ein Erreger in den Körper eindringt, gelangt dieser zuerst auf die Gewebeebene. Er dringt weiter ins Gewebe ein und bewegt sich allmählich tiefer bis auf die Nervenebene.

Ist die Erregerinformation über längere Zeit, also chronisch vorhanden, wird auch noch die letzte Hürde zur DNS, der Erbstruktur geschafft. Auf dieser Ebene sind oft bereits schon einige Krankheitsinformationen als «Vorgabe» für Ihre Veranlagung gespeichert. Dies sind Informationen von Krankheiten, welche Sie durch Vererbung als «Blaupause» mitbekommen haben. Bei Immunschwäche hat allein schon diese Erbinformation die Möglichkeit, Ihnen eine unerwünschte Krankheit zu bescheren. Während Sie mit üblichen Zappern bestenfalls ins Gewebe vordringen, schafft es der QuickZap bis an den Rand der DNS und die POWER-QuickZap-Technik neuerdings bis in die DNS. Versuche haben bestätigt, dass sogar extrem hartnäckige Viren und deren Information ausgeschieden werden können. Bei Unsicherheiten über noch verbleibende Belastungen von Erregern sollten Sie fachkundige Ärzte oder Therapeuten fragen.

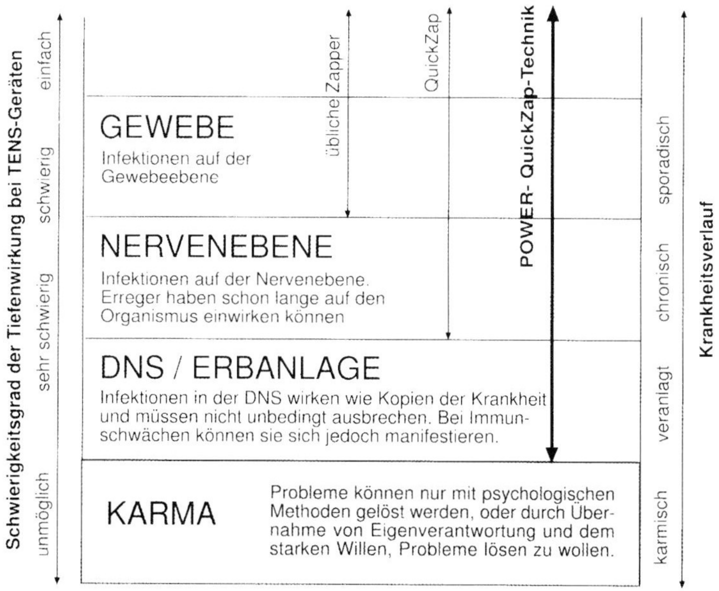

Das Diagramm zeigt die unterschiedlichen Tiefenwirkungen der einzelnen Technologien bei geläufigen Zappern und TENS-Geräten. Das Karma ist nicht mit technischen Mitteln erreichbar. Es kann sich aber zeigen, dass das Karma vorsah, jemandem mit technischer Unterstützung helfen zu dürfen, oder eben anderen nicht / noch nicht (Karma = Aufgabe zum Reifungsprozess).

Der POWER-QuickZap und die POWER-TUBE:
Diese Geräte sind die professionellen, stärkeren Weiterentwicklungen der QuickZap-Technik. Die POWER-TUBE ist eher für Ärzte und Therapeuten vorgesehen. Die Wirksamkeit wurde bei diesen Geräten wesentlich gesteigert, um auch bei den kritischsten Problemen erfolgreich zu sein. Die Geräte sind wesentlich schneller wirksam als der QuickZap. Im professionellen Einsatz stellt die Zeit ein wichtiger Faktor dar. Mit der neuen POWER-QuickZap-Technik öffnen sich uns ganz neue Dimensionen. Ihre harmonisierende Wirkung reicht bis in die DNS, in die Erbstruktur.

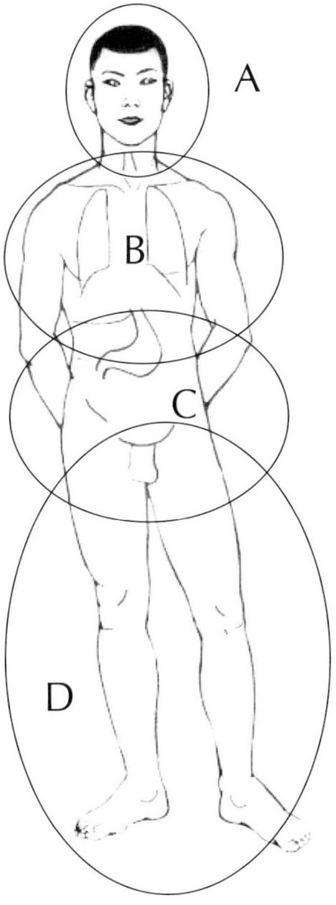

Körperregionen beim Therapieren:

A = **Kopfregion**
Ohren, Zähne (Wangen), Lippen, Hals, Nase...
B = **Oberkörper**
Brust, Schultern, Magen, Rücken, Leber...
C = **Unterleib**
Beine, Geschlechtsteile, Darm, Blase, Nieren...
D = **Beine**
Füße, Unterschenkel, Oberschenkel...

Um die Wirksamkeit wesentlich zu erhöhen, teilen wir den Körper in vier Regionen A-B-C-D auf. Eine lokalisierte Infektion sollte immer **örtlich** und **generell** behandelt werden. Als Beispiel führe ich eine Zahninfektion auf: Da jeder Zahn seine Verbindung zu entsprechenden Organen hat, ist damit zu rechnen, dass bei Zahninfektionen auch entsprechende Organe belastet sind. Wir behandeln die Zähne **örtlich** durch Auflegen einer der beiden Goldseitenflächen auf die entsprechende Wange (bei POWER-TUBE mit Therapiekopf), nahe der schmerzenden Stelle.

Die gegenüberliegende Goldseitenfläche wird in einer Hand gehalten, wobei die Finger die Wange nicht berühren sollen, weil dadurch die Wirksamkeit eingeschränkt würde. Nach Ablauf der Therapiezeit von einigen Minuten fügt man zusätzlich eine **Grundtherapie** durch. Diese führt man mit Kabel und Handgriffen aus, indem ein Handgriff in die Leiste (links oder rechts) geschoben wird. Den anderen Handgriff hält man in der gegenüberliegenden Hand. Als alternative Grundtherapie gilt von «Fuß zu Hand» übers Kreuz. Dabei werden gelegentlich die Seiten gewechselt. Der Einsatz der POWER-TUBE geschieht sinngemäß.

Dynamik von Infektionen

Der Verlauf einer Infektionserkrankung hat eine gewisse Dynamik. Dies kann sich zeigen als:
- Belastungen des Organismus, welche nicht erkannt werden bzw. stören
- Aus- und abschwellende Beschwerden, oft in einem rhythmischen Zyklus
- Dauerbeschwerden mit degenerativem Charakter
- Gewichtszunahme, Stoffwechselstörungen, Hautunreinheiten etc.

In vielen Fällen treten die Beschwerden dort auf, wo nicht der Ursprung des Geschehens liegt. Wir unterscheiden zwischen örtlichen lokalen Beschwerden und Infektionen, welche den gesamten Organismus umfassen. Eine chronische Augeninfektion kann örtlich gebunden sein, während beispielsweise eine Bluterkrankung den ganzen Körper einschließt. Für Laien ist es schwierig, zwischen einer örtlichen und einer gesamtkörperlichen Infektion zu unterscheiden, **weshalb allen Anwendern dringend empfohlen wird, zu jeder örtlichen Therapie grundsätzlich auch eine Unterleibsbehandlung beizufügen.**

Eigentlich gibt es gar keine örtlich begrenzten Infektionen. Jede Infektion erzeugt eine gewisse Beeinflussung ihres Umfeldes und es ist eine Frage des Immunsystems, inwieweit sich eine solche Infektion auf den gesamten Organismus ausbreiten kann. Dies kann über den Blutkreislauf, das Lymphatische System, über Hautkontakt etc. erfolgen. In allen Fällen spielt dabei Hygiene eine entscheidende Rolle. Beispielsweise werden Wurmkeime vielfach vom After über die Hände in den Mund in einen dauerhaften Kreislauf gebracht. Bei einer Therapie mit dem POWER-QuickZap oder der POWER-TUBE

Überblick von Anwendungen des POWER-QuickZaps:

Therapieren mit Kabel und Handgriffen:

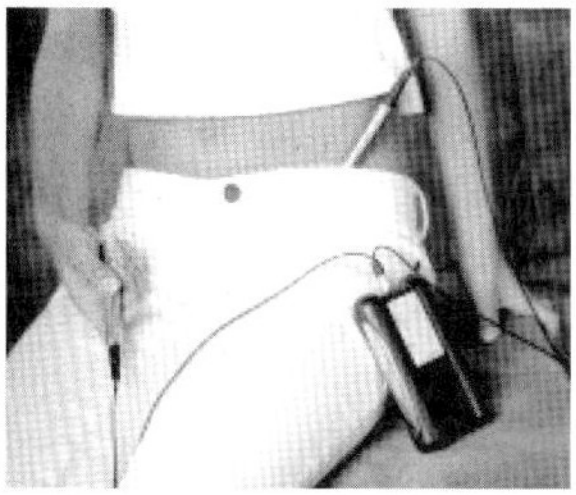

Grundtherapie «C»:
Ein Handgriff auf rechte Leiste, den andern in die linke Hand (gelegentlich Seiten wechseln).

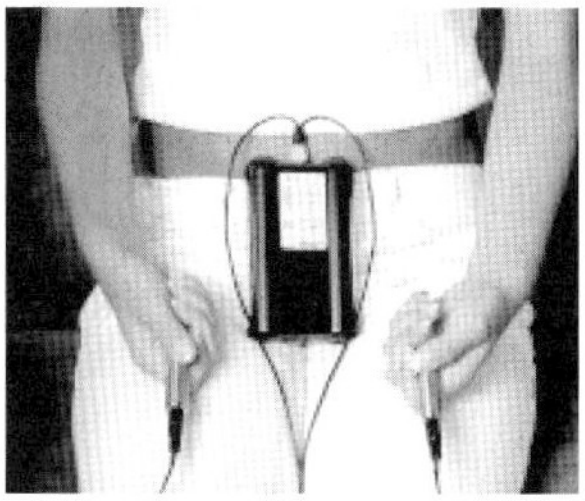

Oberkörpertherapie «B»:
Handgriffe in beide Hände, QuickZap kann auch auf dem Tisch liegen (Polarität der Handgriffe spielt keine Rolle).

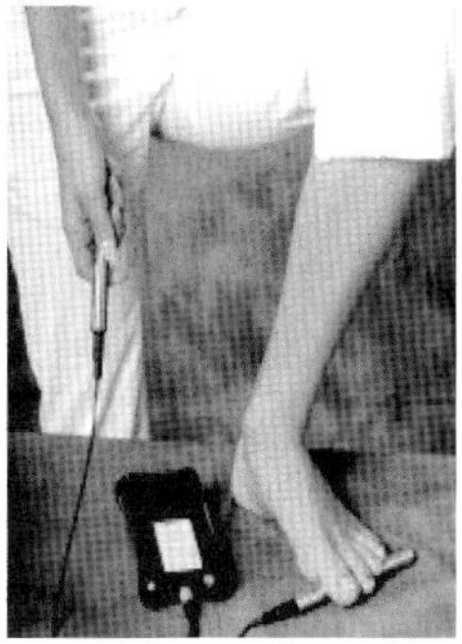

Beine «D»:
Fuß-Fuß / Fuß-Hand

Therapieren mit Goldseitenflächen ohne Kabel und Handgriffen:

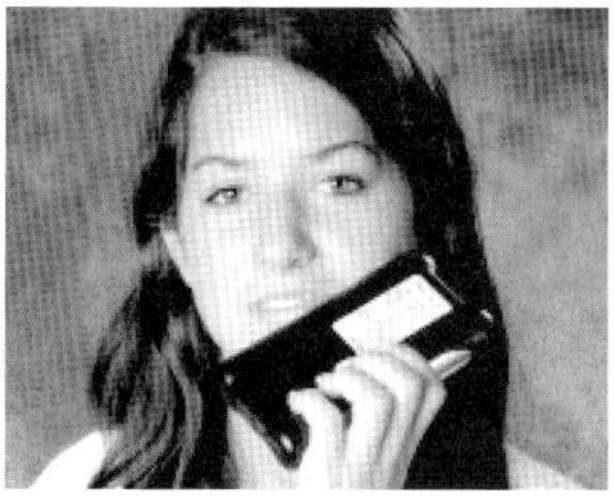

Zähne - Lippen (Herpes)

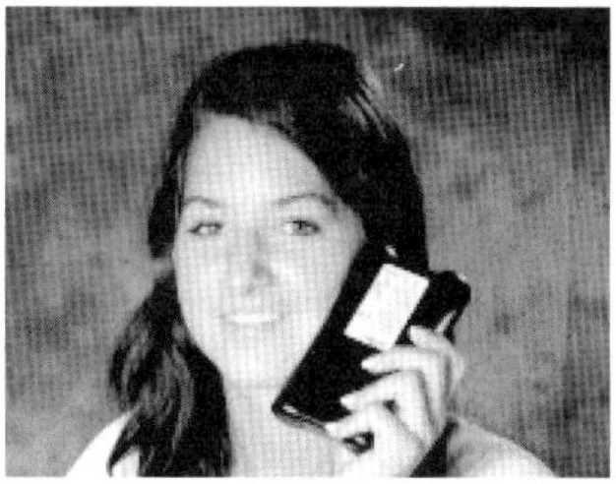

Hals - Stimme - Schilddrüsen

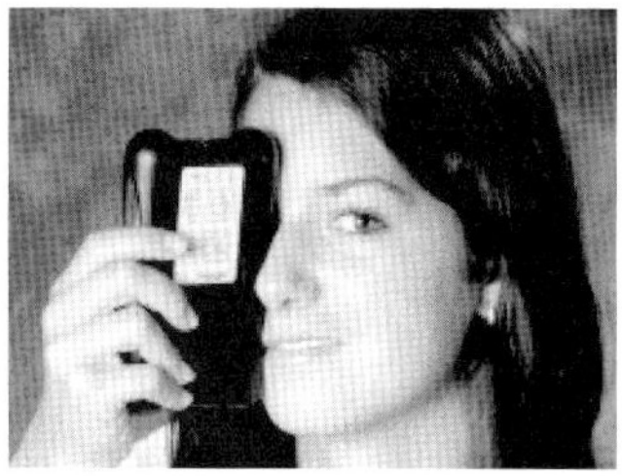

Schnupfen - Sinusitis - Augen

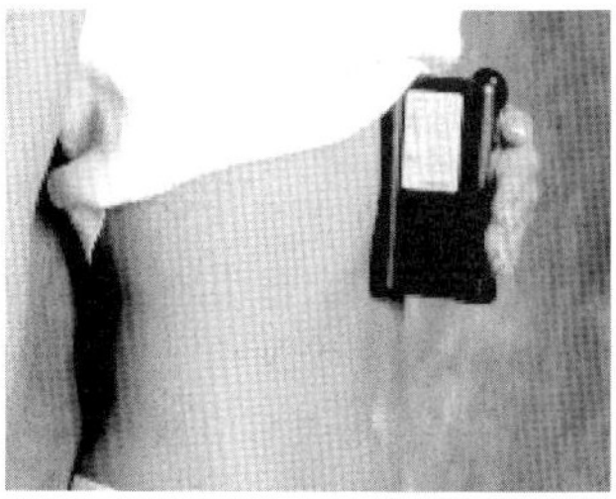

Brust - Lunge - Herz

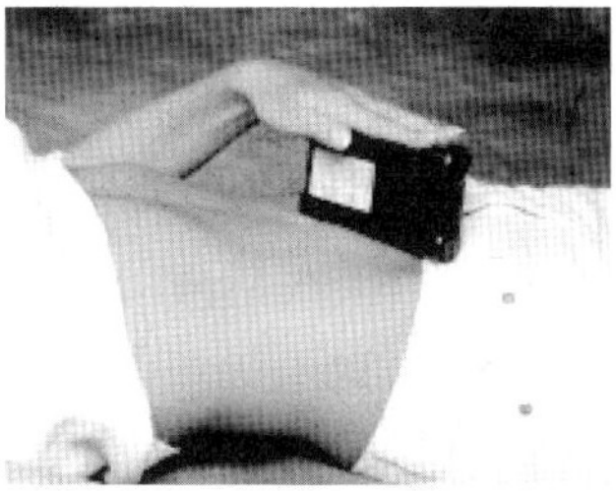

Blase - Darm - Unterleib

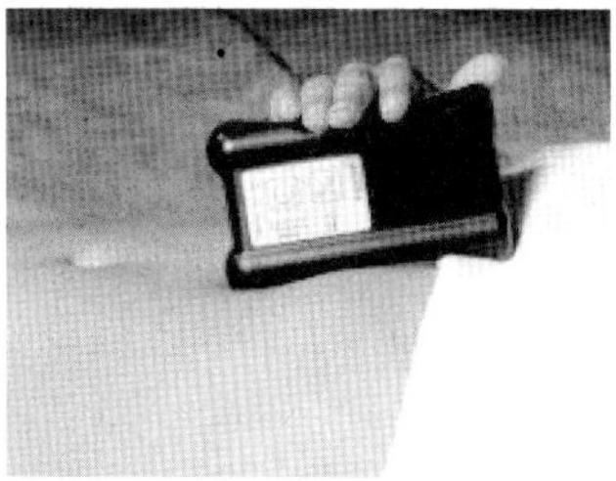

Magen - Darm - Pankreas

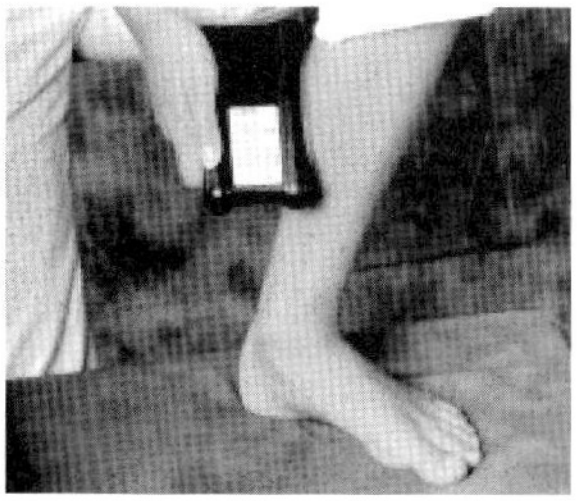

Bein (z.B. Nierenmeridian)

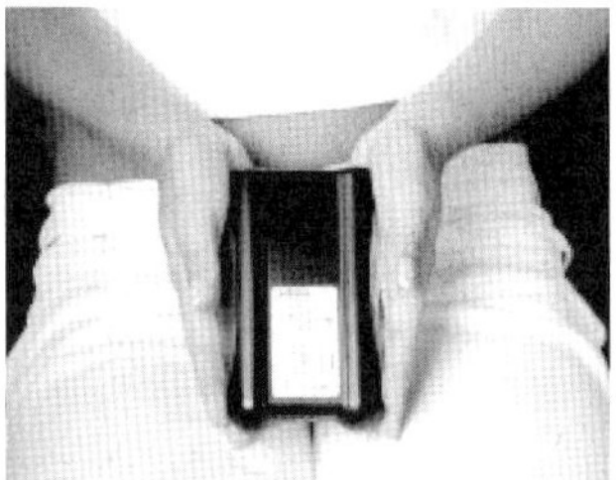

Hand - Hand (Oberkörper)

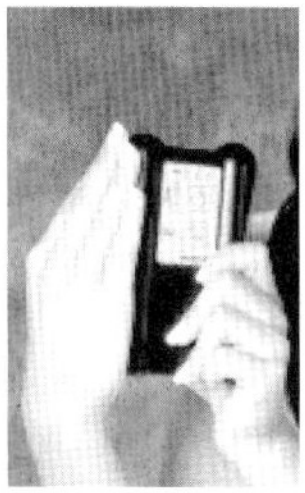

richtig

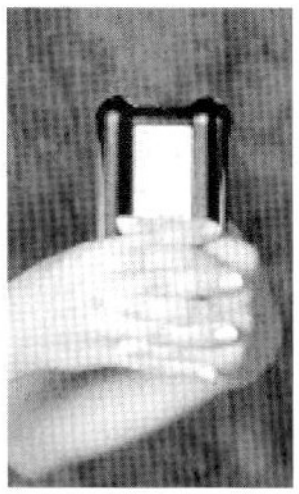

falsch

geht es nicht nur darum, den Erregern den Nährboden zu entziehen und sie auszuscheiden, sondern auch darum, den Kreislauf der Reinfektion, also den Rückfall durch geeignete Maßnahmen zu unterbinden.

Sinngemäß kann man es sich so vorstellen, als wenn man ein brennendes Ölfeld löschen wollte, das Löschmittel aber kurz vor dem Löschvorgang versiegen würde. Unterbricht man diesen Löschvorgang, bevor nicht die allerletzte Flamme im Keime erstickt ist, wird sich das Ölfeld sehr rasch wieder entflammen. Ist die letzte Flamme erloschen, bleibt trotzdem das entzündliche Öl zurück.

Dieser physikalische Vorgang kann sinngemäß auf unseren Organismus übertragen werden. Wenn ein geschwächtes Immunsystem vorherrscht und wenn es sich um etwas Gravierendes handelt, genügen gelegentliche kurze Therapien nicht. Sind Rückfälle zu verzeichnen, wurden offenbar nicht alle Keime erreicht und das Immunsystem war zu schwach. Der Patient hat sich wieder infiziert, oder die Therapie war unsachgemäß, oder zu kurz.

Es ist darauf zu achten, mit Ausdauer und Geschick mit den Geräten allen Keimen den Nährboden zu entziehen, um einen Rückfall zu vermeiden. Bei der Therapie wird das Immunsystem unmittelbar gestärkt.

Sehr wichtig bei dynamischen Infektionen und geschwächtem Immunsystem:

Mit mehreren Therapien täglich sollten möglichst alle vier Körperregionen abgedeckt werden, damit keine Reinfektion, also kein Rückfall eintritt.

Eine Therapie umfasst also alle Regionen wie Beine, Unterleib, Oberkörper und Kopf gleich nacheinander ohne Unterbrechung. Die Darmflora könnte dabei reduziert werden. Diese kann leicht wieder aufgebaut werden (durch fermentierte Produkte, Sauermilch usw.). Peinlich genau soll bei Blutinfektionen umgegangen werden, weil sich sonst innerhalb kurzer Zeit Erreger durch die Blutzirkulation wieder im ganzen Körper ansiedeln können.

Beispiele von Infektions-Dynamiken:

Dynamisch *= schneller Rückfall möglich:*
Borreliose, Leukämie, Hepatitis A-B-C, Malaria, Epstein-Barr-Virus, Salmonellen

Statisch *= langsamer Rückfall möglich:*
Würmer, Zahninfektionen, Herpes, Asthma, Blinddarmentzündung, Ohrinfektion

Ideale Anwendung der POWER-QuickZap-Technik:

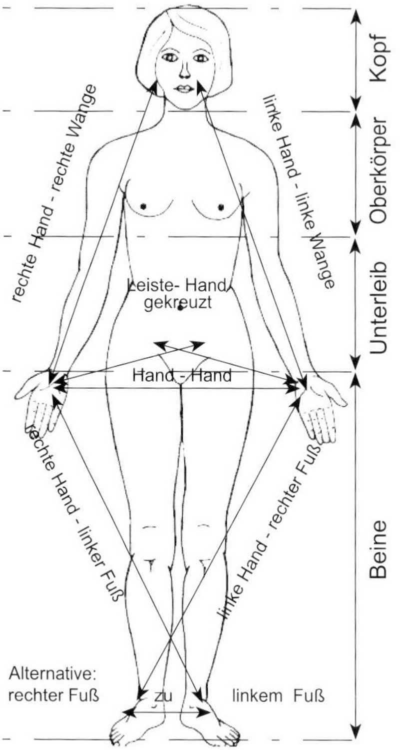

Kopf:
In der Regel genügt eine Kopfseite. Mit Goldfläche (POWER-QuickZap) oder Therapiekopf (POWER-TUBE) auf Wange, anderen Gerätepol in Hand gleicher Seite.

Oberkörper:
POWER-QuickZap: Mit Kabel / Handgriffen Hand-Hand.
POWER-TUBE: Gerät in einer Hand, mit Kabel Therapiekopf verlängern und Zusatzhandgriff in andere Hand.

Unterleib:
POWER-QuickZap: Mit Kabel / Handgriffen Leiste-Hand übers Kreuz. Beide Seiten sind nicht erforderlich.
POWER-TUBE: Gerät in der Hand, mit Kabel Therapiekopf verlängern und Zusatzhandgriff in eine Leiste.

Beine:
POWER-QuickZap: Mit Kabel und Handgriffen Leiste-Fuß gekreuzt. Beide Seiten sind nicht erforderlich.
POWER-TUBE: Einen Fuß auf Gerät, mit Kabel Therapiekopf verlängern, anderen Fuß auf Zusatzhandgriff.

Alternativen:
Bei mehreren Therapien pro Tag sollten die Körperseiten wechseln. Wenn Sie erstmals die rechte Wange mit der rechten Hand therapiert haben, machen Sie es später sinngemäß mit der linken Hand und der linken Wange. Bei allen andern Therapien wird auch alterniert z.B: Linke Leiste - rechte Hand, dann später rechte Leiste - linke Hand.

Die POWER-TUBE

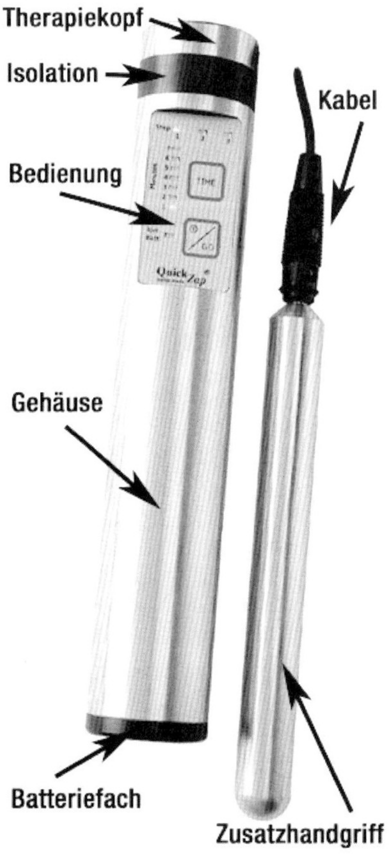

Die POWER-TUBE:
Der neue Frequenzgenerator baut auf dem QuickZap-Dreifrequenzen-Prinzip auf und ist unerreicht in seiner Wirksamkeit. Der große Handgriff, das vergoldete Rohr «TUBE», beherbergt modernste Elektronik. Oben an der «TUBE» ist der Therapiekopf zu sehen, den man nach Bedarf mit einem Kabel an einen vergoldeten Zusatzhandgriff anschließen kann.

Die POWER-TUBE ist eine Neuentwicklung, welche den «TENS-Markt» bereichert. Wie Sie mittlerweile wissen, besteht die Philosophie nicht darin, Erreger abzutöten, sondern ihnen den Nährboden zu entziehen. Dieser QuickZap-Technologie liegt auch die «TUBE» zugrunde. Die Ausführung in der Form einer metallenen, vergoldeten Röhre - einer «TUBE» - ermöglicht eine weitere Steigerung der Wirksamkeit und eine Verbesserung der Hygiene, um das Gerät auch professionellen Ebenen zugänglich zu machen.

Die POWER-TUBE ist gesetzlich geschützt (mod. dép.). Ihre runde Form **bewirkt ein tieferes Eindringen der Frequenzen in den Organismus, was sich als Verkürzung der Therapiezeiten auswirkt.** Der Aufbau besteht aus einer vergoldeten oder versilberten Röhre mit Therapiekopf. Der Therapiekopf kann mittels Kabel und zusätzlichem Handgriff verlängert werden. Man bedient sich somit lediglich zweier Handgriffe, wobei in dem einen die Elektronik untergebracht ist. Der Zusatzhandgriff ist auf der Vorderseite abgerundet und geschlossen, um denselben bei speziellen Anwendungen auch rektal oder vaginal einführen zu können. Die Reinigung der «TUBE» und des Zusatzhandgriffes ist problemlos. Nach Möglichkeit wird mit dem Therapiekopf gearbeitet, indem man diesen vom Gehäuse isolierten oberen Teil direkt auf die gewünschte Stelle ansetzt.
POWER-QuickZap-Anwender können die etwa 70%-ige Wirksamkeitssteigerung der «TUBE» durch Verlängerung der Therapiezeiten wettmachen. Es werden nach wie vor beide Geräte hergestellt und unterstützt. Auch die POWER-TUBE ist TÜV-zertifiziert und gliedert sich als zugelassenes medizinisches Therapiegerät der **TENS-Technik** an. **TENS** = **T**ranskutane **E**lektrische **N**erven-**S**timulation.

Anwendung der POWER-TUBE

Wie bereits erwähnt, sollte die «TUBE» vorrangig mit dem Therapiekopf ohne Kabel eingesetzt werden. Das Kabel wirkt wie eine Antenne, da die «TUBE» mit hohen Frequenzen bis 9 Megahertz arbeitet und das Kabel die Therapiefrequenzen im Bereich der Obertöne leicht beeinflusst. Beim Aufsetzen des Therapiekopfes kann ein Prickeln empfunden werden, weil die Ausgangsleistung bei der «TUBE» etwas höher liegt als jene beim POWER-QuickZap. Trotzdem ist mit keinen Hautverbrennungen zu rechnen, auch nicht beim Einsatz auf Schleimhäuten oder Wunden.

Therapiebeispiele mit der POWER-TUBE:

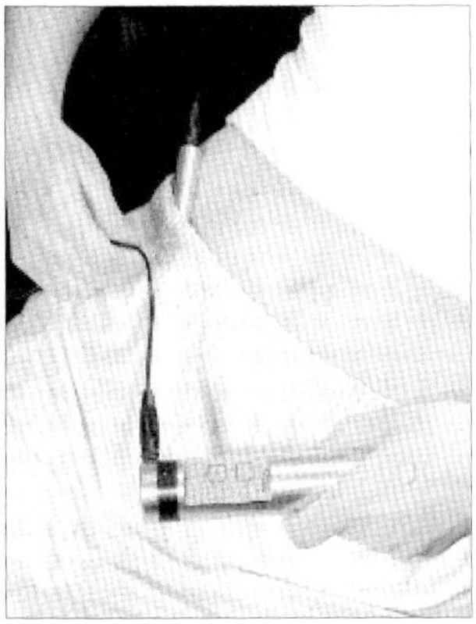

Grundbehandlung:
Kopf mit Kabel verlängern, Zusatzgriff in die Leiste, TUBE mit gegenüberliegender Hand umschließen.

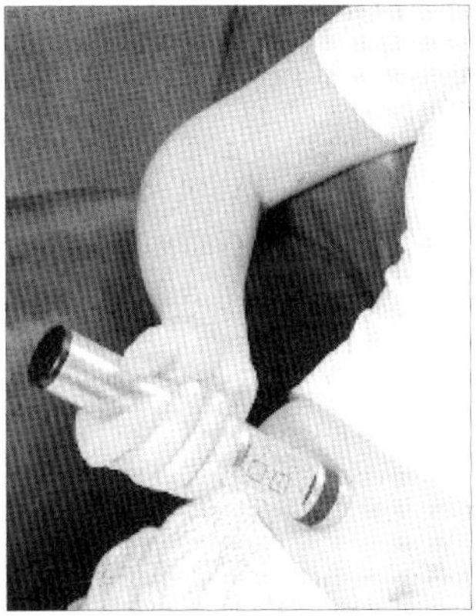

Unterleibsbehandlung:
Mit Therapiekopf direkt auf Unterleib, TUBE mit einer Hand halten und dabei Unterleib mit der Hand nicht berühren.

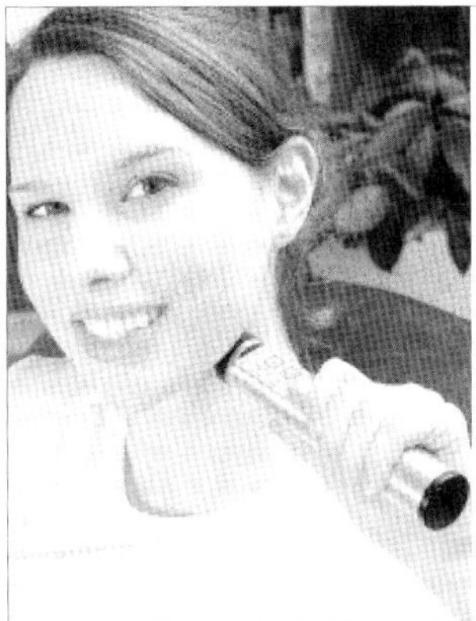

Hals:
Mit Therapiekopf direkt auf Hals, TUBE mit Hand halten. Überbrücken der schwarzen Isolation vermeiden.

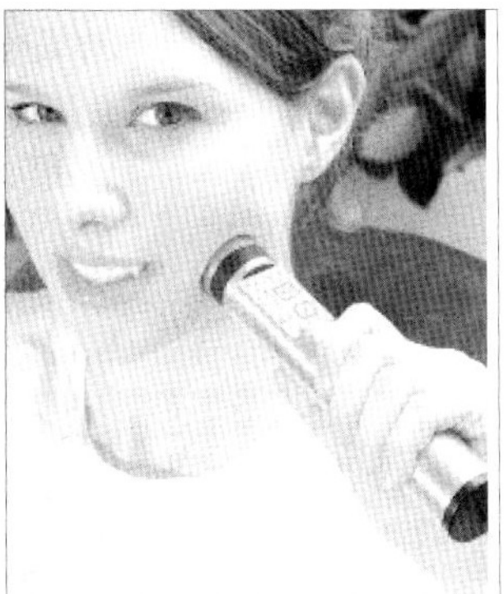

Zahninfektionen etc.:
Therapiekopf direkt auf Wange, TUBE mit Hand halten. Überbrücken der schwarzen Isolation vermeiden.

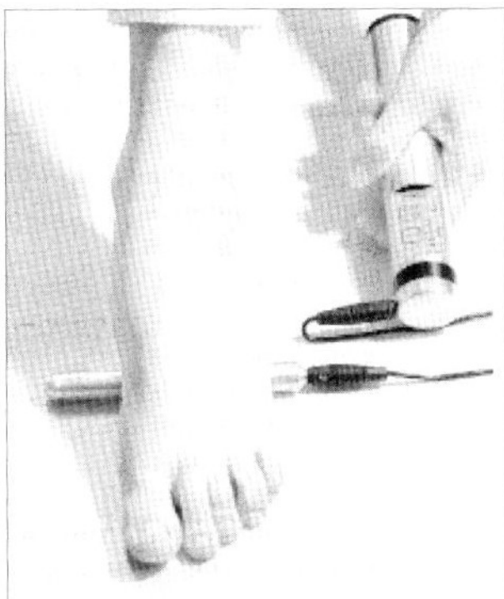

Füße / Beine etc.:
Therapiekopf mit Kabel verlängern - Zusatzhandgriff unter Fuß, TUBE in die Hand.

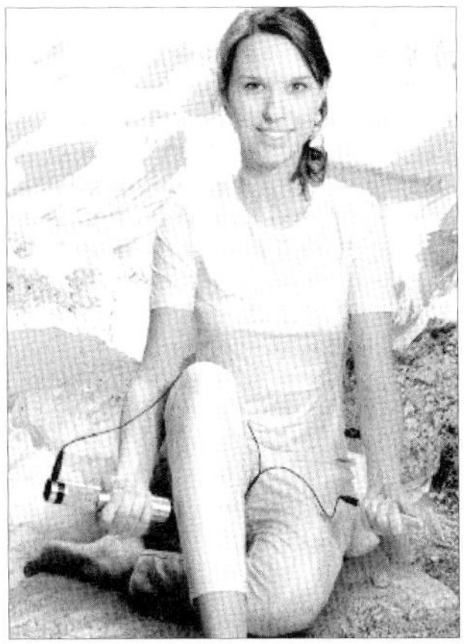

Allgemeintherapie:
Mit Kabel und Zusatzhandgriff von Hand zu Hand.

Grundlagen zur POWER-TENS-Therapie

Empfinden nach erster Therapie mit QuickZap

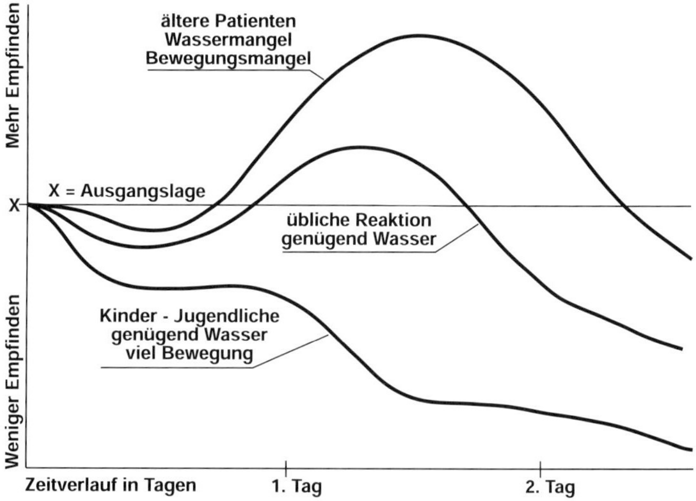

Der Verlauf der Empfindungskennlinie kann durch Herabsetzen der Therapiezeit, durch mehr Bewegung und mehr Wasserzufuhr wesentlich tiefer liegen.

Die obige Kennlinie veranschaulicht den üblichen Verlauf des Empfindens von biologisch bedingten Problemen. Sie verdeutlicht die Wichtigkeit der Ausscheidungsfähigkeit, **welche direkt mit der Menge des Wasserkonsums, der Körperflüssigkeit und der Beweglichkeit des Patienten zusammenhängt.**
Erklärung hierzu:
Die mit «x» bezeichnete horizontale Linie markiert die Ausgangslage möglicher Beschwerden. Bei allen drei geschwungenen Kennlinien stellen wir am Anfang links zuerst eine kleine Besserung des Empfindens / der Schmerzen / der Schwellung fest. Die Kennlinien sinken also zuerst ab und beginnen sich dann innerhalb Stunden anzuheben d.h. das Problem kann (muss nicht) sich vorübergehend wieder verschlimmern, weil der Ausscheidungsprozess nicht immer reibungslos abläuft, vor allem dann, **wenn zu wenig Wasser im Körper ist.** Wir stellen klare Unterschiede zwischen älteren Patienten und Jugendlichen fest. Während Jugendliche den Ausscheidungsprozess praktisch nicht mitbekommen, können ältere Patienten während einer gewissen Zeit ihre Probleme etwas stärker empfinden. Diese können sich auf verschiedenste Weise manifestieren (Schwindel, Magenkrämpfe, schmerzende Druckstellen etc.). Am Tag nach der ersten Therapie klingen die Beschwerden praktisch immer ab. Interessant ist die Beobachtung, dass diese Erscheinung nur beim allerersten Therapieren eintritt. POWER-QuickZap-Anwender kennen diese Erscheinung kaum mehr.

Wichtig:

Eine Therapie mit POWER-QuickZap oder POWER-TUBE ist wirkungsvoll und hat keine negativen Auswirkungen auf Ihr Immunsystem. Diese Technik macht niemals abhängig. Organismus und Erreger werden sich nie an diese Therapie «gewöhnen» können. Beim täglichen Einsatz der normalen Therapien werden nützliche Bakterien aufgrund des speziellen Frequenzspektrums nicht von der Neutralisation berührt. Die Darmflora wird somit nicht angetastet. Beim wiederholten Therapieren über mehrere Stunden - speziell mit dem POWER-QuickZap oder der POWER-TUBE - könnte evtl. die Darmflora beeinträchtigt werden. Das Gerät begrenzt jeweils eine Therapie auf maximal 21 Minuten. Ärzte und Heilpraktiker erkennen noch nach Tagen z.B. die positive Auswirkung einer einzigen Therapie von z.B. 6 Minuten (2-2-2 Minuten auf den 3 Stufen).
Wie das Diagramm zeigt, verläuft eine Regeneration des Körpers in einzelnen Stufen. Die horizontale Linie oben stellt eine 100%-ige Infektion dar. Je nach körperlicher Verfassung befindet sich die Immunschwelle weiter oben, oder eben weiter unten.

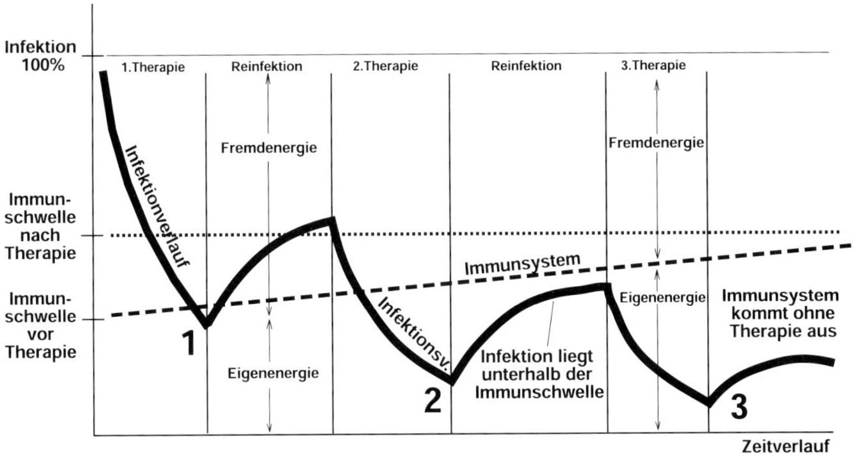

Diese Immunschwelle (gestrichelte Linie) gilt es einerseits anzuheben und zu stärken, während mit Therapien die Erreger möglichst unterhalb dieser Immunschwelle gehalten werden. Wie Sie nun sehen, erreichen wir die Erreger in unserem Beispiel während der ersten Therapie nur knapp **(1)**. Wir verfügen also über keine Reserve, wobei sich die Reinfektion langsam wieder einstellt. Bei der zweiten Therapie geraten wir nun erstmals deutlich unter die Immunschwelle **(2)**. Die Kurve der darauf folgenden Reinfektion verläuft wieder steil nach oben, was wiederum zu einem Wert nahe der Immunschwelle führt. Die dritte Therapie jedoch bringt den Erreger auf einen solch tiefen Wert **(3)**, dass die Reinfektion die Immunabwehr nicht mehr übersteigen kann.

Nun ist der Patient in der Lage, mittels seines Immunsystems mit der Restinfektion zurecht zu kommen. Eine Neutralisation von Erregern läuft demnach ab wie ein Fußball, der zu Boden fällt und abklingend noch einige Male aufspringt, bis er dann schließlich liegen bleibt.

Tipps für POWER-QuickZap und POWER-TUBE:

Es sollten immer alle drei Stufen (STEPS) durchlaufen werden, auch wenn die eine oder andere Stufe unnötig erscheinen mag. Zur Erhöhung der Körperenergie und zur Stimulation der Zellen sind immer alle drei Stufen erforderlich.

Die Goldseitenflächen am POWER-QuickZap sind elektrisch mit den jeweiligen Handgriffen verbunden. Da eine Feststellung, welche Seitenfläche zu welchem Handgriff passt, vielen Leuten schwerfällt, vermischen Sie wenn möglich nicht eine Therapie mit Handgriffen mit einer Therapie mittels Goldseitenflächen.

Ist Ihnen aber die Technik ein Begriff, hat man die Möglichkeit, die Zugehörigkeit der Goldseitenfläche zum Handgriff leicht festzustellen: Gerät einschalten, Timer einstellen und Therapie starten - einen Handgriff erfassen und damit beide Goldseitenflächen berühren - eine Seite: Schallgeber piepst in Intervallen - andere Seite: Schallgeber erklingt im Dauerton = Kurzschluss. Bei Dauerton (Kurzschluss) haben Sie die gegenüberliegenden Pole lokalisiert, mit welchen individuell therapiert werden kann: z.B. eine Goldseitenfläche auf den Unterleib und den ermittelten Handgriff in eine Hand. Wenn Sie die gleichen Pole verwenden, was durch anhaltenden Intervallton angezeigt wird, ist kein Therapieerfolg möglich. Falls während einer Therapie ein Intervallton erklingt, muss angenommen werden, dass der Kontakt nicht optimal ist. Kontrollieren Sie, ob das Kabel richtig eingesteckt ist und befeuchten Sie eventuell die Haut mit etwas Wasser. Bei Therapien auf kurzen Körperdistanzen (z.B. Leistengegend zu Achselhöhle) kann ein Dauerton erklingen, weil dabei der Körperwiderstand zu tief liegt. Lösen Sie das Problem, indem der eine Handgriff - als Beispiel - in der Leistengegend eingeklemmt wird, während der andere statt unter der Achsel - in der einen oder anderen Hand gehalten wird. Der Dauerton sollte dabei verstummen.

Grundsätzlich gilt: Dauerton = Kurzschluss der Handgriffe, oder zu tiefer Körperwiderstand (Handgriffe zu nahe) / Intervallton = Hautkontakt nicht optimal, oder Therapiekreis offen / kein Ton = optimaler Hautkontakt während der Therapie. Ziehen Sie bei Nichtverwenden des Kabels zu dessen Schonung immer die Stecker aus den Handgriffen.

Generelle Therapieform:

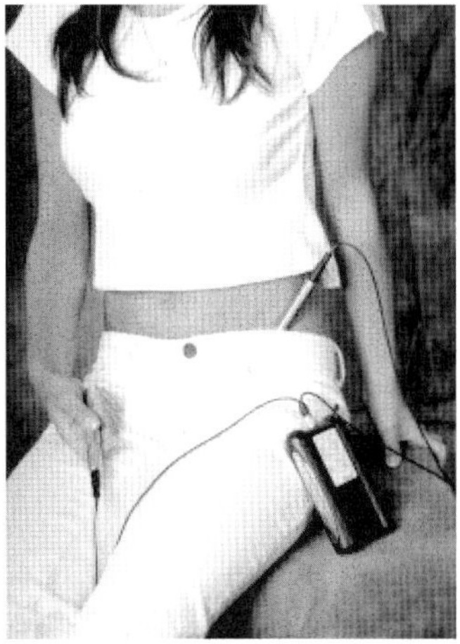

Im Bild rechts sehen Sie die generelle Therapieform. Das Gerät kann dazu logischerweise irgendwo auf dem Tisch liegen. Beachten Sie dabei, dass sich die Hände während der Therapie nicht berühren, weil dabei die Wirksamkeit eingeschränkt würde. Man setzt sich vorzugsweise an einen Tisch, weil dabei eine Berührung der möglicherweise nackten Oberschenkel ausgeschlossen ist. Diese Therapieform wählen Sie, falls Ihnen der Grund von Beschwerden unbekannt ist. Fühlen Sie sich müde, oder möchten Sie einfach präventiv therapieren, empfehlen wir Ihnen diese Anwendung. Zur Prävention genügen 2-2-2 Min. = total 6 Min. Es soll hier nochmals die Wichtigkeit erwähnt werden, vor und nach der Therapie genügend Wasser zu trinken, vorzugsweise mit ganz wenig Natursalz oder ANOLIN zwecks Erhöhung der elektrischen Körperleitfähigkeit.

Örtliche Therapieform:

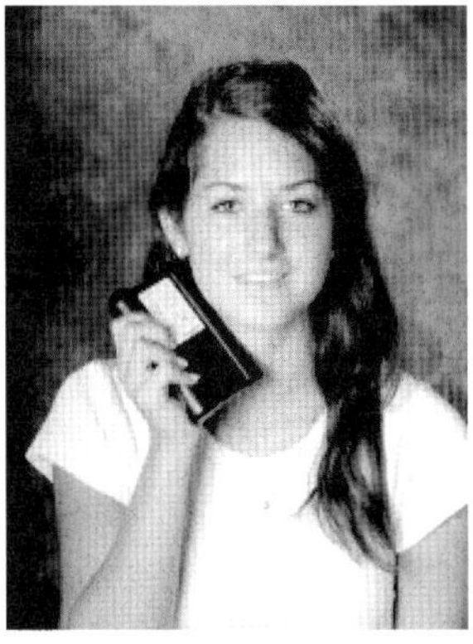

Im Bild rechts sehen Sie die **örtliche Therapieform**. Das Gerät verfügt über zwei am Gehäuse gegenüberliegende Goldseitenflächen. Da es sich um ein symmetrisches Ausgangssignal handelt, spielt ein Tauschen der Seiten absolut keine Rolle. Wichtig bei dieser Anwendung ist eine korrekte Auflage der einen Seitenfläche und eine optimale Kontaktgabe mit der Handfläche. Wie man auf dem Bild sehen kann, sollten die Finger der linken Hand nicht gestreckt sein, **um ein Berühren der Wange zu vermeiden.** Diese abgebildete Anwendung entspricht der Therapie bei Husten und Halsbeschwerden allgemein. Sinngemäß können Sie nun das Gerät überall am Körper ansetzen, wobei man die eine oder andere Hand auf die gegenüberliegende Goldseitenfläche hält. Weil sich bei dieser Therapieform ein Pol immer an einer Hand befindet, ist im Normalfall ein Dauertonsignal (= Kurzschluss und tiefer Körperwiderstand) kaum möglich. Die Therapiefrequenzen wirken hier im gezeigten Fall von der linken Hand über den linken Arm, die linke Schulter zum Hals. Bei allen örtlichen Therapien ist zudem - wie bereits erwähnt - eine generelle Grundbehandlung mittels Handgriffen wichtig.

Beispiele

Zahninfektionen / Herpes

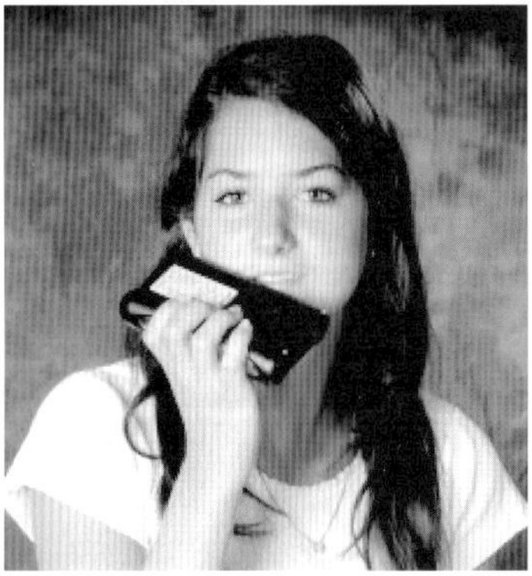

Zahninfektionen bilden oft unbemerkt schwerwiegende gesundheitliche Schädigungen. Es ist empfehlenswert, sich speziell bei Wurzelbehandlungen, periodisch wie abgebildet zu therapieren.
Gleiche Behandlung ist auch bei Herpes anzuwenden.

Infektionen am Bein

Infektionen an den Beinen können durch Ansetzen an beliebiger Stelle wie abgebildet therapiert werden. Bei Knie- und Fußgelenkproblemen beispielsweise ist das Gerät direkt an die betreffende Stelle zu halten. Ein Auswechseln der Hände ist unwesentlich.

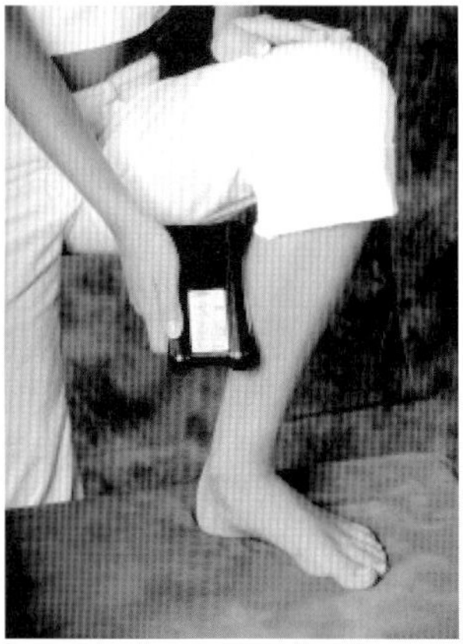

Darminfektion / Blinddarm

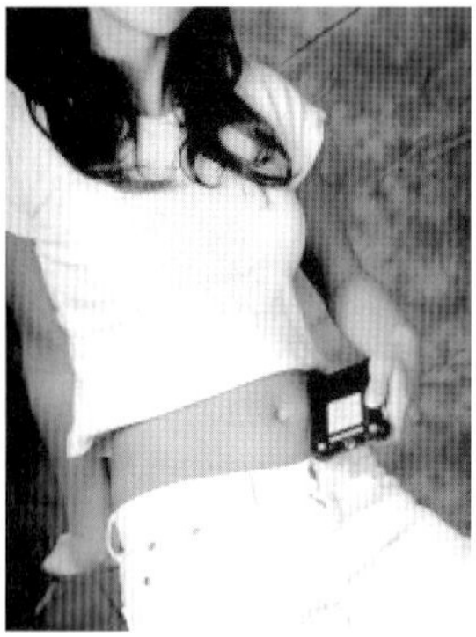

Obiges Bild zeigt die Behandlung bei Blinddarmentzündung und bei Darminfektionen allgemein. Gewöhnliche Darmprobleme kann man auch mittels Kabel und den Handgriffen behandeln. Einen Handgriff in die rechte Leiste, den andern in die linke Hand.

Indirekte Schwingungsübertragung (Handauflegen):

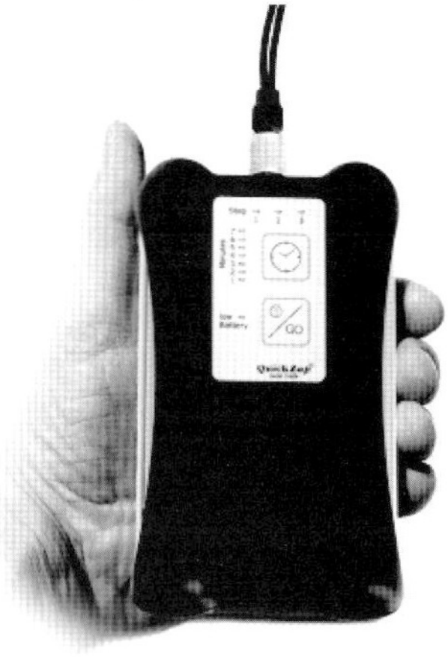

Diese indirekte Behandlungsmethode kann für Sie interessant sein. Es besteht die Möglichkeit, einerseits Schwingungen mit der einen Hand vom Gerät aufzunehmen und diese gleichzeitig mit der anderen Hand auf irgend einen Körperteil zu übertragen. Es spielt dabei keine Rolle, ob man die übertragene Schwingung sich selbst, einem Patienten, oder auch einem Tier überträgt.

Halten Sie <u>beide Goldseitenflächen</u> des Gerätes wie abgebildet in der einen Hand, während Sie mit der anderen flachen Hand einen bestimmten Körperteil, oder die entsprechenden Meridiane berühren. Die Hand muss auf der nackten Haut aufliegen. Lassen Sie das Therapie-Programm ganz durchlaufen. Nach Bedarf können Sie nochmals starten, um weitere Körperteile zu therapieren. Diese indirekte Behandlungsmethode ist somit auch für Selbstbehandlung und die Therapie von Patienten und Tieren möglich. Wichtig dabei ist zu erkennen, dass Sie als therapierende Person in den Therapiekreislauf mit eingeschlossen sind. Führen Sie eine solche Betriebsart nur während einer begrenzten Zeit durch, **damit Sie selbst keine Überdosierung erhalten.**

Kombinierte Schwingungsübertragung:

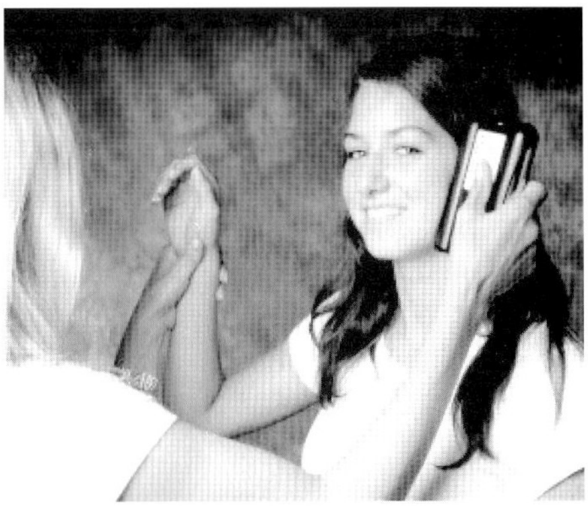

Diese Anwendung wird sowohl bei Menschen als auch Tieren angewandt. Kontaktieren Sie dazu den POWER-QuickZap mit einer Handfläche an einer beliebigen Goldseitenfläche (POWER-TUBE in der Hand). Die andere Goldseitenfläche (POWER-TUBE Therapiekopf) halten Sie jetzt auf einen belasteten Körperteil eines Patienten (*im Bild: Wange*), ohne Fingerkontakt zur Wange. Die andere Handfläche halten Sie auf eine gegenüberliegende Körperregion (*im Bild: auf rechten Unterarm*). Sie schließen sich also in den Therapiekreislauf ein. Im abgebildeten Fall durchlaufen die Frequenzen den Patienten von der linken Wange zum rechten Unterarm, durch die therapierende Person hindurch und zurück zum Gerät.

Therapie-Tipps

Die häufigsten zwei Fragen lauten stets:
a) wie lange soll ich therapieren?
b) wohin soll ich das Gerät halten?

Zuerst zur Zeiteinstellung:

Die Wirkung der QuickZap-Geräte wir oft unterschätzt, weil man bei der Anwendung fast nichts spürt. Viele starten aus Ungeduld mit zu langen Therapiezeiten. **Es gibt keine allgemeingültige Rezepte für eine Krankheit und für jeden einzelnen Patienten.** Jeder Mensch ist verschieden und betrachtet man die unzähligen Krankheiten, würde es schon recht komplex, Formeln einer jeweiligen Therapie herauszugeben. Man kann sich an gewisse Grundregeln halten, um effektiv und problemlos sein Ziel zu erreichen.

Wir wissen nun, dass ein Therapiezyklus immer aus drei unmittelbar aufeinander folgenden Frequenzschritten besteht (STEP 1, STEP 2 und STEP 3). Der gesamte Zyklus der 3 Frequenzen **wird immer bis zum Ende durchlaufen.** Auch wenn man misst, dass nur eine der 3 Frequenzen benötigt wird, sollten wir doch immer das ganze Programm durchlaufen lassen, weil es erfahrungsgemäß bessere Resultate ergibt. Dabei wird die einmal gewählte Therapie-Position in der Regel nicht verändert.

Wohin therapieren?

Grundsätzlich wird mit der Therapie des Schmerzpunktes begonnen, also da, wo es schmerzt, oder wo man sich das Problem vorstellt, wie beispielsweise bei Zahnschmerzen - auf die Wange, bei Ohrenschmerzen - auf das Ohr, bei Knieschmerzen - direkt auf das Knie, bei Schulterschmerzen - auf Schulter, bei Magenbeschwerden - auf den Magen, bei Darminfektionen - auf den Bauch und sinngemäss bei andern Beschwerden auch so handeln. **Wichtig dabei ist aber, dass immer eine zusätzliche Grundbehandlung am Unterleib durchgeführt wird.**

Mit oder ohne Kabel therapieren?

Das Kabel ist bei beiden Geräten, Power-QuickZap und Power-Tube **zur bequemeren Therapie gedacht.** Nach Möglichkeit wendet man beide Geräte ohne Kabel an: Den Power-QuickZap **mit den beiden Goldseitenflächen** und die Power-Tube **mit dem Therapiekopf**. Die Wahl der Polarität bei beiden Geräten spielt keine Rolle; es handelt sich beim Ausgangssignal **um reine Wechselspannung.**

Sind die Distanzen groß, wie z.B. von einem Fuß zur gegenüberliegenden Hand, **wird man sicher das Kabel einsetzen**, denn wer würde sich schon eine Viertelstunde bücken und mit dem Gerät in der Hand den Fuß therapieren? Behandlungsbeispiele mit und ohne Kabel folgen.

Zeiteinstellungen:

Die folgenden Zeitempfehlungen werden mit 1-1-1 Min. bis 7-7-7 Min. angegeben, was den drei jeweiligen STEPS 1, 2 und 3 entspricht.
1-1-1 Min. bedeutet demnach 1 Minute auf der ersten Stufe (STEP 1), 1 Minunte auf der zweiten Stufe (STEP 2) und 1 Minute auf der dritten Stufe (STEP 3).
Einstellbar sind:

1-1-1 Min. = 3 Min. Therapiezeit = Kurzzeit zum Einstieg bei Unsicherheit / 1. Versuch und 1. Schritt bei älteren Personen

2-2-2 Min. = 6 Min. Therapiezeit = Kurztherapie / bereits recht wirksam, Energie steigerung
3-3-3 Min. = 9 Min. Therapiezeit = lange Kurztherapie / üblich bei Kopfbehandlung, Zähne
4-4-4 Min. = 12 Min. Therapiezeit = kurze Unterleibsbehandlung (z.B. Leiste zur Hand)
5-5-5 Min. = 15 Min. Therapiezeit = normale Behandlungszeit für Unterleib, Oberkörper
6-6-6 Min. = 18 Min. Therapiezeit = kurze Notfallzeit (akute starke Probleme, Notfälle)
7-7-7 Min. = 21 Min. Therapiezeit = lange Notfallzeit (akute starke Probleme, Notfälle)

Es ist besser, mit mehreren kürzeren Therapiezeiten zu arbeiten, als mit einer einzigen Maximalzeit. Therapieren Sie beispielsweise eher dreimal 2-2-2 Min. über den Tag verteilt, als einmal 6-6-6 Min. Es kann aber sein, dass die Umstände es nicht zulassen, eine Person mehrmals an einem Tag zu therapieren, weil kein eigenes Gerät zur Verfügung steht. Dann soll die Therapie zu Tagesbeginn erfolgen und nicht vor dem Schlafengehen. Der Körper soll die Toxine während des Tages ausscheiden können. Dazu ist das Trinken von gutem Quellwasser ohne Kohlensäure ein absolutes Muss! Wasser wird zum Ausscheiden der Toxine dringend benötigt. Für diesen Zweck soll das Wasser nicht in der Form von Sodagetränken, Tee, Kaffee oder Fruchtsäften eingenommen werden, denn diese alle sind so genannte «gesättigte Flüssigkeiten». Sie sind eben bereits «satt» und können viel weniger Gifte und freie Radikale binden und ausscheiden.

Tipps zum Therapieverlauf

Wie bereits erwähnt, sollte eine Therapie vorsichtig mit kürzeren Zeiten begonnen werden. Ältere Leute starten mit 1-1-1 Minuten, Personen mittleren Alters bei 2-2-2 Minuten. Kleinkinder ertragen problemlos 5-5-5 Minuten, weil die Ausscheidung wesentlich dynamischer ist und Kinder praktisch nicht verschlackt sind.

Will man vorsichtig beginnen, kann man mit 1-1-1 Minuten am ersten Tag starten und nach etwa 3-6 Stunden dasselbe wiederholen. Wie bereits erwähnt, **bedeutet eine Anwendung immer eine «örtliche Therapie» und eine «Grundbehandlung».** Das heißt 1-1-1 Minuten (ohne Kabel) mit den Goldflächen (auch Silberversion vorhanden) direkt auf den Schmerz- oder Problempunkt, oder die gewünschte Stelle (örtlich), **dann zusätzlich mit Kabel 1-1-1 Min. von einer Leiste zur gegenüberliegenden Hand** (Grundbehandlung). Liegt das örtliche Problem bereits im Unterleib, so kann man eine Kopfbehandlung mit 1-1-1 Minuten anfügen. Wechseln Sie bei diesen beiden Anwendungen stets die Handseiten.
Sie therapieren demzufolge mit einer einzigen Anwendung zweimal 1-1-1 Minuten: 1-1-1 Minuten «örtlich» und 1-1-1 Minuten «Grundbehandlung» = total 6 Minuten.

Falls Sie Stunden danach keine Reaktion verspüren, steigern Sie am nächsten Tag die Therapie auf 2-2-2 Minuten, also 2-2-2 Minuten «örtlich» und 2-2-2 Minuten «Grundbehandlung» = total bereits 12 Minuten. Auch diese Dosierung können Sie pro Tag 1-3-mal mit jeweils 3-6 Stunden Zwischenpause ausführen.

So wird nun täglich allmählich gesteigert: Am Unterleib bis normalerweise 5-5-5 Minuten und am Kopf generell bis etwa 3-3-3 Minuten. Würde man allzu stark mit Notfallzeiten 6-6-6 Minuten oder 7-7-7 Minuten einsteigen, könnten durchaus Schwindel, Übelkeit, Durchfall, Hautausschläge und dergleichen auftreten. Eigentlich deutet es in diesem Fall auf eine starke Heilreaktion hin nach dem Motto: «Je schlimmer, desto besser»!

Stellen Sie fest, dass eine Verschlechterung eintritt, sollten Sie **niemals komplett aufhören, sondern die Zeiten reduzieren** bis auf ein erträgliches Maß und dann wiederum langsam steigern. Tritt nach einer bestimmten Zeit eine deutliche Besserung ein, sollten Sie nicht abbrechen. **Es gilt hier durchzuhalten, bis die Symptome verschwunden sind.** Danach wird mit reduzierten Zeiten und einer Therapie pro Tag mit etwa 2-2-2 Minuten weitergemacht, bis die doppelte Zeit verstrichen ist, die für die eigentliche Therapie eingesetzt wurde.

Wenn Sie beispielsweise 1 Woche benötigten, um schmerzfrei zu werden, dann therapieren Sie mit reduzierten Zeiten nochmals 2 Wochen weiter.

Die Entgiftung wird durch die QuickZap-Technik extrem forciert. **Der Körper muss auch in der Lage sein, auszuscheiden.** Wenn wenig Wasser im Körper ist und die Organe (hauptsächlich die Nieren) geschwächt sind, kann ein unvorsichtiger Therapiestart Probleme bereiten. Dennoch sind keine Gefährdungen zu erwarten. Immerhin konnten bis 2009 bereits über 10 Jahre Erfahrungen gesammelt werden. Die schlimmste Nebenwirkung der Geräte ist: **«wenn man einen QuickZap oder eine Power Tube hat und diese nicht benützt».**

Extreme Therapiezeiten

Erfahrungen der letzten Jahre haben gezeigt, dass mit stetigem Steigern der Therapiezeiten, auch extrem lange Therapiezeiten angewandt werden können. So erzeugt der Körper nach einer Therapiezeit von 21 Minuten **deutlich zusätzliche Energie** in den Zellen und ein Antistress-Protein (Studie 2008, der Universität München), ohne jegliche Beschädigung von Humanzellen, welches zum Abbau von stressbedingten Problemen führen kann.

Die neuesten Erkenntnisse kommen aus Australien, wo man bei Krebskranken mit einer Dauertherapie über mehrere Wochen gute Resultate erzielt hat. Dabei war sogar ein Fall von Hirntumor, Bauchspeicheldrüsen- und Knochenkrebs, der nach mehreren Wochen wieder rehabilitiert war. Der Redaktion ist der Name des Patienten aus Queensland, Australien bekannt. Bei dieser Dauerbehandlung stellt man das Gerät auf 7-7-7 Minuten = 21 Minuten total ein und wechselt fortwährend nach dem Abschluss eines Zyklus die Körperseiten. Einmal von der Leiste links zur rechten Hand, dann von der Leiste rechts zur linken Hand, dann Fuß-Fuß, dann wieder bei den Leisten und ab und zu mal am Kopf. Kurze Zwischenpausen sind möglich, aber im Großen und Ganzen sitzt man geduldig tagelang am Gerät ausser nachts, wenn man schläft.

Dass das Trinken von Quellwasser eine wesentliche Rolle dabei spielt, sollte klar sein. Einige werden jetzt sagen: Solch ein Zeitaufwand! Wenn man aber bedenkt, dass ein Durchschnittsschweizer in seinem Leben mehr als 14 Jahre vor dem Fernseher sitzt, sollte eine solche Marathonbehandlung von einigen Tagen keine Schwierigkeiten bereiten.

Flüssigkeitsgehalt des Körpers

Flüssigkeitsmangel des Körpers ist eine der häufigsten Krankheitsursachen der Menschheit. Es wird fatalerweise missachtet, dass alle anderen Gertränke außer Quellwasser kein eigentliches Wasser sind. Alle Zusatzstoffe im Wasser sättigen es und schränken so seine Aufnahmefähigkeit ein, welche bei einer QuickZap-Therapie wesentlich ist. Wasser ist nebst vielem ein Träger von Substanzen. Ist seine «Tragfähigkeit» mit Kaffee, Tee, Süßungsmitteln, Fruchtkonzentraten, Koh-

lensäure etc. bereits erschöpft, finden auszuscheidende Stoffe keinen Freiraum mehr, um aufgenommen und dann ausgeschieden zu werden. Ganz gleichbedeutend dem alten Schlager von Hazzy Osterwald: «Der Fahrstuhl nach oben ist besetzt, Sie müssen warten!».
Es gibt keine Alternative zu reinem Quellwasser, deshalb machen sich viele Firmen weltweit daran, die Wasserquellen aufzukaufen. Viele Wasserrechte am Bodensee auf deutscher Seite gehören heute amerikanischen Investoren.

Mobilität des Körpers

Die Ausscheidung der durch die QuickZap-Therapie frei gewordenen Stoffe wird über das lymphatische System ausgeschieden. Fehlt es an Bewegung, können die Stoffe länger im Körper verweilen und eine zusätzliche Belastung darstellen. Man stellt auch bei Labortests nach Behandlungen fest, dass die Werte von z.B. Erregern vorübergehend ansteigen können. Falls möglich, sollten Anwender auf zusätzliche Bewegung achten. Ideal wäre ein Waldspaziergang mit tiefem Durchatmen. Der bereits beschriebene Aspekt des Wassers ist auch hier Voraussetzung. Wenn Bewegung ein Problem darstellt, sind die Therapiezeiten einzuschränken, dagegen aber öfters zu wiederholen. Dabei können es anstelle einer einzigen Therapie bei hoher Zeiteinstellung mehrere mit kürzeren Zeiten sein. **Diese Kurztherapien können sogar stündlich wiederholt werden.** Ist ein Patient bettgebunden, wird ein Beginn mit der kürzesten Zeiteinstellung von einer Minute pro STEP empfohlen, was einer gesamten Therapiezeit von 1-1-1 = 3 Minuten entspricht. Zudem ist in diesem Fall Lymphdrainage empfehlenswert.

Zustand des Körpers im Bezug auf Übersäuerung

Ein übersäuerter Körper bildet einen ausgezeichneten Nährboden für Erreger. Zur Therapie würden Basenbäder nach Peter Jentschura «Meine Base» oder Bäder mit Meersalz Wesentliches beitragen. Bei starker Übersäuerung starten Sie ebenfalls vorsichtig mit den Therapiezeiten und passen die Tageszeit und die Zeiteinstellung Ihrem persönlichen Empfinden an. **Starten Sie mit kürzeren Zeiten und mehreren Therapien am ganzen Körper täglich.** Jüngere Leute starten morgens mit einer Einstellung von 2-2-2 Minuten = 6 Minuten total und wiederholen dies etwa 3-mal täglich. Am andern Tag wird auf 3-3-3 Minuten = 9 Minuten total gesteigert. Dann wird wiederum gesteigert und alle möglichen Körperregionen, je nach den Bedürfnissen, werden in die Therapie einbezogen. Ältere Anwender machen eigentlich dasselbe, starten aber viel sanfter mit 1-1-1 Minuten = 3 Minuten total. Die Steigerung geschieht sinngemäß, aber eben langsamer. Die meisten Anwender haben bisher ihr eigenes Rezept und Dosierung selber eruiert und wissen bereits nach wenigen Tagen mit den Geräten umzugehen.

Funktion der Ausscheidungsorgane

Wenn Konflikte emotionaler und rationaler Natur vorliegen, werden oft die entsprechenden Nieren dabei geschwächt. **Dann wird die Ausscheidung von Giftstoffen dramatisch reduziert oder unterbunden.** Kreuzschmerzen sind in vielen Fällen ein Resultat einer Nierenschwäche. Diese Nierenschwäche ist feinstofflicher Natur und kann schulmedizinisch nicht geortet werden. Die linke «emotionale Niere» korrespondiert mit der rechten Hirnhälfte und ist ausschlaggebend verantwortlich für unverarbeitete Probleme wie Ehescheidungen, Todesfälle in der Familie und dergleichen. Die rechte «rationale Niere» reagiert sehr empfindlich auf Konflikte materieller Natur wie Finanznöte, Arbeitsplatzverlust etc. und ist mit der linken Hirnhälfte in Verbindung. Die Energetisierung der Nieren stellt für viele ein unlösbares Problem dar, braucht es doch dazu einiger Erfahrungen; und dieselben fehlen der Schulmedizin gänzlich.
Das Herausfinden und Aufdecken der Konflikte, das Erkennen und Verarbeiten derselben und die Energetisierung der Nieren ist für viele die Lösung ihrer gesundheitlichen Probleme und kann dadurch auch das gänzliche Verschwinden der Kreuzschmerzen bedeuten.

Schwermetallbelastung

Schwermetallbelastungen, Giftstoffe und Medikamente können eine erhebliche Verzögerung eines Erfolges bewirken. Darm- und Magenreizungen entstehen oft durch Abbau der Schleimhäute. Die Schleimhäute im Atmungsbereich und Verdauungsbereich werden durch die schwermetallbedingten Pilze kontinuierlich abgebaut und schlussendlich zerstört. Dies führt dann zu schwerwiegenden gesundheitlichen Schäden, die nur mit viel Fleiß behoben werden können. Es führt zu Anfälligkeit für Erkältungen, chronischem Husten, Sinusitis, Verdauungsproblemen, Blähungen, Schulterschmerzen, verursacht durch den Dickdarmmeridian, Schlafstörungen, Gereiztheit, dauernder Müdigkeit. Äußere Merkmale sind Blassheit und dunkelblaue Verfärbungen unterhalb der Augen. Ein weiteres Indiz sind ausgetrocknete Nasenschleimhäute.
Bei den oben aufgeführten Merkmalen ist eine Ausleitung der Schwermetalle sinnvoll, zusätzlich zur QuickZap-Therapie. Der QuickZap kann bei sanfter Anwendung zur Unterstützung beitragen. Man kann jedoch nicht eine sofortige Besserung erwarten, wie dies bei Infektionen festzustellen ist. Man muss einige Zeit Geduld aufbringen. Bei älteren Leuten kann es auch einige Monate dauern, bis die Schleimhäute wieder einigermaßen intakt sind.

Art des Problems

Die Art des Problems ist ein wesentlicher Bestandteil der Vorgehensweise einer QuickZap-Therapie. Man behandelt stets punktuell da, wo man das Problem ver-

mutet oder feststellt. Dann fügt man immer eine Unterleibsbehandlung zusätzlich durch.
Bei örtlich begrenzten Problemen kann oft eine lokale Behandlung genügen. Es wird aber empfohlen, stets wesentlich über die scheinbar benötigte Behandlungszeit hinaus zu therapieren. **War eine Behandlungszeit von einer Woche nötig, um sich wesentlich besser zu fühlen, macht man nochmals 2 Wochen mit reduzierten Zeiten weiter.** Bei reduzierten Zeiteinstellungen sind in der Regel 2-2-2 Minuten = 6 Minuten total gemeint.
Bei ganzkörperlichen Problemen wie Hepatitis A-B-C, Borreliose, Leukämie etc. **ist eine flächendeckende Therapie unbedingt notwendig.** Alle Körperregionen aufgeteilt in Kopf, Oberkörper, Unterleib und Beine werden ausnahmslos nacheinander therapiert. Auch hier werden die Therapiezeiten je nach körperlicher Verfassung gesteigert bis auf ein Soll von jeweils 5-5-5 Minuten pro Körperregion. **Speziell bei Borreliose ist dies zu beachten.** Wenn Sie nach einer Einstiegsphase die 5-5-5 Minuten erreicht haben, **therapieren Sie 3 mal täglich alle vier Körperregionen. Das bedeutet 1 Stunde am Morgen, eine mittags und eine abends und dies eine Woche lang.** Dann reduzieren Sie auf 2-2-2 Minuten pro Einstellung und fahren sinngemäß noch 2 Wochen so weiter fort. Machen Sie dann einen Labortest.
Bei Hepatitis A-B-C ist dies auch sinngemäß, **wobei eine punktuelle Behandlung der Leber sehr gut tut.** Zudem sind mehrere Leberreinigungen angebracht. Nach jeder Leberreinigung soll für 2 Tage mit höheren Zeiteinstellungen der POWER-QuickZap zum Einsatz gelangen.

Akutes oder chronisches Problem

Bei kritischen, akuten Problemen, kann man **problemlos eine Überdosierung in Kauf nehmen.** Bei einer Salmonelleninfektion beispielsweise spielt es keine Rolle mehr, ob durch zu lange Therapie Übelkeit zu erwarten ist, denn die Übelkeit ist durch die Salmonelleninfektion bereits vorhanden. **Bei Salmonellen** wendet man den POWER-QuickZap örtlich am Magen mit 7-7-7 Minuten = 21 Minuten total an. Dann fügt man gleich danach nochmals unten am Bauch, unterhalb des Nabels die gleiche Dosis hinzu. Es ist viel Wasser zu trinken.
Wägen Sie selber ab, ob ein akutes Problem rasch behandelt werden soll, oder ob man sich dabei Zeit nehmen kann. Die Nebenwirkungen einer POWER-QuickZap-Therapie sind viel geringer als man glaubt. **Die Nebenwirkungen sind nichts anderes als die Wirkung des Ausscheidungsprozesses.** Dies zeigt sich eindrücklich bei Erkältungen, wo nach einer POWER-QuickZap-Therapie am Kopf und am Unterleib die Nase vielfach so richtig zu laufen beginnt. Man glaubt oft dabei, das Problem würde schlimmer werden. Nein, es ist die Beschleunigung des Heilungsprozesses! Dann heißt es eben, unvermindert weitermachen.

Fragen zur POWER-TENS-Technik

1) *Macht die POWER-TENS-Technik abhängig?*

Antwort: Durch die Art der Therapie ist eine Abhängigkeit auszuschließen. Dennoch werden gelegentliche Unterbrechungen der Therapie empfohlen: Pro Woche einen Tag aussetzen, pro Monat eine Woche aussetzen und pro Jahr einen Monat aussetzen. **Dies gilt nicht bei chronischen Leiden.** Wenden Sie das Gerät an, bis Sie eine Verbesserung der Situation feststellen (z.B. 1 Woche), dann therapieren Sie in der Regel noch zwei- bis dreimal so lange weiter (z.B. noch 2 - 3 Wochen), um eine Sicher heit zu erhalten und keinen Rückfall zu erleiden.

2) *Verursacht die POWER-TENS-Technik Verbrennungen auf der Haut?*

Antwort: Nein! Durch die symmetrische Ausgangsspannung sind bisher weder auf Händen noch Schleimhäuten Verbrennungen entstanden.

3) *Werden auch nützliche Bakterien eliminiert?*

Antwort: Nicht bei Normalanwendung! Die selektive Frequenzwahl verschont die nützlichen Bakterien, wie zum Beispiel die Darmflora. Bei einer Überdosierung - was das Gerät eigentlich gar nicht zulässt - ist eine Reduktion der Darmflora zu erwarten. Diese ist erst dann reduziert, wenn man sich über mehr als 2-3 Tage mit einer 3-fachen Maximaldosis von 21 Minuten therapiert.

4) *Nützt die POWER-TENS-Technik auch bei Migräne und Kopfschmerzen?*

Antwort: Migräne hat ihre Ursache meistens in einer Vergiftung oder einer Schwermetallbelastung. Das Gerät kann hilfreich sein, aber das Problem soll über eine Entgiftung gelöst werden. Therapieren Sie in solchen Fällen immer den Unterleib (Leiste-Hand).

5) *Kann ich vor dem Schlafen therapieren?*

Antwort: Verlegen Sie die Therapie möglichst in die erste Tageshälfte. Die Energiesteigerung vor dem Schlafengehen kann Sie wach halten. Ältere Menschen sollten sich vor dem Schlafengehen nicht behandeln.

6) *Anwendung bei Schwangerschaft und Herzschrittmachern erlaubt?*

Antwort: Nach gemachten Erfahrungen ist in diesen Fällen eine Anwendung bedenkenlos. Im Handbuch wird aus rechtlichen Gründen davon abgeraten. Eine Fehlgeburt würde die Möglichkeit bieten, alle Schuld auf den Hersteller zu schieben.
Übernehmen Sie Eigenverantwortung!

7) *Muss man an die POWER-TENS-Technik glauben?*

Antwort: Nein! Die Therapie nützt auch bei Ablehnung. Dass aber bei einer solchen Einstellung eine Besserung einsetzt, ist eigentlich ungerecht, hat doch eine ablehnende Person beschlossen, noch ein paar „Runden" zu leiden und dabei schlauer zu werden. Wir sollen und dürfen den Kranken keinen Zwang zur Heilung auferlegen.

8) *Wann setzt man den POWER-QuickZap und wann die POWER-TUBE ein?*

Antwort: Wenn Sie Erkrankungen mit Pilzbelastungen, Scheidenpilz, Nagelpilz, Asthma, Erbkrankheiten auf der DNS, Borreliose, also ernsthafte Infektionen haben, können Sie sowohl den POWER-QuickZap als auch die POWER-Tube einsetzen.
Die neuen Geräte decken alle Bedürfnisse ab und übertreffen ihre Vorgänger mehrfach.

9) *Wieso betreiben Sie die Geräte nicht mit Solarzellen?*

Anwort: Weil die Idee der Sonnenenergie, welche «heilende» Strahlen einfängt und das Gerät betreibt, ein «Fang-Gag» für Unwissende ist. Ein wirklich guter Verkaufstrick, zugegeben. Dass sich aber Sonnenenergie durch eine Siliziumzelle mausert und via Elektronik gleich noch heilsame Wirkung bringt, ist schon ein bisschen weit gegriffen. Es kann durchaus mal vorkommen, dass Sie das Gerät bei Nacht und Nebel brauchen.
Was tut man dann mit den Solarzellen? Man kann dann eine mit Batterie betriebene Taschenlampe als Sonne benützen. Unsere Geräte sind High-Tech-Geräte für einen kurzen Einsatz und extrem guter Wirkung.
Die Geräte brauchen sehr wenig Strom und eine Alkali-Batterie hält gut einige Monate. Falls Sie möchten, können Sie einen Nickel-Cadmium-Akku verwenden, den Sie gelegentlich nachladen können.

Betreffend Umweltschutz: Haben Sie gewusst, dass die benötigte Energie zur Herstellung von Silizium-Solarzellen, wie sie der Solarzapper braucht, höher ist, als diese Zellen jemals während ihrer Lebensdauer abgeben können?

10) *Kann die POWER-TENS-Technik das Impfen ersetzen?*

Antwort: Wie wir mittlerweilen wissen, hat Impfen lediglich nachteilige Folgen. Der einzige Nutzen davon hat der Arzt und die Pharmaindustrie. Wenn Sie möchten, können Sie sich impfen, sich also infizieren lassen und die Erreger dann mit dem Gerät wieder neutralisieren. Was zurückbleibt bei jeder Impfung ist eine Schwermetallbelastung.

11) *Kann eine POWER-TENS-Technik Risiken bringen?*

Anwort: Bei starken Infekten soll man nach dem Therapieren nicht sogleich abliegen, oder Alkohol trinken. Es wird empfohlen, sich möglichst viel zu bewegen und etwa einen Liter reines Wasser zu trinken.

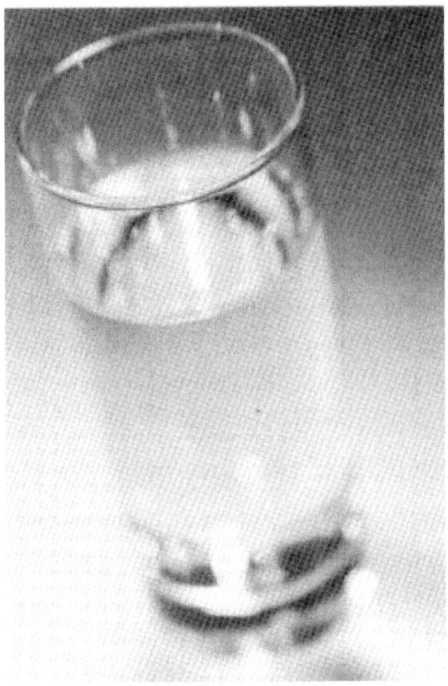

Tierbehandlungen

Grundsätzlich lassen sich auch Tiere behandeln. Die eigentliche Schwierigkeit bei Tieren ist deren unterschiedliche Hautbeschaffenheit. Während Schweine leichter zu therapieren sind, bestehen einige Schwierigkeiten bei Pelztieren. In jedem Fall aber **ist eine Befeuchtung der Haut-Fell-Auflagestelle mit Solewasser (etwas Salz in Wasser) wichtig.** Ein gelegentliches Nachbefeuchten während der Therapie kann nützlich erscheinen. Halten Sie ein kleines Becken Solewasser mit einem Schwamm stets bereit. Zum Therapieren von Tieren ist das Tragen von Handschuhen deshalb erforderlich, weil Sie andernfalls durch das Halten der Handgriffe selber auch mittherapiert würden. Müssten Sie als Landwirt ohne Handschuhe 20 Kühe behandeln, wäre für Sie die Maximal-Therapiezeit von 21 Minuten längst überschritten.

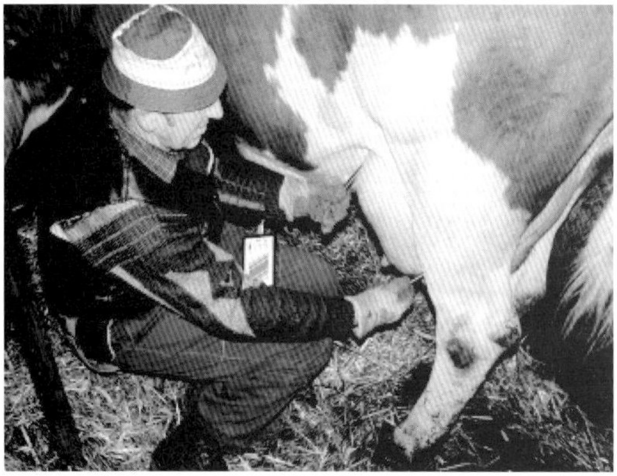

Der Landwirt Paul Hadorn therapiert auf dem *Bild* einen «Viertel» einer Milchkuh. Er trägt Handschuhe, um sich von den Handgriffen zu isolieren. Die Auflagestellen wurden vorher gut mit Solewasser vorbefeuchtet. Eine Dosierung von 5-5-5 Minuten bei Kühen ist normal. Auf diese Weise kann bei korrekter Anwendung der Einsatz von Chemie umgangen werden. Der wichtigste Punkt dieser Therapie ist der gute Kontakt mit der Haut der Kuh. Nach Bedarf kann man ohne weiteres 7-7-7 Minuten therapieren. Als Unterstützung ist das Euterspülmittel «Eusin» geeignet.

Die Therapie einer Katze kann wie auf dem *Bild rechts* durchgeführt werden: Einen Handgriff steckt man in eines der beiden befeuchteten Ohren. Die Ohrlappen können leicht um den Handgriff angedrückt werden. Eine Zweitperson kontaktiert den Gegenpol an einer Hinterpfote. Auch hier ist ein ausreichendes Befeuchten der Kontaktflächen wichtig. Die beiden Personen dürfen sich nicht berühren. Eine Therapiezeit von 2-2-2 = 6 Minuten total ist meist ausreichend.

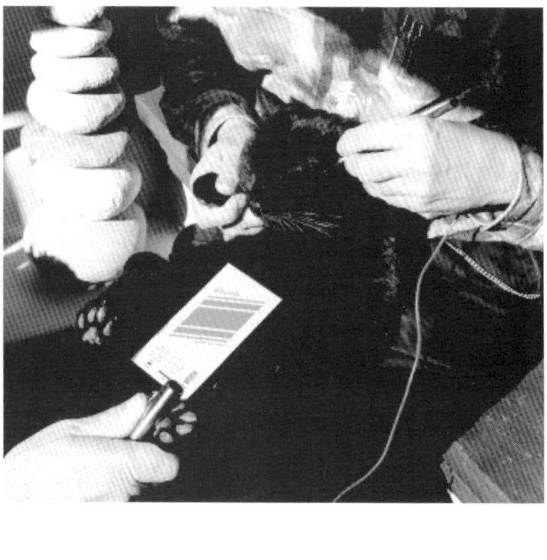

Tierbehandlung mit Goldseitenflächen:

Im *Bild rechts* sehen Sie die kabellose Behandlungsmethode mittels den Goldseitenflächen am Infektherd und der Hand gegenüber auf dem Körper des Tieres liegend.

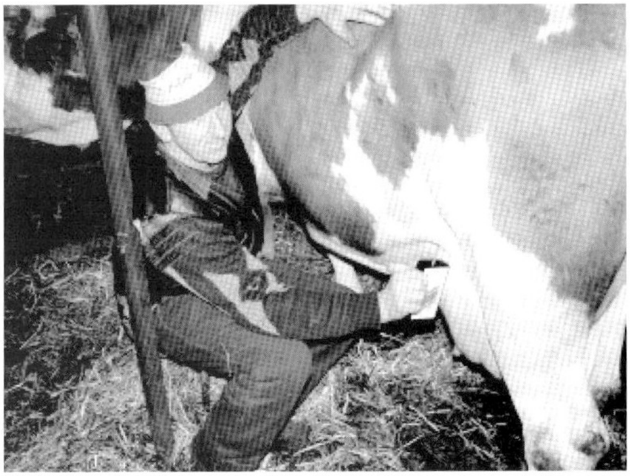

Zwei wichtige Punkte:
Die Auflageflächen der Kontakte müssen zuvor außerordentlich gut mit einer Sole (Wasser mit etwas Salz) befeuchtet werden. Ein Nachbefeuchten kann sinnvoll sein. Der zweite Punkt ist der, dass Sie im Therapiekreislauf eingeschlossen sind und Ihre Maximaltherapie-Dosis nicht überschreiten sollten.
Der elektrische Kreislauf verläuft bei dieser Anwendung vom Gerät in den «Viertel», über den Tierkörper in die linke Hand des Landwirts, durch dessen eigenen Körper hindurch in die rechte Hand und zurück zum POWER-QuickZap.
Die Methode entspricht der «kombinierten Schwingungsübertragung» beim Menschen.

Behandlung von Hühnern / Tauben usw:

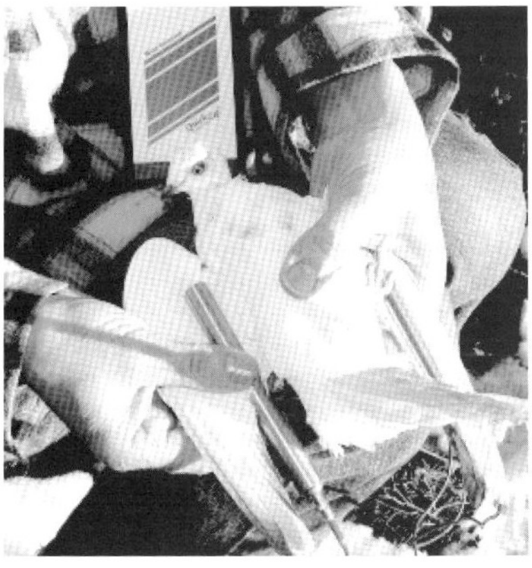

Geflügel können Sie wie abgebildet behandeln. Das *Bild links* zeigt eine Taube der Rasse «Wiener Hochflieger» welche die beiden Handgriffe jeweils links und rechts an den nackten Stellen unter den Schwingen liegen hat. Auch hier sollen die Kontaktstellen reichlich befeuchtet werden. Wenn Sie dabei nur einen von beiden Handgriffen mit Ihrer Hand kontaktieren, macht das nichts.

Bei schwachen Tieren soll anfänglich mit kurzen Therapiezeiten gearbeitet werden. Es könnte sonst vorkommen, dass eine schwache Taube (Bild) nach wenigen Minuten stirbt. Versuchen Sie es zuerst mit 1-1-1 Minuten. Bei größerem Gefieder wie Hühnern ist eine höhere Dosierung unproblematisch.

Positive Ergebnisse einer wissenschaftlichen, weltweit einzigartigen Studie (2008) über die Power-QuickZap-Technologie durch Prof. Dr. Dr. Harun Parlar, Technische Universität München, Lehrstuhl für chemisch-technische Analyse und chemische Lebensmitteltechnologie.

Die Studie der Technischen Universität München gibt einige grundlegende Erkenntnisse über die Wirkung und Anwendung des Power-QuickZaps und der Power-Tube. Es sollen jetzt vier wichtige Forschungsergebnisee etwas ausführlicher betrachtet werden, weil sie gerade in der heutigen Zeit für die meisten Menschen ungemein wichtig sind.

Es ist zuerst die Frage der Entgiftung unseres Körpers, die insbesondere auch durch äußere Umweltbelastungen und Umweltgifte bedingt ist. Dann als Zweites ein positiver Umgang mit Stress, der auch als Ursache vieler Krankheiten angesehen wird. Drittens wäre die wichtige Frage die Vitalität bis ins hohe Alter, was keine Selbstverständlichkeit ist und als Viertes stand noch die Frage im Raum, ob irgendwelche negativen Nebenwirkungen durch die Power-QuickZap-Technologie zu erwarten sind. Dies alles stand für die Studie zur Debatte und zu Anfang glaubte auch Dr. Parlar nicht, dass überzeugende Ergebnisse zu erwarten wären. Doch er war selbst überrascht vom Ergebnis der Forschungen.

Engiften mit der Power-Tube

Unser Organismus muss täglich mit einer Menge von Stoffwechselendprodukten, die zum Teil giftig wirken können, fertig werden. Dazu kommen auch noch in erschreckend zunehmendem Maße Belastungen aus der Nahrung sowie einer Flut von negativen Stoffen aus Tabletten, Pillen und Pulvern und einer Menge an Schadstoffen aus der Umwelt hinzu. Normalerweise ist unser Körper mit einem hochkomplizierten Selbstreinigungsmechanismus ausgestattet, der es ihm erlaubt, sich von Giftstoffen und Schlacken zu befreien.

In der Regel setzt unser Körper drei wirksame Verteidigungslinien gegen Fremdeinwirkungen, Gifte und krankmachende Belastungen ein. Die **erste Verteidigungslinie** ist unser Verdauungssystem, die **zweite Verteidigungslinie** ist unsere Leber und **die dritte Verteidigungslinie** ist unser endokrines Hormonsystem.

Wesentliche Giftstoffe im Körper können Schwermetalle sein, die möglicherweise über die Nahrung aufgenommen werden (Fische), durch Insektenschutzmittel (Obst und Gemüse), durch Trinkwasser- oder auch Wohnraumbelastungen. Ebenso können Medikamente quecksilberhaltig sein (Bluthochdruck) sowie Impfstoffe (Tetanus). Auch direkt über die Haut können Schwermetalle aufgenommen werden. Vor allem die Speicherungsorgane: Leber, Nieren, Nervengewebe und Pankreas können geschädigt werden. Die Nieren werden durch Schwermetalle belastet, schwellen meistens innerlich an und hören ganz auf, die Substanz zu filtern.

Nun gibt es verschiedene Wege, um Gifte und Schlacken aus dem Körper zu holen. Es gibt Giftstoffe, die den Körper kurzzeitig belasten und Speicherstoffe, die im Körper gelagert werden und zu einer Zeitbombe werden können.

Wenn wir in unserem Körper täglich nur 1 Gramm abspeichern, das wir nicht ausscheiden können, dann sind das Pro Jahr 365 Gramm und in 10 Jahren 3,65 kg und in 50 Jahren 18 Kilogramm. Es tritt aber nicht nur eine Gewichtszunahme, **sondern auch zugleich eine Versäuerung und eine Verfettung des Bindegewebes ein.** Die Passage von den Blutgefäßen zu den Zellen wird immer schwieriger. Die Zelle erhält immer weniger Nahrung, bis sie erlahmt und abzusterben droht. Nur reines Wasser mit besten Lösungsmitteleigenschaften zur Reinigung des Bindegewebes ist eine hilfreiche Medizin.

Es ist wichtig, den Körper in seiner Selbstreinigungsfähigkeit zu unterstützen und etwas in Richtung Entgiftung und Entschlackung zu unternehmen. Hier kann die Power-Tube ein wirksame Hilfe leisten. Es braucht ein sensibles Bewusstsein, um sich gegen einen wachsenden Giftspiegel wehren zu können und sich gewisser Entgiftungshelfer zu bedienen.

Die normalen Wege der Ausscheidung über Darm, Nieren, Lunge und Haut (Schwitzen) reichen heute fast nicht mehr aus. Alle biologischen Methoden versuchen auf das unspezifische Bindegewebe einzuwirken und den Stoffwechselmüll zu entfernen. Je besser dies gelingt, desto besser wird die Funktion der Organe.

Eine tiefgreifende Entgiftung stärkt die Leber und das Immunsystem. **Um die Entgiftungsfähigkeit der Power-Tube zu belegen,** wählte Prof. Parlar von der Technischen Universität in München Chlorphenole aus, insbesondere Pentachlorphenol, **da praktisch die meisten Menschen damit kontaminiert und mehr oder weniger damit belastet sind.** Diese Verbindungen stammen aus vor Jahren erhältlichen Holzschutzmitteln, aus Herbiziden, Fungiziden, Arzneimitteln und Desinfektionsmitteln.

Die Kontamination geschieht entweder durch Einatmen der Raumluft oder durch direkten Hautkontakt. Chlorphenole sind giftig und krebserregend und lassen sich im

Blut und im Urin nachweisen. Sie können mit hochempfindlichen gaschromatischen Detektoren, wie Elektroneneinfangdetektor (ECD), im Spurenbereich hinreichend nachgewiesen werden. Sie werden im menschlichen Körper zum Teil metabolisiert, d.h. verstoffwechselt. Dabei entstehen Chlorphenolglucoronide, die durch die Niere ausgeschieden werden können.

Das Verhältnis von freien Chlorphenolkonzentrationen zu Chlorphenolglucoroniden ist ein wichtiger Hinweis dafür, ob die Person diese Substanzen metabolisieren und dann ausscheiden kann oder nicht.

Zur Bestimmung der Metabolisierungsraten wurde bei allen 10 Probanden im nüchternen Zustand eine Blutprobe entnommen und mit Natrium-Citratpufferlösung versetzt und bei Minus 20° C gelagert. Zusätzlich zu den Morgenurinproben wurde, nach vollständiger Blasenentleerung, eine Stunde später eine weitere Probe entnommen und untersucht. Diese Probe ist repräsentativer als die Morgenurinprobe.

Nach dem Einsatz der Power-Tube von 21 Minuten wurden die Blut- und Urinproben der Probanden erneut auf Chlorphenole und Chlorphenolglucoronide hin untersucht (mit HRGC). 90 Minuten später wurden erneut Proben genommen, ebenso nach 24 Stunden.

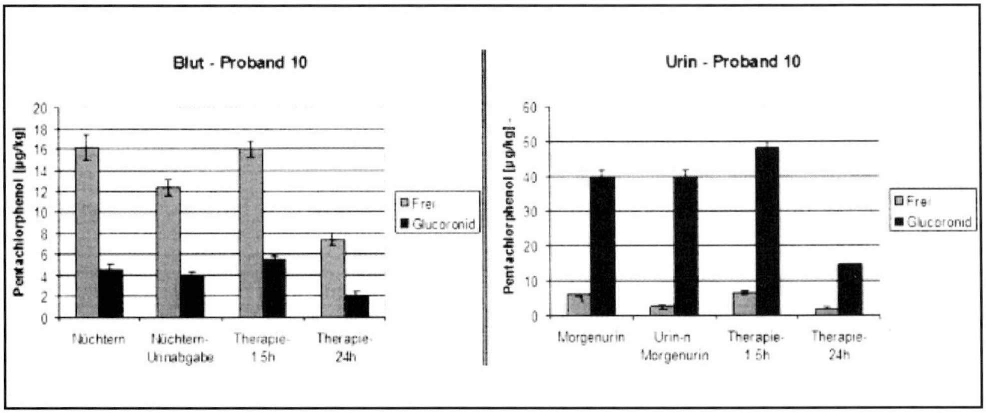

Durch die Versuche der Studie **ergab sich zuerst ein Anstieg der Konzentration und dann ein beträchtlicher Abfall um etwa 70 Prozent.** Dies bestätigt, dass sogar im Gewebe eingelagerte (und damit im Blut oder Urin nicht nachweisbare) Giftstoffe durch die drei Frequenzen der Power-Tube gleichsam aufgewirbelt werden, deshalb die nach 90 Minuten gemessene deutlich erhöhte Chlorphenolkonzentration, diese Werte aber 24 Stunden später rapide absanken.

So kann der Körper die Umweltgifte oder Schadstoffe über die Harnblase ausscheiden, weshalb viel Wasser getrunken werden sollte.

Schon eine einzige Behandlung von 21 Minuten konnte also die ursprünglich gemessene Giftwirkung um bis zu 70 Prozent senken. Dies gilt auch für Cadmium, wie weitere Untersuchungen ergaben.
Das Fazit von Prof. Dr. Dr. Parlar: „Die Power-Tube aktiviert eindeutig den Metabolisierungsprozess und führt zu einer Entgiftung aller Probanden. **Würde man die Power-Tube regelmäßig anwenden, wäre damit die Wahrscheinlichkeit gegeben, dass die Chlorphenole vollständig aus dem Körper eliminiert werden.**

Bei konsequenter Anwendung sind ungeahnte Möglichkeiten gegeben, ohne den Körper zu belasten oder schädliche Nebenwirkungen befürchten zu müssen, wie sie bei der Einnahme von Medikamenten auftreten können.
An der Technischen Universität München konnte die Entgiftungsleistung der Power-Tube zwecks Ausscheidung von Umweltgiften also bestätigt werden.

Positiver Umgang mit Stress und die Power-Tube

Heute wird behauptet, dass 75 Prozent aller Beschwerden, die dem Arzt geklagt werden, **mit Stress zusammenhängen.** Viele junge Menschen haben nie gelernt, mit gewissen Widrigkeiten fertig zu werden; sie haben nie gelernt, Angstperioden durchzustehen; sie haben keine schweren Zeiten durchgemacht. Das heißt, sie haben nicht gelernt, gegen Stress anzukommen.

Während der Körper sich auf leichten Stress noch ganz gut einstellen kann, versagen die Anpassungsmechanismen bei schwerer und vor allem bei dauerhafter Belastung. **Dauerstress kann sich sehr schädlich auf Körperorgane und Körperzellen auswirken.**

Unsere Hormone, die auch Überträgersubstanzen von unseren Gedanken und Informationen und direkt mit allen Organzellen verbunden sind, organisieren in Sekundenschnelle Energie. Sie stellen Stoffe zur Verfügung, die notwendig sind, um in der Gefahr schnell reagieren zu können, wie es in früheren Zeiten der Fall war, wo es galt, vor wilden Tieren zu fliehen oder gegen sie zu kämpfen.

Unser Körper reagiert auf Stress wie folgt: Bei plötzlicher Gefahr **setzen die Nebennieren Adrenalin frei,** um den Körper auf sofortiges Handeln, „Kampf oder Flucht", vorzubereiten.

Der Puls wird schneller, der Blutdruck erhöht sich, und Blut strömt in die Muskeln. Hält die Bedrohung länger an, dann scheidet die Nebennierenrinde Cortisol aus, dessen Wirkung noch nicht in vollem Umfang bekannt ist. Cortisol agiert langsamer als Adrenalin und sorgt für eine allmähliche Steigerung des Blutdrucks, **verbraucht aber dabei auch lebenswichtige Substanzen wie Kalium (was zu Herzrhythmusstörungen führen kann) und erhöht, wie Adrenalin, auch die Klebrigkeit der Blutplättchen.**

Werden die Alarmsignale des Körpers nicht zur Kenntnis genommen und hören Stress und Dauerbelastung nicht auf, kann es passieren, dass sowohl die Organe als auch das vegetative Nervensystem so angegriffen werden, dass es zu einem Zusammenbruch der Leistungsfähigkeit und zu körperlichen Schäden kommen kann. **Was zu innerem Dauerstress führt, ist insbesondere die Übersäuerung des Körpers durch falsche Ernährung.**

Prof. Selye machte die Feststellung, „dass es bei andauerndem Stress zur „Fixierung“ des Notfallprogramms“ kommen kann, was sich u.a. in Bluthochdruck, Magensaftüberproduktion, Schlaflosigkeit, Erschöpfungszustände, Asthma, Migräne, Hautausschläge, Herzinfarkt, Hirnschlag, psychischen Leiden und Krebs äußern kann.

Menschen im Dauerstress haben ein drei- bis fünffach höheres Risiko für Viruserkrankungen.

Die meisten Menschen kennen die Situation extremen Stresses. Über eine gewisse Zeit kann es gut gehen, dann aber ist die Toleranz der körperlichen Kräfte erschöpft, und auch das Immunsystem hat dann nicht mehr die Kraft, den Angriffen von Bakterien und Viren standzuhalten. Deshalb kann sich nach psychischem oder beruflichem Stress das Risiko mit Rhinoviren (Schnupfen) erhöhen. Unser Immunsystem wird auch von unseren Gefühlen beeinflusst.

Forscher des Carolinska Instituts von South Carolina (USA) haben nach fünfzehnjährigen Studien bewiesen, dass ein enger Zusammenhang zwischen vermehrtem Stress und dem Absinken des Immunsystems unserer Abwehrkräfte besteht. So begünstige Dauerstress nicht nur Erkältungen und Grippe, sondern laut Forschunqsergebnis, auch Krebs.

Stress ist eine Art Kriegszustand, in dem der Körper auf Hochtouren läuft **und seine Energie verbraucht**. Wissenschaftler fanden heraus, **dass viele Krankheiten durch Energiemangel entstehen und behaupten, dass ein Großteil des Energiemangels durch emotionalen Stress und durch körperliche und willkürliche Reaktionen entsteht.**

Schwächung der Zellenergie bedeutet auch Schwächung der Mitochondrien, der Kraftwerke der Zelle und damit verminderte ATP-Produktion und zu viele schädliche freie Radikale.

Es hängt also sehr viel ab vom Energiepotential in der Zelle. Damit der Stoffwechsel in der Zelle sich vollziehen kann, benötigt die Zelle Bioelektrizität.

Das Membranpotential beträgt bei einer gesunden Zelle mindestens 80 bis maximal 100 Millivolt Spannung. Zellen mit einem geminderten Membranpotential befinden sich zwischen 70 - 50 mVolt. Sie ziehen sich an und äußern sich mit Entzündungs- und Schmerzsignalen. Eine gealterte Zelle hat ein niedrigeres Potential von nur 50 mVolt. Degeneriert die Zelle wegen Sauerstoff- bzw. Nährstoffmangel, so sinkt ihr Membranpotential bis unter 30 mVolt. Die kritische Phase tritt ein bei 40-30 mVolt, dann beginnt die elektrische Notlage der Zellen.

Die Power-Tube kann Energie in unsere Zellen bringen, denn sie hat, nach Prof. Dr. Dr. Parlar, **einen Einfluss auf das Enzym 238**
, das am Aufbau der Aminosäuren Threonin und Methionin beteiligt ist. Es entsteht u.a. ATP, Pyruvat und Oxalacetat.

Homoserin kann unter dem Einfluss von Homoserin-Desaminase Ammoniak abspalten und wird zum Alpha-Ketabutyrat umgewandelt. Dieses kann zum Alpha-Aminobutyrat transaminiert werden oder unter Gewinnung von NADH/H+ und Decarboxylierung sich mit CoA-SH zum Propionyl-CoA zusammenschließen. **Die Zelle braucht das Enzym, um Energie zu gewinnen. Auf diese Weise kann die Zelle den Stress bewältigen.**

Das Enzym Homoserin-dehydrogenase beteiligt sich an der Synthese der Aminosäuren Threonin und Methionin

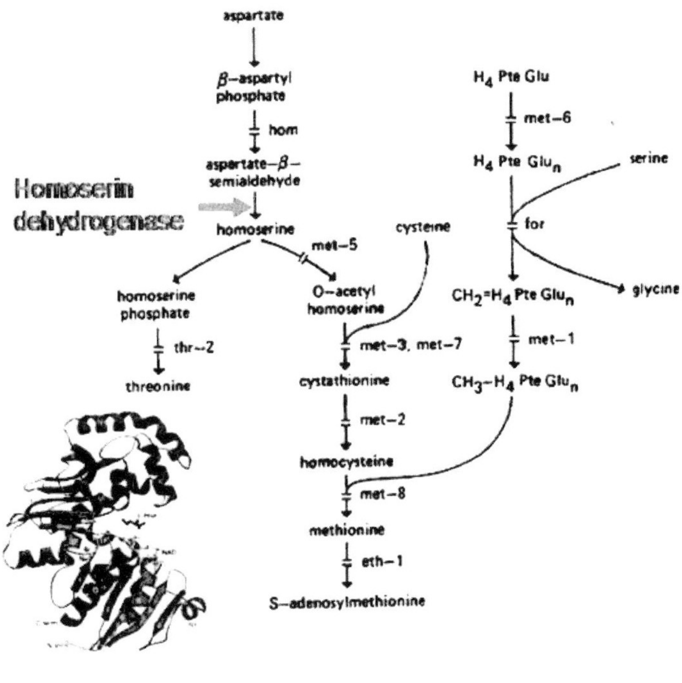

Die energiereiche Bindung wirkt wie eine Energiekonservierung. Den Zellen wird so die Möglichkeit gegeben, Energie zu gewinnen, Stress abzubauen und das Immunsystem zu stärken.

Nach den Studien steht fest: **Die Power-Tube hat eine biochemische Wirkung auf die Zellen und es kommt durch ihre Anwendung zu einer Anhebung von Energie.**

Ein energetisierter Körper kann mit mehr Belastung zurechtkommen, als ein schwacher. Hat die Krankheit die größere Energie als das Immunsystem, beherrscht die Krankheit den Patienten. Bringt man es zustande, **die Körperenergie über die Krankheitsenergien zu heben, treten Selbstheilungsvorgänge ein.**

Geistige Fitness bis ins hohe Alter

Nach der Studie der Technischen Universität München ergab sich nicht nur, dass die Anwendung der Power-Tube zu einer Förderung der Energie in den Zellen, sondern auch zu volumenmäßig größeren Lipoproteinpartikeln führt.

Der Darm und die Leber bauen Lipoproteinpartikel auf (Lipo = Fett und Protein = Eiweiß). Da Fette kaum wasserlöslich sind, aber im Blut, das wasserlöslich ist, transportiert werden sollen, müssen sie von löslichen Fetten, z.B. Apo-Lipoproteinen, Phospholipiden und nicht verestertem Cholesterin umhüllt werden.

Zu den Lipoproteinen zählt das HDL (Lipoprotein mit hoher Dichte), LDL (Lipoprotein mit geringer Dichte und VLDL (Lipoprotein mit sehr niedriger Dichte). Das LDL gibt sein Cholesterin an die verschiedenen Körperzellen ab, wo es benötigt wird. Sobald die Zellen genügend Cholesterin haben, verweigern sie die Aufnahme. Bleibt viel Cholesterin übrig, lagert es sich in den Gefäßen ab. **Doch das HDL sorgt, wo es möglich ist, für den Abtransport in die Leber.**

Nach der Anwendung der Power-Tube reagierten die 9- und 13-HODE (Oxidationsprodukte von Fettsäuren) nicht mehr im Plus, sondern im Minus, wodurch die freien Fettsäuren bzw. die freien Radikale im Blut gebunden werden können. Die Fettoxidation wird also reduziert.

Nach Prof. Dr. Dr. Parlar entstehen durch die Power-Tube größere Lipoproteine, **die die kleinen gefährlichen LDL Cholesterine aufnehmen und abtransportieren, so dass kein Schaden entsteht. Dies kann eine Verlangsamung des Alterungsprozesses bewirken.**

Schon vor Jahren war es Altersforschern, insbesondere Forschern des Albert Einstein College of Medicine der Yeshiva-University in der Bronx, unter der Leitung von Dr. Nir Barzilai, aufgefallen, dass bei Hundertjährigen **im Blut große Lipoproteine transportiert werden.** Dies kann dazu führen, dass mehr Cholesterin in Partikeln gebunden wird und sich deshalb nicht in den Gefäßen, insbesondere auch nicht in Gehirngefäßen, ablagern kann, wo es ansosten eine Arteriosklerose bzw. geistigen Verfall auslösen kann.

Immer mehr Menschen haben mit kleinen Cholesterin VLDL- und LDL-Partikeln ein erhöhtes Risiko für die Entwicklung von Herz- und Kreislauferkrankungen (Todesursache Nr. 1). Die Forscher konnten die vergrößerten Lipoproteine auf eine Variante im Gen für das Cholesteryl-Ester-Transfer-Protein (CETP) zurückführen. Dies wirkt sich natürlich auf die Größe der guten HDL-Proteine aus.

Wenn durch die Power-Tube-QuickZap-Technik das Cholesteryl-Ester-Transfer-Protein angereichert wird, dann ergeben sich, wie bei den Hundertjährigen, größere HDL- und LDL-Partikel Lipoproteine.

Damit wäre eine Voraussetzung geschaffen für größere Partikel der Lipoproteine und das wäre gleichbedeutend dem Methusalem-Gen für geistige Fitness im Alter.

Power-Tube und Proteomik

Die Proteomik umfasst die Erforschung des Proteoms, das heißt der Gesamtheit aller in einer Zelle oder einem Lebewesen unter definierten Bedingungen und zu einem definierten Zeitpunkt vorliegenden Proteine. Das Proteom ist im Gegensatz zum statischen Genom dynamisch und kann sich daher in seiner qualitativen und quantitativen Proteinzusammensetzung aufgrund veränderter Bedingungen verändern.

In den Untersuchungen mit HL-60 und Saccharomyces cerevisiae sollte durch Prof. Dr. Dr. Parlar untersucht werden, ob und inwieweit Stressproteine durch die Anwendung der Power-Tube entstehen. Es gab keine Änderung nach 21 Minuten Behandlung. In mehreren Versuchen wurde bestätigt, dass durch die Anwendung der Power-Tube keinerlei negative Wirkungen auf die Zellen entstehen, im Gegenteil, es sind nur die positiven Wirkungen, die bereits ausführlich besprochen wurden und in den nächsten Kapiteln noch weiter behandelt werden sollen. Allerdings ist es wichtig, dass auch genügend Wasser getrunken wird und auch die Ernährung dazu beiträgt, ein gesundheitsförderndes Milieu zu schaffen, das dem Körper Leichtigkeiten in seinen mannigfachen Aufgaben und wichtigen Reaktionen gibt, um den Körper im natürlichen Gleichgewicht zu halten.

Anwendungsvorschläge bei verschiedenen Krankheiten

Allergien

Symptomatik:

Augenbrennen, starkes Augentränen, Reizung der Atemwege, Atemnot, Hautrötungen, Hautausschläge, Juckreiz, Neurodermitis, Psoriasis / Schuppenflechten, Anfälligkeit für Pilze, Lebensmittelallergien, Stauballergie, Heuschnupfen, nervliche Gereiztheit bis psychische Störungen etc.

Ursachen:

Infektionen, Übersäuerung, Schwermetallbelastung, Gift- und Medikamentenbelastung z.B. durch Antibiotika, Cortison, mangelnde Leistung von Leber und Nieren, ungeeignete Ernährung, psychische Belastung, Elektrosmogbelastung, Schlafplatzbelastung etc.

Detailliert:

Vielfach liegt die Ursache von Allergien bei der Infektion mit Ascaris-Larven, der Larve des Spulwurmes. Diese Erreger werden bei unvorsichtigem Umgang mit Tieren, wie Katzen und Hunde, vom Menschen aufgenommen. Eine Übertragung von Mensch zu Mensch ist wahrscheinlicher als vielfach angenommen. Es sind viele Menschen mit Ascaris-Larven belastet, ohne spürbare Beschwerden zu haben. Hunde, Katzen, Meerschweinchen, Kaninchen, Tauben und viele andere Tiere sind Träger von Ascariden. Kraulen mit den Fingern in einem Tierfell erzeugt logischerweise eine Erregerdeponie unter den Fingernägeln. Speziell Kinder sind mit den Fingern oft im Mund und in den Nasenlöchern. Was dabei passiert, ist leicht auszudenken. Die Tiere sollte man besser mit dem Handrücken streicheln. Danach ist ein Waschen der Hände unentbehrlich, aber ganz speziell vor dem Essen. Mit Tieren unter dem gleichen Dach wohnen, heißt Verantwortung bezüglich Hygiene tragen. Küssen von Tieren ist Leichtsinn, denn die Folgen davon werden früher oder später spürbar sein. Vielfach sind die einzelnen Krankheitsbilder so verschieden, dass selbst Ärzte den Zusammenhang nur schwer erkennen können. Ascariden werden leicht durch Körperkontakt von Mensch zu Mensch übertragen. Viele Leute bezeichnen dies fälschlicherweise als Vererbung, statt als Infektionsübertragung. «Es liegt halt in der Familie», hört man oft urteilen. Erfahrungen zeigen, dass oft alle Familienmitglieder mit den gleichen Erregern «ausgestattet» sind, ohne dabei bemerkenswerte gesundheitliche Beschwerden zu haben.

Ascariden erzeugen auf der Lunge **HISTAMIN**, welches ernsthafte Allergien auslösen kann. Entsprechende Symptome sind allgemeine Atemnot, Asthma, rote gereizte Augen, übermäßiger Tränenfluss, Augenrötungen, Hautausschläge und -Reizungen, Hautrötungen, Neurodermitis etc. Entscheidend sind bei solchen allergischen Reaktionen auch Lebensmittelallergien, wie eine auch bei Gesunden feststellbare

Weizenmehl-Allergie. Ein weiterer wichtiger Punkt bei Allergien spielt wiederum die Schwermetallbelastung, die durch die folgliche Pilzbelastung zu Schleimhautabbau und zu Austrocknung der Atemwege und des Verdauungssystems führt. Allergische Reaktionen werden folglich verstärkt und es kommen immer weitere unerträgliche Substanzen dazu, welche der Körper ablehnt und folglich die bekannten Reaktionen auslöst. Eine erfolgreiche Therapie benötigt eine konsequente Beachtung der erwähnten Punkte.

Körpereigener Botenstoff HISTAMIN:
Der körpereigene Botenstoff Histamin wurde von dem deutschen Nobelpreisträger Windaus entdeckt. Es handelt sich um einen vielseitigen hormonartigen Wirkstoff. Es ist ein biogenes Amin. Biogene Amine sind Eiweißabbauprodukte, die als körpereigene Substanz für verschiedene Stoffwechselvorgänge durchaus wichtig sind. Zu den biogenen Aminen gehören außer Histamin auch Tyramin und Serotonin.
Histamin übt im Körper viele Funktionen aus. Es ist beim Menschen in allen Körpergeweben zu finden und wird vor allem in den Blutmastzellen gebildet und gespeichert. Es findet sich auch in basophilen Granulozyten und Thrombozyten, aber auch in Neuronen des Zentralnervensystems; **die höchsten Konzentrationen sind in der Lunge.**
Histamin wird einerseits vom Menschen selbst produziert, ist aber praktisch auch in Nahrungsmitteln enthalten. Es gehört zu einer Gruppe von Eiweißsubstanzen, die unter dem Begriff "biogene Amine" in der Fachliteratur bekannt sind.
Histamin erfüllt als körpereigener Botenstoff vielfache Aufgaben im menschlichen Körper.
Histamin erweitert die kleinen Blutgefäße, vermehrt die Absonderung der Drüsen, steigert die Produktion von Schleim und Schweiß. Mit diesen Funktionen unterstützt es den Abwehrkampf der Antikörper gegen eingedrungene Feinde.
Histamin wirkt schon in ungemein kleinen Mengen. Es bewirkt in überschießenden Dosen eine Allergie, weil es die Zusammenziehung der glatten Muskulatur oder die Weitstellung der Gefäße (rascher Blutdruckabfall) bewirkt. Weil es die Durchlässigkeit der Zellmembrane erhöht, schwellen Haut und Schleimhäute an und Schleim wird im Übermaß abgesondert. Histamin steigert die Magensaftabscheidung, erhöht die Herzfrequenz, ruft Entzündungen hervor, um Lymphozyten auf den Plan zu rufen. Histamin ist auch ein Regler für den Wasserstoffwechsel.

Alle diese Funktionen des Histamins im Körperhaushalt sind fein abgestimmt und unentbehrliche Hilfsmittel für den Organismus, um mit eingedrungenen Feinden fertig zu werden. In überschießender Reaktion allerdings zeigt sich das typische Bild des Allergikers, der trieft und schleimt und wo alles gerötet ist und juckt. Vermehrtes Histamin kann auch zu Kopfschmerzen führen, rinnender Nase, obstruktiver Bronchitis bis zu Asthma bronchiale; Herzrhythmusstörungen, Magenbeschwerden, Verdauungsstörungen bis hin zu Durchfällen.

Asthma und Allergien sind Anzeichen dafür, dass der Körper die Produktion von Histamin erhöht hat, welcher auch als Regler für den Wasserstoffwechsel und die Verteilung des Wassers im Körper dient. Schätzungsweise klagen 10 Prozent der Bundesbürger über «allergische Reaktionen.»
Dr. Batmanghelidj schreibt: «Ist der Wassergehalt des Körpers normal, laufen diese Funktionen unbemerkt ab. Hat der Körper jedoch Wassermangel, ist er stark dehydriert, wird die wasserregulierende Aktivität des Histamins übersteigert. Zudem werden durch das Immunsystem histaminproduzierende Zellen angeregt, die eine **übertrieben große Menge an Histamin ausschütten**, die eigentlich für andere Aufgaben vorgesehen sind. In Tierversuchen hat sich gezeigt, dass mit einer täglich erhöhten Wasserzufuhr die Histaminproduktion der Zellen nachlässt. Also sollten Asthma und auch Allergien durch regelmäßiges Trinken von Wasser behandelt werden können. Im Durchschnitt zeigen sich in einer bis vier Wochen geregelter Wasserzufuhr erste Ergebnisse. Erfahrungsberichte bestätigen, dass eine geregelte Wasseraufnahme auch bei Erwachsenen Allergien und Asthma zum Verschwinden bringen kann, auch wenn diese jahrelang bestanden. Asthmatiker sollten täglich nicht mehr als ein Glas Orangensaft trinken, da dieser viel Kalium enthält und dies kann die Histaminproduktion erhöhen. Besteht im Körper Wassermangel, dann hält er Salz zurück. Auch Salzmangel kann eine der Ursachen für Asthmaanfälle sein. Alkohol und Koffein sind ebenfalls für Asthmaanfälle mit verantwortlich».
In Lebensmitteln wird Histamin vornehmlich im Zuge von bakteriell induzierten Reifungsprozessen gebildet. Allerdings sind die nachgewiesenen Histaminmengen großen Schwankungen unterworfen. Mit zunehmender Lagerungsdauer steigt der Histamingehalt in Nahrungsmitteln an.
Die Zufuhr des Histamins erfolgt praktisch ausschließlich über die Ernährung: tierisches Eiweiß, Fisch, Schalentiere, aber auch Tomaten, Avocados, Bananen und alkoholische Getränke sind sehr histaminreich.
Die Meidung tierischer Eiweiße, insbesondere Schweinefleisch, Wild, Fisch, Eier, ist deshalb bei Allergikern sehr wichtig. Auch einem Schokoladenfreund könnte neben Histamin ein biogenes Amin, nämlich Tyramin, das in der Schokolade vorkommt, allergische Symptome bescheren. Die bei vielen Menschen meist ernährungsbedingte Übersäuerung des Körpers beeinflusst die gesamte Regulationsfähigkeit des Organismus. ***Ein saures Milieu regt vermehrt die Mastzellen an, Histamin auszuschütten und damit Auslöser allergischer Reaktionen zu werden. Hier besteht auch ein Zusammenhang zwischen Übersäuerung und Allergien über das Histamin.*** Deshalb ist ein wichtiger Schritt in der Allergieüberwindung eine Ernährungsumstellung in ein basisches Milieu. Gerade durch eine Umstellung von Lebensgewohnheiten auf naturheilkundliche Maßnahmen kann Allergien wirkungsvoll begegnet werden. Nur ein im inneren Milieu stark gestörter Organismus reagiert allergisch.
Leider bringt die heute übliche Behandlungsmethode bei Allergien, die sich hauptsächlich auf Antihistaminika und Cortisone beschränkt, nicht nur keine Heilung,

sondern auch noch gravierende Nebenwirkungen. Eine Heilung wird mit diesen Mitteln in keinem Fall erreicht, da es verschiedene Histamine und auch Antihistaminika gibt. **Antihistamine trocknen die Schleimhäute aus und können sie für den nächsten Reiz noch anfälliger machen.**
Gute Ergebnisse bei Allergien wurden mit Schwarzkümmelöl und Aloe vera-Saft erzielt, die beide natürliche Cortisone sind und bei üblicher Dosierung (schwacher Esslöffel Schwarzkümmelöl vor dem Essen) keinerlei Nebenwirkungen haben. Sie sind entzündungshemmend und können sehr hilfreich sein.
Generell gilt: Ein intaktes Immunsystem kann den Ausbruch einer Allergie verhindern, zumindest verzögern und abschwächen. Stärken Sie deshalb Ihre Abwehrkräfte durch eine gesunde Lebensweise.

Therapie bei Allergien mit POWER-QuickZap oder POWER-TUBE:
Therapieren Sie in den Sektoren **Kopf**, **Oberkörper** und **Unterleib**. Während bei **Kopf** eine örtliche Behandlung mit einem Pol auf der Wange gemeint ist, hält man bei **Oberkörper** den einen Pol auf die Brust. Bei **Oberkörper** kann als alternative Variante mit Kabel und Handgriffen «Hand-Hand» therapiert werden, bei **Unterleib** sinngemäß von einer Leiste nach Wahl zu einer gegenüberliegenden Hand, d.h. linke Leiste - rechte Hand, oder rechte Leiste - linke Hand. Man kann gelegentlich den POWER-QuickZap mit einer Goldfläche, oder die POWER-TUBE mit dem Therapiekopf auf den Bauch halten, dabei ist der Gegenpol immer in einer Hand.
Diese Therapie **Unterleib** ist bei Allergien unerlässlich. Behandeln Sie auch alle Ihre Familienmitglieder, mit welchen Sie gelegentlich oder öfters Körperkontakt haben, um eine Reinfektion zu vermeiden. Reinigen Sie die Leber (siehe «Operation Gallensteine») und führen Sie bei Schwermetallbelastung eine entsprechende Ausleitung durch. Während man eine Schwermetallausleitung üblicherweise nur einmal macht, kann die Leberreinigung mehrere Male durchgeführt werden. Es soll vorübergehend auf alle allergenen Lebensmittel verzichtet werden. **Bei einer Schwermetallbelastung und einer beabsichtigten Zahnsanierung wird eine dreimonatige Schwermetallausleitung, empfohlen, dann erst sollte eine anschließende Zahnsanierung durchgeführt werden. Dann wird mit einer weiteren dreimonatigen Restausleitung abgeschlossen**.
Der Grund liegt darin, dass bei einer vorausgehenden Sanierung der Amalgamplomben eine ernsthafte Schwermetall-Überbelastung auftreten könnte, welche allergene Reaktionen noch verstärkt. Ein zu häufiges Therapieren kann auch eine vorübergehende Reizbarkeit bewirken. Der Grund ist die vorübergehende zusätzliche Belastung der Organe durch die mit dem Gerät neutralisierten Erreger und den dabei aufgewirbelten Giftstoffen. Ist eine Zahnsanierung finanziell nicht möglich, sollte nach der empfohlenen Schwermetallausleitung eine kontinuierliche Einnahme von schwermetallbindenden Vitaminen und Nahrungsergänzungen erfolgen.
Beispiele: Spirulina, Vitamine, Chlorella, Afa-Algen, oder dem nur in der Schweiz erhältli-

chen JEMALT der Firma Wander Bern. Empfehlung für Kinder bis 8 Jahre: JEMALT kann zur Schwermetallausleitung über einige Monate eingenommen werden. Die Dosierung beträgt täglich 3-4 Kaffeelöffel, vorzugsweise ohne Milch.

Einsatz des POWER-QuickZaps oder der POWER-TUBE bei Allergien:

Steigern Sie täglich die Therapiezeiten in Minutenschritten von 3-3-3 Min. bis 5-5-5 Min. Bei einer rasch sichtbaren Besserung, kann man die Therapiezeiten und die Anzahl Therapien reduzieren. Sind Sie beschwerdefrei, fahren Sie noch einige Wochen mit reduzierter Therapiezeit und weniger Therapien weiter. Finden starke Reaktionen nach der Therapie statt, wie beispielsweise Hautausschläge, Juckreiz etc., soll die Therapiezeit verringert - und noch mehr Wasser getrunken werden. Die Leberreinigung spielt in diesem Fall eine sehr wichtige Rolle. Was die Leber nicht entgiftet und was die Nieren nicht ausscheiden, dringt teils durch die Haut nach außen.

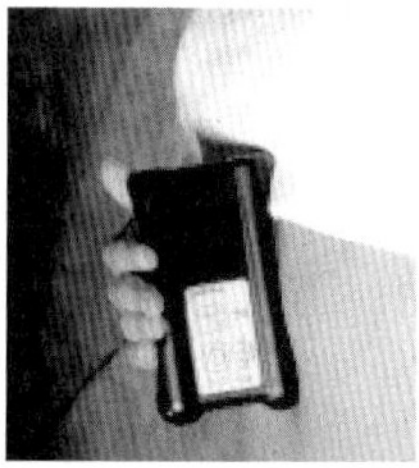

POWER-QuickZap + Goldseitenflächen

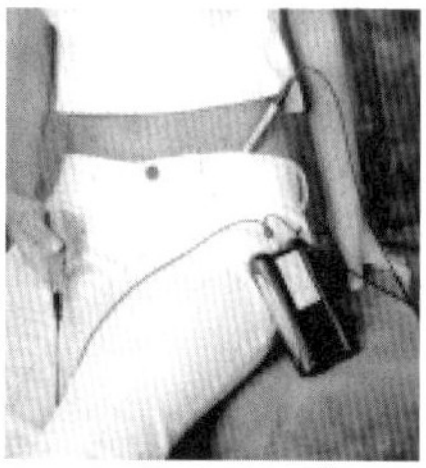

POWER-QuickZap + Kabel - Handgriffe

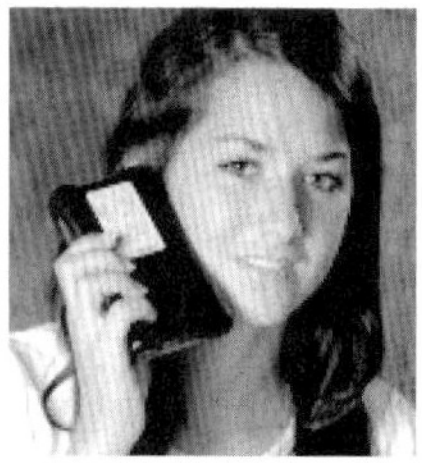

POWER-QuickZap + Goldseitenflächen

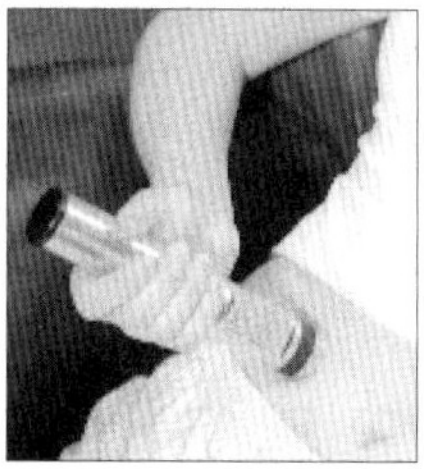

POWER-TUBE mit Therapiekopf

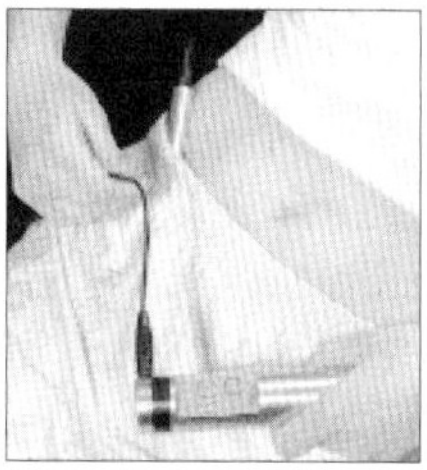

POWER-TUBE mit Kabel - Handgriff

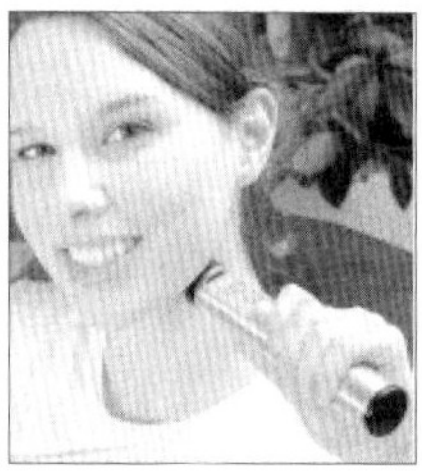

POWER-TUBE mit Therapiekopf

Grundbehandlung ohne Kabel:
Täglich mind. einmal auf Brust: Timer auf ca. 3-3-3 Min., dann steigern auf 5-5-5 Min. Bei 7-7-7 Min. ACHTUNG Darmflora!

Alternative Behandlung:
Täglich einmal auf Hals oder Wange mit Goldflächen: Timer auf ca. 3-3-3 Minuten, steigern nach Bedarf.

Grundbehandlung mit Kabel:
Von einer Leiste zur gegenüberliegenden Hand. Timer auf ca. 3-3-3 Minuten, dann steigern auf 5-5-5 Min.

Produkte zur Ergänzung:
Algenprodukte, Schwermetallausleitung: Special One Multivitamin - C-1000 mit Bioflavonid - Spirulina, Jemalt (nur in der Schweiz erhältlich), DVD «Operation Gallensteine», Info zur Leberreinigung, Darmil für Darmfloraaufbau.

Alzheimer - Parkinson

Symptomatik:
Vergesslichkeit, zuerst Nachlassen des Kurzzeitgedächtnisses, dann des Langzeitgedächtnisses, Verwirrtheit, starke Degeneration der Hirnfunktionen, Zittern (Tremor) sind mögliche Zeichen einer Parkinsonschen Erkrankung oder Alzheimer.

Ursachen:
Zellveränderungen im Gehirn und Ablagerungen von Plaques im Hirn bei Alzheimer, Vergiftungserscheinung des Körpers und speziell des Hirns durch Schwermetalle, Aluminium, Medikamente, Chlor und Fluor, giftige Dämpfe wie Lösungsmittel, Unterfunktion der Leber und der Nieren, Mineralstoffmangel ganz deutlich beim Zittern (Tremor) und bei Parkinson feststellbar, da diese Mineralstoffe zur Entgiftung notwendig sind.

Detailliert:
Im Grunde genommen haben die beiden Erkrankungen Alzheimer und Parkinson gewisse Parallelitäten. Umweltgifte und Mangelerscheinungen jeglicher Art scheinen die Hauptursachen der beiden spezifischen Erkrankungen zu sein.
Nur ein reiner Organismus mit funktionierenden Organen erfreut sich einer guten Gesundheit. Denken Sie einmal nach, was alles für Giftstoffe unserem Körper tagtäglich zugeführt werden. Man putzt sich die Zähne mit dem außerordentlich starken Gift *Fluor*, trinkt oft im guten Glauben viel Wasser, welches mit *Chlor* belastet ist. Mit dem Kochsalz *NaCl*, meist mit Zugabe von *Fluor* und *Jod*, wird unsere Speise «gewürzt». Fast-Food-Lebensmittel aus der «Giftküche» mit allen möglichen Zusatzstoffen für lange Haltbarkeit sind alltäglich, Lebensmittel-Farbstoffe zwecks Animation, radioaktive Bestrahlung etc.

Vieles davon erwärmen wir zudem im äußerst schädlichen Mikrowellenherd, der durch den Mikrowellenprozess schlussendlich noch den sonst schon so tiefen Nährwert der zu erhitzenden Nahrung endgültig zerstört.
Schwermetallbelastungen spielen auch bei diesen Krankheiten eine wichtige Rolle. Während bei Alzheimer-Patienten und auch gleichermaßen bei MS = Multiple Sklerose ein sehr geringer Gehalt an Vitamin B12 analysiert wurde, lag im Gegensatz dazu die Schwermetallbelastung fast ausschließlich sehr hoch. Dieses Phänomen stellt man bei der Mehrheit der Zahnamalgamträger fest.

Dass ein Mensch als organisches Wesen keine anorganischen Substanzen verträgt, wissen alle, die sich mit Naturheilkunde beschäftigen. Alles Ringen der Nahrungsmittelfabrikanten um noch mehr Marktanteil und schnellere und einfachere «Kochkünste» unter Zuhilfenahme von anorganischen, also chemischen Substanzen, ist ein Irrweg und führt zum Kollaps. Alle anorganischen

Substanzen müssen vom Körper entgiftet und ausgeschieden werden. Im zunehmenden Alter sind diese Organe - im Speziellen die Leber und die Nieren - nicht mehr in der Lage, alle Giftstoffe vollumfänglich zu neutralisieren und auszuscheiden. Es kommt zu «Giftmülldeponien», also Giftablagerungen im ganzen Körper. Im speziellen Fall sprechen wir von Ablagerungen im Hirn, welche die genannten Krankheiten auslösen können. Denken Sie daran, dass diese Krankheiten sogenannte «moderne» Erscheinungen sind. Man kann sich fragen, wieso solche Symptome vor hundert Jahren noch kaum ein Thema waren.

Therapieren heißt Entgiften:

Erstrangig ist die Entgiftung des Körpers, auch von Schwermetallen. Eine vitaminreiche Ernährung ist erstrebenswert unter Einnahme eines guten Vitamin C. Algenprodukte wie Chlorella, Spirulina, Afa-Algen, haben eine ausgezeichnete Wirksamkeit zur Ausleitung von Giften und Schwermetallen, ebenso auch Heilerde und Anolin-Z. Alzheimer-Patienten sollen speziell Vitamine B12, B6 und Folsäure in ausreichender Menge zu sich nehmen. Bei neurodegenerativen Erkrankungen ist die Beteiligung von freien Radikalen anzunehmen. Zur Vermeidung einer Erkrankung an Alzheimer und Parkinson ist eine ausreichende Versorgung an Antioxidantien anzustreben.
Freie Radikale, auch Oxidations-Moleküle genannt, sind kurzlebige Zwischenprodukte aus dem Stoffwechsel des Menschen. Diese entstehen durch Rauchen, Sauerstoffmangel, Stress, falsche Ernährung, Umwelteinflüsse etc. Die besten Neutralisatoren von freien Radikalen sind Vitamine C und Carotinoide, speziell Beta-Carotin. Tagesbedarf-Mindestbedarf: 15-20 mg fettlösliches Beta-Carotin, 150 mg Vitamin C-Komplex, wasserlöslich und 100 mg fettlösliches Vitamin E.
Bei allen Entgiftungen ist es jeweils wichtig, große Mengen Quellwasser zu trinken. Vor dem Schlafengehen sollten ca. 0,5 Liter Wasser getrunken werden, um eine Verdünnung der Toxine im Körper während der Nacht zu bewirken. Zur Förderung der Blutzirkulation ist Cayenne-Pfeffer in Form von Tropfen oder Kapseln sehr hilfreich und Juni-Pars-Nierenkapseln könnten die Nierenfunktion erhöhen. Mehrere Leberreinigungen sind im gegebenen Fall ein Muss. Eine Therapie mit dem POWER-QuickZap oder der POWER-TUBE ist zur Unterstützung bei Infektionen und zur Erhöhung der Energie nützlich. Das Hauptgewicht sollte jedoch der Entgiftung beigemessen werden. Viele mit Giftstoffen belastete Patienten fühlen nach dem ersten Therapieren mit den TENS-Geräten eine weitere Belastung, da zusätzlich neutralisierte Erreger auszuscheiden sind. Therapieren Sie dementsprechend mit kurzen Zeiten und steigern Sie diese langsam. Setzen Sie das Gerät anfänglich nicht direkt am Kopf ein.
Produkte: Spirulina /C-1000 Komplex / Schwermetallausleitung mit Vitamin C1000 Komplex, Spirulina und Multivitamin AfA-Algen, Chlorella, Birkenaschenextrakt.

Literatur: Sich jung erhalten und gesund alt werden, ISBN 978-3-932346-40-8

Angst

Symptomatik:
Angstzustände gelegentlich oder andauernd, Platzangst, Panik, Angst, das Haus zu verlassen oder unter die Leute zu gehen, Gereiztheit, Schlafstörungen, Kopfschmerzen, Migräne, Müdigkeit.

Allgemein:

Verschiedenste Gründe können Auslöser von vorübergehenden oder dauernden Angstzuständen sein. In vielen Fällen trifft es sogenannte Empfindungsnaturelle, weil im Gegensatz dazu Ernährungsnaturelle und Bewegungsnaturelle empfindungsmäßig etwas robuster sind, jedoch auch von Angstgefühlen geplagt werden können. Das soziale Umfeld und speziell der Stress am Arbeitsplatz aber auch eine Giftstoffbelastung des Organismus spielen eine bedeutende Rolle.
Angst ist das Gegenteil von Liebe und da der Lebensweg, das Schicksal = «was die Sale schickt» = «was die Seele schickt» bereits vorprogrammiert ist, sollte man sich fragen, ob man mit Angst eine Veränderung von etwas Vorprogrammiertem bewirken kann. Logischerweise ist das nicht möglich. **Ein verängstigter Mensch kann sein Hirn nicht optimal einsetzen, da die Angst einen beträchtlichen Teil des Denkens beansprucht.** Angst wird in der Politik und auch im Gesundheitswesen als Machtinstrument wirksam eingesetzt. Angst entsteht durch Unsicherheit, Unwissenheit, mangelndes Vertrauen, Unentschlossenheit, Vergiftung durch Medikamente, Schwermetalle, Fluor, Chlor etc. und durch das eingeknickte Steißbein, verursacht hauptsächlich beim Umfallen.

Klinisch betrachtet spricht man von einer Nervenreizung, wie auch immer diese zustande kommt. Je nach Konstellation eines Menschen, liegt die Reizschwelle höher oder tiefer. Bei übermäßiger Nervenreizung und einem folglichen Angstzustand ist eine Abklärung betreffs Giftstoff- und Schwermetallbelastung zu machen. Giftstoffe und schwermetallbedingte Pilzbelastungen verursachen einen Abbau der schützenden Schichten um die Nervenbahnen und zerstören Schleimhäute. Eine Austrocknung von Hals, Mund und Atemwegen gilt als wichtiger Hinweis. Die Empfindsamkeit und die Reizschwelle wird dabei wesentlich erhöht. Der Mensch reagiert dann auf gewisse Vorkommnisse von Jahr zu Jahr heftiger, wobei durch Verlust der natürlichen Schutzschicht Infektionen einfacheren Zugang erhalten. Oft sind solche gesundheitlichen Probleme mit Schlafstörungen verbunden. Der Körper kann sich dann nicht mehr optimal erholen und reagiert aus diesem Grund zunehmend gereizter.
Ein weiterer wichtiger Punkt bei chronischen Angstzuständen spielt die Position des Steißbeines an der Wirbelsäule. Fällt ein Mensch z.B. stark auf seinen Hintern, kann sich dabei das Steißbein nach innen verkrümmen und dadurch eine Störung des Energieflusses im Rücken verursachen. Solange das Steißbein in dieser gekrümmten

Lage verweilt, kann man Angstzustände verspüren, weil sich die Wirbelsäule vom Kopf bis ganz nach unten zum Steißbein außer Balance befindet. Ein rektaler Eingriff nach vorausgehender äußerlicher Massage und einem anschließenden Aufrichten des Steißbeines kann in wenigen Minuten langjährige Angstzustände löschen. Lassen Sie den Eingriff nur durch Fachpersonal machen. Im weiteren ist - falls notwendig - eine Entgiftung des Organismus angezeigt (siehe Schwermetallausleitung).

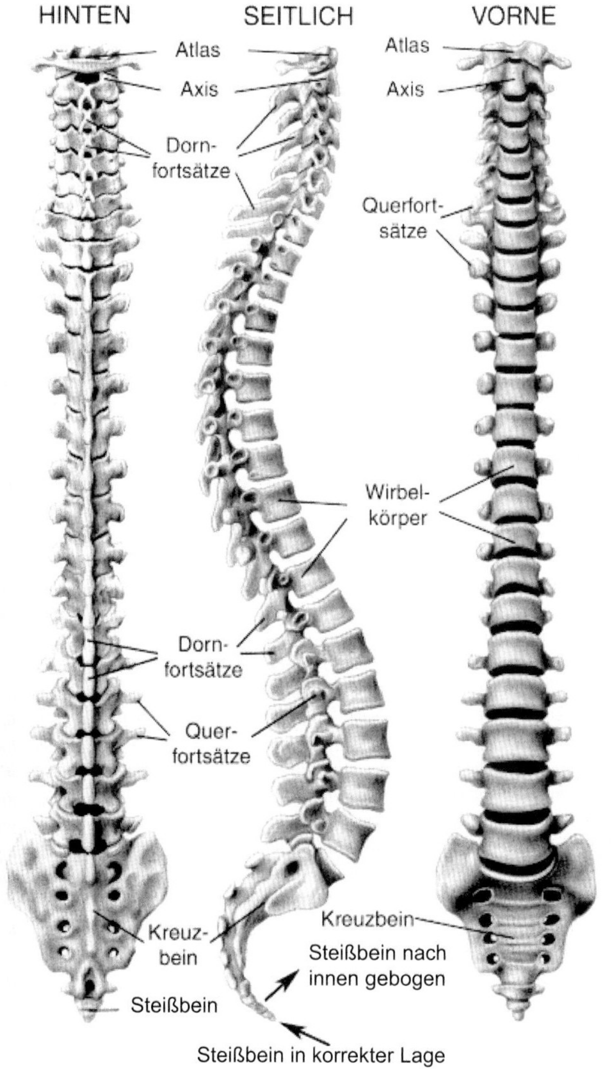

Arthritis - Arthrose

Symptomatik:
Stechende Schmerzen in Gelenken, Gelenkschwellungen, Gelenkentzündungen, Gelenkverformungen, speziell an der Hand und an Fingern durch Kalkablagerungen leicht ersichtlich, Abbau der Gleitschicht in den Gelenken.

Gründe in Kürze:
Übersäuerung des Organismus - bakterielle und / oder parasitäre Belastung der Gelenke, welche zu Schwellungen und zu folglichem Abbau der Gleitschicht in den Gelenken führt, Wassermangel, Nierenprobleme, welche den Energiefluss in den Beinen, in Armen und Fingern hemmen und die Ursache der Überbeanspruchung durch extremen Sport oder berufliche Betätigung.

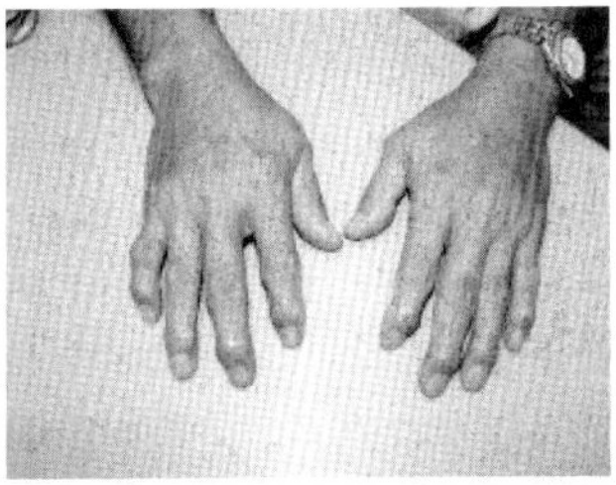

Bild:
Arthrose in Händen

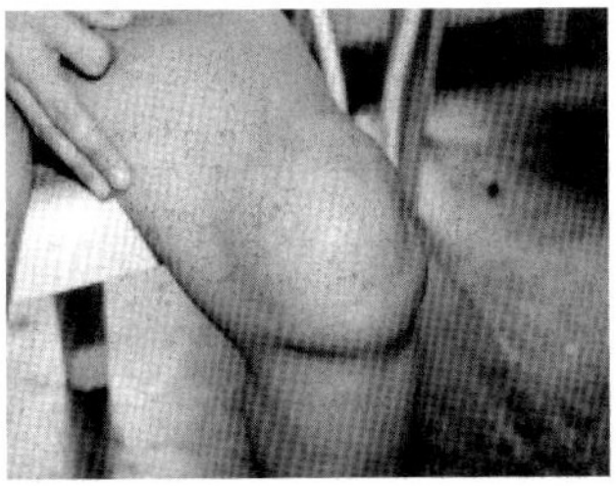

Bild:
Arthrose in Knie, verursacht durch Infektion.

Im Detail:
Eine chronische Übersäuerung des Organismus hat nebst vielfältigen negativen Krankheitssymptomen auch den Abbau der Gleitschicht in den Gelenken zur Folge. Vielfach ist bei Arthrose eine parasitäre / bakterielle Belastung der Gelenke festzustellen. Da sich in den Gelenken kein Blut befindet, können sich dort Erreger, vom Abwehrsystem des Körpers geschützt, ungehindert entfalten. Kommt dabei noch Wassermangel dazu, sind ungünstige Bedingungen vorhanden, welche zu Gelenkabnützung und zu Arthrose führen. Angeschwollene Gelenke bedingen durch den erhöhten Druck im Gelenk einen beschleunigten Abbau der Gleitschicht. Der Körper reagiert mit Kalkdeponien an den entzündeten Gelenken. Da der übersäuerte Organismus zudem auch Kalzium zum Löschen der überschüssigen Säure benötigt, ist eine Schwächung der Knochen und speziell der Wirbelsäule die Folge. Osteoporose ist die häufige Begleiterscheinung.

Energetisch betrachtet ist zu berücksichtigen, dass durch Energieblockaden die feinstoffliche Versorgungsenergie mehr oder weniger stark reduziert wird. Bei Hüft- und Kniegelenken - Wachstumsfehler und Überbeanspruchung ausgeschlossen - soll die Ursache durch geschwächte Nieren abgeklärt werden. **Nierenleiden verursachen immer Energiemangel im Unterleib, in den Hüften, im Kreuz und in den Beinen.** Bestehen keine Voraussetzungen zu Arthrose, wird ein Nierenleiden lediglich als Schwächung im Kreuz und in den Beinen empfunden. Kreuzschmerzen haben fast ausschließlich ihre Ursache bei den Nieren. Dies sollte bezüglich Gelenkproblemen in Hüften und Knien bei einer Beurteilung der jeweiligen Situation miteinbezogen werden. Eine ungleiche Abnützung z.B. der Hüftgelenke kann auch psychischen Ursprungs sein. Nieren sind Partnerschaftsorgane und reagieren sehr sensibel. Ein Beziehungsproblem in der Familie, der Liebschaft, ein Todesfall etc. wirkt unmittelbar auf die linke Niere; diese Niere verringert ihre Leistung und verursacht folglich langfristig Energiemangel im linken Bein. Materielle Probleme wie Finanznot, Arbeitslosigkeit etc. verlagern den Einfluss auf die rechte Niere und folglich auf das rechte Bein. Ich habe viele Fälle von Eheproblemen erlebt, wo ein materialistischer Mann seine sensible Frau über Jahre mit seinen gewohnten verbalen und groben Methoden «bearbeitet» hat. Eine Schwächung des Unterleibes, also der Nieren und eine folgliche Degeneration der Hüft- und Kniegelenke waren durchwegs festzustellen. Anhaltende Partnerschaftszwistigkeiten reduzieren die Leistung beider Nieren.

Die linke Niere reagiert auf Partnerschaftsprobleme hin, während die rechte Niere auf materielle Belange reagiert. Solche oft kombinierten Probleme erwirken eine generelle Schwächung des Unterleibs und beeinflussen alles, was darunter angeordnet ist. Auch bei Multiple Sklerose kann man oftmals die Ursache bei solchen Vorkommnissen finden. **Ein ungeeigneter Schlafplatz mit Störzonen ist ebenso energieraubend.** Es ist deshalb zu empfehlen, eine Abklärung durch geeignete Fachleute durchzuführen.
Metalle und speziell Schwermetalle im Körper sind bei Gelenkerkrankungen ein begleitender, nicht zu unterschätzender Faktor. Die Metallablagerungen in Gelenken schwächen dort das Immunsystem. Gelenkentzündungen erwirken einen elektrischen Minuspol und dieser zieht alles an, was positiv geladen ist wie Metalle und Kalzium. Kalzium wird unkontrolliert und vorwiegend aus der Wirbelsäule abgebaut und an den befallenen Gelenken abgelagert. Unschöne, schmerzhafte Verformungen z.B. der Finger sind leicht ersichtlich.

Lösungsvorschlag:
Strikte Einhaltung einer basebildenden Ernährung, genügende Wasserzufuhr, eine vitaminreiche Ernährung unter eventueller Zugabe von Nahrungsergänzungen/ Vitaminen, falls nötig eine Schwermetallausleitung. Konsumieren Sie über einen längeren Zeitraum oder permanent die fermentierte Braunhirse und Magnesium-Kalzium für den systematischen Aufbau der Knochen und Gelenke (siehe Produkte). Machen Sie eine Beurteilung der Nieren unter Berücksichtigung der beschriebenen psychologischen Aspekte. Bei Nierenschwäche ist empfehlenswert: Grüner Hafertee oder Birkensaft.

Patienten mit Gelenkproblemen verzichten besser auf die Einnahme dehydrierender und übersäuernder Getränke wie Kaffee, Tee, Cola etc. Das Essen tierischer Eiweiße in der Form von Fleisch sollte reduziert, oder vollumfänglich abgesetzt werden.

Zur Erhaltung unseres Skelettes ist Vitamin D von großer Bedeutung. Deshalb sollte man sich im Maß dem natürlichen Sonnenlicht aussetzen, weil dann der Mensch in der Lage ist, Vitamin D im Körper selber herzustellen.

POWER-QuickZap- / POWER-TUBE-Behandlung:
Halten Sie den einen Pol auf das betroffene Gelenk, den andern nehmen Sie in eine Hand. Die Hand, mit welcher das Gerät gehalten wird und dabei den Gegenpol kontaktiert, soll den therapierten Körperteil nicht berühren. Therapieren Sie so entsprechend Ihrer Konstellation z.B. 3-3-3 Minuten. Wiederholen Sie am gleichen Tag eine weitere Therapie, indem Sie im Unterleib mit dem Kabel von einer Leiste (links oder rechts) diagonal zur gegenüberliegenden Hand behandeln. Steigern Sie die Therapiezeit täglich bis 5-5-5 Minuten.

Nach einer ersten Anwendung des Gerätes muss mit einer momentanen Zusatzbelastung während 1-2 Tagen gerechnet werden. Entscheidend ist dabei die Fähigkeit zur Ausschaffung der durch diese POWER-TENS-Technik eliminierten Erreger. Therapieren vor dem Schlafengehen ist nicht empfehlenswert, jedoch nicht kritisch. Während der Nacht werden die neutralisierten Erreger begrenzt ausgeschafft. Dies könnte am folgenden Tag zu einer vorübergehenden Steifheit der Gelenke führen. Unterstützen Sie das lymphatische Reinigungssystem durch Trinken von genügend Quellwasser. Ein ausgetrockneter Organismus ist kaum in der Lage, Unerwünschtes aus dem Körper zu schaffen.

Produkte:

Fermentierte Braunhirse (Hirse) oder Braunhirse mit Soja (Hirso) speziell für Frauen
MaKal (Magnesium / Kalzium)
Bei Nierenschwäche: Juni Pars Kapseln, Birkensaft

Literatur:
Biogenes Magnesium und Kalzium, Hoffnung bei Arthrose, Osteoporose, Stress und Altersbeschwerden, ISBN 978-3-932346-38-5,
Die Heilwirkungen von Hafer und Hirse, ISBN 978-3-932191-46-7,
Günter A. Ulmer Verlag 78609 Tuningen

Asthma

Symptomatik:
Atemnot, Ausatmung erschwert, allergene Reaktionen auf Staub, Mehl, auf Haare von Tieren, Hautausschläge, Hautreizungen, Hautrötungen, Augenreizungen...

Abhilfe in Kürze:
Mit POWER-QuickZap oder POWER-TUBE Erreger im Darm neutralisieren, Reinfektion vermeiden durch Hygiene und Therapieren der Angehörigen, Tierkontakt meiden und Fingernägel mit Alkohol reinigen.

Allgemein:
Fast ausnahmslos sind Asthmatiker durch ASCARIS-Larven (Spulwurm) befallen. Diese bewegen sich im Kreislauf Mund - Magen - Lungen - Husten - Schlucken - Magen und schließlich zum Darm. Wie Sie folgern können, geschieht die Infektion über Mund und Nase. Die Larven werden bei unvorsichtigem Umgang speziell mit Tieren aufgenommen und durchwandern sehr schnell den beschriebenen Weg. In der Lunge erzeugen ASCARIS-Larven die Substanz Histamin, welche allergene Reaktionen auf verschiedenste Substanzen auslösen kann. Bei Asthmatikern stellt man auch einen übermäßigen Auswurf bei Husten fest. Ein Teil wird aber beim Husten wieder verschluckt, womit der Kreislauf geschlossen ist. Asthma ist demnach nicht eine reine Lungenerkrankung, denn ein wichtiger Anteil des Geschehens läuft im Darm ab.

Lösungsvorschlag:
Die Behandlung mit der POWER-TENS-Technik ist wirkungsvoll, weil sie die Möglichkeit bietet, Ascariden zu neutralisieren. Wichtig dabei ist die Behandlung des Unterleibs (Leiste - Hand), um die Erreger auch im Darm zu erreichen. Fügen Sie bei Asthma immer auch eine Behandlung (Hand - Hand) durch. Die TIMER-Einstellung stellen Sie auf mindestens 2 Minuten pro STEP. Beachten Sie zudem die Richtlinien betreffs der richtigen Anwendung der Geräte. Therapieren Sie nach einem Erfolg, der sich bereits am Tag danach einstellen kann, unbedingt mindestens eine Woche weiter, wobei Sie die Zeitintervalle täglich um eine Minute bis zum Maximum von 7-7-7 Minuten erhöhen und anschließend auf 2-2-2 Minuten zurückstellen. Wechseln Sie ab zwischen Therapieren des Unterleibs (Leiste - Hand) und der Therapie (Hand - Hand). Dabei genügt ein zweimaliges Therapieren täglich. Dreimaliges Behandeln täglich mit dem Gerät mit der Maximal-Therapiezeit von 7-7-7 = 21 Minuten während mehreren Tagen kann die Darmflora evtl. schwächen. Diese «Nottherapie» ist nur in kritischen Fällen wie z.B. bei Salmonelleninfekt während 1-3 Tagen empfehlenswert.

Wenn Sie die Maximal-Therapiezeit von 7-7-7 Minuten erreicht haben und auf 2-2-2 Minuten (Präventions-Therapiezeit) reduzieren, können Sie bedenkenlos noch einen Monat weiterfahren. Therapieren Sie zudem täglich Ihren Kopf (an Wange oder Hals) mit einer konstanten Einstellung des Timers von etwa 3-3-3 Minuten. Anschließend brauchen Sie Ihr Gerät lediglich bei Bedarf, oder ab und zu als Prävention.
Beachten Sie, dass Ihre Familienmitglieder und Bekannten, mit welchen Sie Körperkontakt pflegen, ebenfalls mit Ascariden befallen sein können und dass Sie sich durch diesen Körperkontakt - speziell über den Mund - leicht wieder reinfizieren können. Eine Ascariden-Infektion muss nicht zwangsläufig spürbare Auswirkungen haben. Behandeln Sie also auch Ihre Lieben und vermeiden Sie für drei Tage Körperkontakt speziell über Mund und Nase. Fingernägelunterseiten sollen selbst nach dem Händewaschen mit Alkohol desinfiziert werden, vor allem aber bei Kontakten zu Tieren wie Hunden, Katzen, Meerschweinchen, Kaninchen, Pferden, Schweinen etc. Es ist eigentlich nicht vorgesehen, dass Menschen mit Tieren zusammen unter dem gleichen Dach leben. Wenn das aber aus verständlichen Gründen nicht zu vermeiden ist, spielt die Hygiene eine bedeutende Rolle. Tiere gehören nicht ins Schlafzimmer, oder in Ihr Bett. Schmusen mit Tieren kann man als sehr naiv bezeichnen, schädigt man sich doch die Gesundheit vorsätzlich. Man kann auch auf andere Weise Freude an seinem Liebling haben. Viele allein gelassene und vereinsamte Menschen sehen in ihrem Tier den Menschenersatz. Im Grunde genommen wünschten sie innigst eine Freundschaft mit einem Mitmenschen, stellen diese jedoch durch die unnatürliche übertriebene Tierliebe in Frage. Sie verdrängen also buchstäblich eine mögliche Bekanntschaft. Übertriebene Tierliebe kann auch oft eine Trotzreaktion sein, ein melancholischer Zustand mit Neigung zu Selbstbemitleidung.

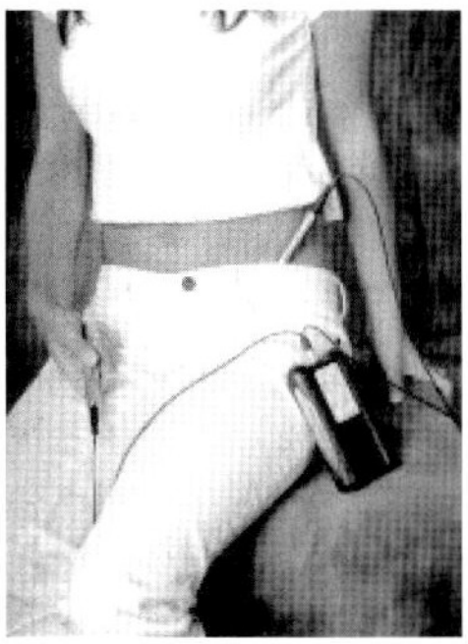

POWER-QuickZap

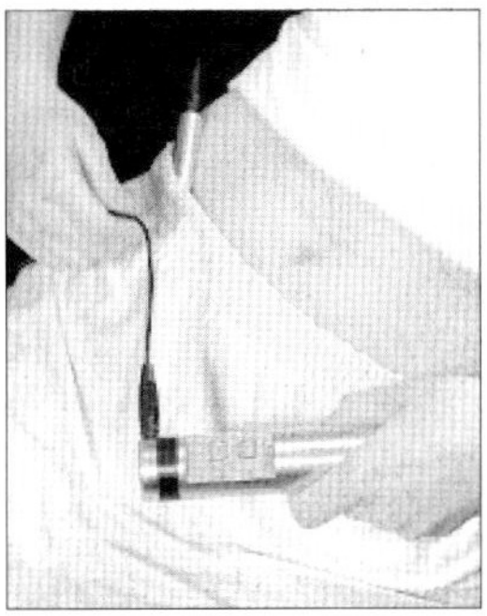

POWER-TUBE

Unterleibs-Therapie
Wichtigste Therapie bei Asthma!
<u>Asthma ist eine DARMERKRANKUNG!</u>

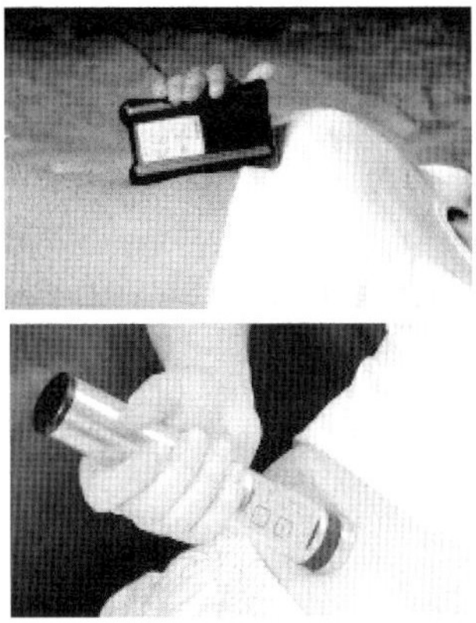

Magen-Therapie

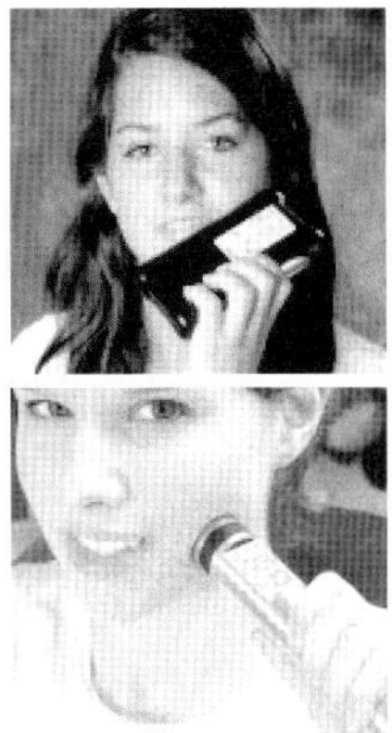

Kopf-Therapie

Verbesserung der Atmung:
Zur Verbesserung der Atemqualität legt man sich flach auf den Rücken auf einen harten Untergrund. Die Beine werden dabei parallel gestreckt und die beiden Arme sind analog einem Kreuz rechtwinklig ausgestreckt. Durch den harten Untergrund werden die Schulterblätter hineingedrückt, was ein Öffnen des Brustkorbes bewirkt. Nun macht man einige Atemübungen, indem langsam durch die Nase eingeatmet und - analog dem Ausblasen einer Kerze - durch den Mund ausgeatmet wird. Dauer der Übung einige Minuten, oder bis Beruhigung eintritt. Übung nach Bedarf täglich einige Male wiederholen.

Atemübung für Asthmatiker

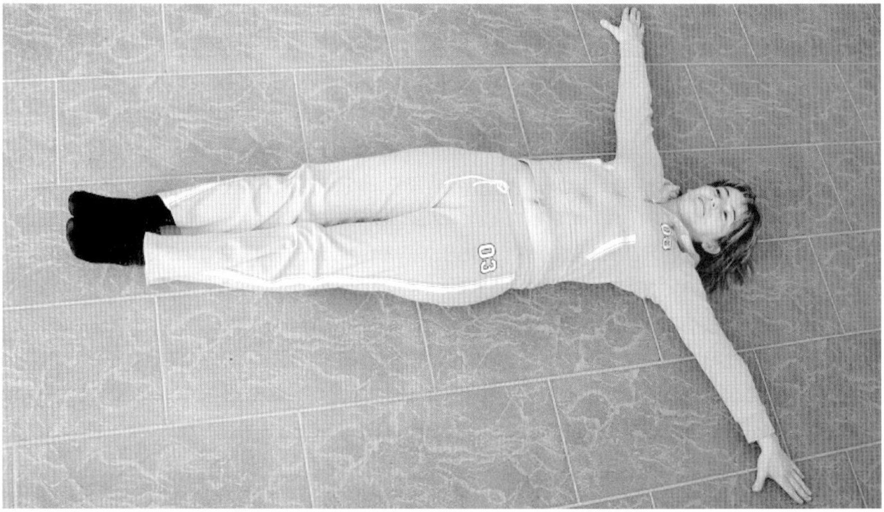

Jede Verunreinigung des Organismus durch giftige und belastete Lebensmittel, giftige Gase, Lebensmittelzusätze, Schwermetalle, Rauchen, Alkohol etc. können eine Intensivierung von Asthma und Atemproblemen bewirken. Versuchen Sie chemische, anorganische Behandlungsmethoden sukzessive abzusetzen. Denken Sie daran, dass das in der Schulmedizin üblicherweise angewandte Cortison mehr als 30 Jahre braucht, bis es der Körper ausgeschieden hat. Eine Zuhilfenahme eines Parasitenprogrammes kann eine Therapie unterstützen. Beim POWER-QuickZap oder der POWER-TUBE ist dies nach Erfahrungen jedoch kaum erforderlich.

Produkte:
Leberreinigung siehe DVD «Operation Gallensteine».

Bluterkrankungen - Leukämie

Gesundheit heißt, nach Peter Jentschura (ORGON GmbH, Münster), „Gesunde Flüssigkeit in gesunden Schläuchen". Mitentscheidend für eine gute Gesundheit sin

d demnach die Kriterien für eine gute Konstellation des Blutes: Blutreinheit, Blutdicke, Sauerstoffgehalt, Blutspin (Elektrosmogbelastung), Hämoglobin in Kombination mit dem Säurezustand (pH-Wert) des Organismus als wichtiger Punkt für einen korrekten Sauerstofftransport. Eine falsche molekulare Drehrichtung des Blutes - der Blutspin dreht nach links statt nach rechts - erzeugt eine Geldrol-lenbildung und somit eine Verklumpung des Blutes. Dieser Zustand kann mangelnde Durchblutung, hohen Blutdruck, willkürliches Bluten z.B. aus der Nase, bewirken.

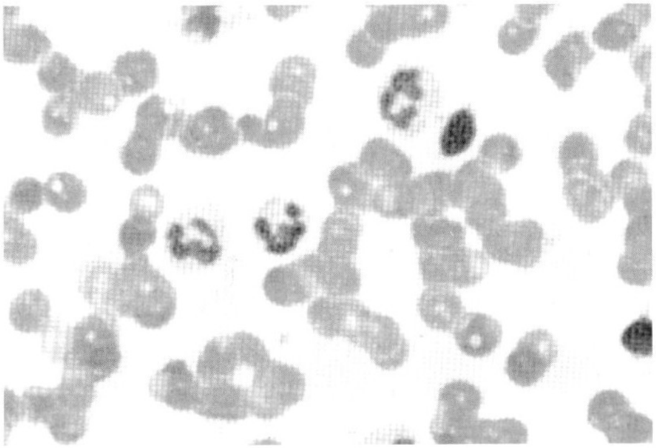

Eine eingeschränkte Leberfunktion sondert Giftstoffe ins Blut ab. Die durch Gallensteine und Gallengrieß verstopfte Leber wird folglich ihr Cholesterin in den Blutkreislauf rückstauen, statt es dem Darm zuzuführen. Cholesterin wird zur Resorption von Kalzium und Fett im Darm dringend benötigt. Eine mehrmalige Leberreinigung ist in diesem Fall dringend erforderlich (siehe «Operation Gallensteine). Verklumptes Blut (siehe Bild) wirkt sich ungeeignet auf unseren Stoffwechsel aus. Auch der Blutdruck kann ungünstig beeinflusst werden. Die Blutkörperchen durchlaufen die Milz, ein Filtersystem, das wie eine Verengung wirkt. Für unverklumpte Blutkörperchen ist ein Durchfluss durch die Milz kein Problem, hingegen für verklumptes Blut. Es kann zu einem Stau führen, was zu einer Erhöhung des Blutdruckes führen kann. Auch ist bei solchen ungünstigen Bedingungen eine Energieversorgung zu unseren Zellen eingeschränkt.
Mangelnde Wasserversorgung des Körpers hat eine Blutverdickung zur Folge. Bei Wasser ist gemeint, Wasser in seiner natürlichsten Form und nicht Milch, Sodawasser, Kaffee, Tee oder Cola! Eine Zunahme der Körperflüssigkeit kann nur langsam erfolgen. Ein Körper mit Wassermangel gleicht einem ausgetrockneten Boden, auf dem bei einem Gewitter das Wasser ohne darin einzudringen wegfließen kann. Der Mensch kann sich an Wassermangel gewöhnen, was uns aber nicht vor gesundheitlichen Schäden bewahrt.
Infektionen des Blutes bewirken eine Zunahme der weißen Blutkörperchen. Es kann dabei eine Art von Leukämie entstehen. Dieser Effekt wird durch den oft sich falsch drehenden Blutspin verstärkt. In Fällen von Blutinfektionen kann der POWER-QuickZap, oder die POWER-TUBE hilfreich sein, entziehen diese Geräte doch wirkungsvoll allen Erregern innerhalb Kürze den Nährboden.

Eine Korrektur des Blutspins ist bei Blutinfektionen immer sinnvoll.
Bei unausgewogener Ernährung fehlen dem Blut wichtige Substanzen. Ein wichtiger Bestandteil ist das sogenannte Chlorophyll im Blattgrün und man spricht richtigerweise von: «ohne Blattgrün kein Blutrot!» Mit diesem Hinweis sollten speziell Fleisch- und Teigwarenfans zum Gemüseessen motiviert werden.
Bei Bluthochdruck ist die Literatur von Dr. Matthias Rath wertvoll. Dass sich dickes, verklumptes Blut schwer tut, durch ein verstopftes Adernsystem zu fließen. Falls sich dazu noch ein schwaches Herz gesellt, Vitaminmangel und eine Pilzbelastung besteht, ist die Katastrophe vorprogrammiert. Sauberes und sauerstoffreiches Blut durch ein sauberes Adernsystem ist für die Gesundheit entscheidend. Lesen Sie auch das Kapitel «BLUT, Blutspenden risikolos?»

QuickZap-Behandlung:
Bluterkrankungen und Leukämie sind fast ausschließlich in Zusammenhang mit Infektionen zu bringen. Man spricht von Blutkrebs und behandelt mit Chemotherapien, als ob es um Krebs geht. Es handelt sich aber in der Regel um einen Infekt. Eine ausgedehnte POWER-QuickZap-Therapie über eine Zeitspanne von ca. einem Monat ist zu empfehlen. Dabei ist zu beachten, dass man alle vier Körperregionen - wie auf *Seite 35 beschrieben - gleich nacheinander therapiert. Falls das Immunsystem geschwächt ist*, was meistens auch der Fall ist, kann sich die Infektion bei einer nicht flächendeckenden Therapie innerhalb Kürze wieder ausbreiten. Bei Patienten mittleren Alters und Kindern kann ohne weiteres gleich mit einer Dosierung der Therapiezeit von 5-5-5 Minuten gestartet werden. Diese Dosierung setzt man gleich unmittelbar nacheinander an allen vier Körperregionen ein: Kopf mit Goldseitenflächen / Therapiekopf, Oberkörper mittels Kabel von Hand zu Hand, Unterleib von Leiste zu Hand (übers Kreuz) und schließlich die Beine mittels Kabel von Fuß zu Fuß. Man therapiert also gleich nacheinander vier Zyklen zu 5-5-5 Minuten, d.h. total 1 Stunde. Es ist empfehlenswert, am Morgen zu beginnen, dasselbe mittags und nicht zu spät abends zu wiederholen. Dies macht man einige Tage, bis die Blutwerte besser werden. Danach wird das gleiche Szenario noch zweimal solange weitergeführt. Erst dann kann man die Therapiezeit wesentlich reduzieren. Eine Veränderung der Blutwerte erkennt man oft schon nach Tagen.
Wichtig: Wird dem Patienten fremdes Blut verabreicht, welches quantitativ mehr ist als das eigene Blut, stehen die Chancen auf eine Heilung schlecht, weil das eigene Blut nicht mehr die Kraft hat, die «Direktion» über das fremde Blut zu übernehmen, auch wenn es sich um die gleiche Blutgruppe handelt.
Produkte:
Flor*Essence-Tee, Vitamine, Apriko

Literatur: im Günter Albert Ulmer-Verlag 78609 Tuningen:
Rechtsdrehende Blutmoleküle, ein Beitrag zur Gesundheit, ISBN 978-3-932346-30-9,
Die Gesundheit finden mit Flor-Essence, ISBN 978-3-924191-80-1

Bronchitis / Sinusitis / Erkältungen

Bei chronischer Anfälligkeit für Entzündungen der Stirnhöhlen, Nasen, Bronchien und der Lungen lesen Sie das Kapitel Schwermetallausleitung. Die schwermetallbedingten Pilze verursachen eine chronische Reizung und Austrocknung der Schleimhäute - nicht nur diejenigen der Atemwege - welche eine außerordentliche Begünstigung von Erkrankungen der Atemwege bewirken. Dauernde Müdigkeit, psychische Belastung, Nervosität, Schlafstörungen etc. sind nur einige der parallel verlaufenden negativen Erscheinungen. Der Einsatz des POWER-QuickZap oder der POWER-TUBE kann im vorliegenden Fall nicht vollumfänglich befriedigen, weil eine andauernde Schleimhautreizung durch schwermetallbedingte Pilze die Ursache der chronischen Beschwerden ist.

Haben Sie Stimmprobleme speziell beim Singen, nützen Stimmtherapien aller Art eigentlich wenig. Für Laien kann durch Gesangsunterricht der richtige Einsatz der Stimme geschult werden, das Hauptproblem bleibt jedoch ungelöst.

Viele Patienten haben psychische Beschwerden und lassen sich vom Arzt Psychopharmaka verschreiben in der Hoffnung, mit Giften das Giftproblem zu lösen. Man befindet sich mit Psychopharmaka oft in einem dauernden Vergiftungsprozess, aus dem es fast kein Entrinnen mehr gibt.

Bei Einnahme von Medikamenten ist die Ursache immer noch präsent, der Organismus wird aber zunehmend vergiftet. Die Schleimhautaustrocknung wird mit zunehmendem Alter stets kritischer und eine Ausleitung von Schwermetallen nimmt mehr und mehr Zeit in Anspruch.

Ein Austrocknen der Schleimhaut geschieht nicht nur im Hals und in der Nase. Magen, Darm und die Lunge etc. sind auch mit von der Partie. Während sich einerseits die Schleimhäute abbauen, erhöht sich andererseits die Ablagerung von Pilzen in den Adern. Ganz speziell ist dies bei Mangel an Vitaminen und im Speziellen bei Vitamin-C-Mangel der Fall. Lesen Sie das Buch von Dr. Matthias Rath: „Warum kennen Tiere keinen Herzinfarkt - aber wir Menschen?“

Durch den Mangel an schützender Schleimhaut ist Tür und Tor offen für Infektionen. Es kann zu Dauerproblemen wie chronischer Bronchitis und Sinusitis führen sowie Anfälligkeit zu Erkältungen und Grippe. Dass sich diese ungünstige Situation sinngemäß auch in Magen, Darm, Lunge etc. auswirkt, ist logisch.

Lösungsvorschlag:

Leiten Sie Schwermetalle aus. Falls Sie an eine Zahnsanierung denken, wird eine dreimonatige Schwermetallausleitung empfohlen, um die danach beim Ausbohren der Amalgamplomben entstehende Zusatzbelastung ertragen zu können. Danach fahren Sie mit der Ausleitung fort. Zudem ist es absolut notwendig, stets genügend reines Wasser zu trinken. Trinken Sie vor dem Schlafengehen einen halben Liter nicht zu kaltes Wasser, um die toxischen Ablagerungen des Körpers während der Nacht zu verdünnen. Vielfach wird geglaubt, man müsse bei solchen Wassermengen nachts aufstehen und Wasser lösen. Das stimmt in den meisten Fällen nicht, weil diese Wassermenge eine Verdünnung des Konzentrates des Urins ausmacht. Folglich ist die Blasenreizung geringer, oder fällt nicht ins Gewicht, was den Harndrang verringert.

Impfen:
Es ist eine Illusion, zu glauben, man könne Erkältungen und Grippe durch Impfen verhindern. Das Gegenteil ist der Fall! Möchten Sie eine Grippe, eine Erkältung, dann holen Sie diese durch eine Impfung bei Ihrem Arzt und bezahlen auch gleich noch dafür! Die Statistik beweist: Durch Impfen wurde nie eine Krankheit besiegt, es waren immer Hygiene und das starke Immunsystem!

Anwendung von POWER-QuickZap oder POWER-TUBE:
Es gelten die üblichen TIMER-Dosierungen *(siehe Seite 48)*.
Bei allen Erscheinungen, die sich als Erkältungen, Schnupfen usw. manifestieren ist zu beachten, dass der ausgeschiedene Schleim ein Reinigungsprozess darstellt. Es ist nicht die Idee, mit der POWER-TENS-Technik diesen Reinigungsprozess zu unterdrücken, sondern diesen zu beschleunigen, also zu verkürzen. Eine Erkältungsinfektion findet vor den bekannten Symptomen oft ganz unbemerkt statt. Der Ausscheidungsprozess muss also sein. Eine Erkältung ist nach meiner Meinung ein stets sich wiederholender Schulungsprozess für unser Immunsystem. Fühlen Sie eine Schwäche, bevor Ihr Schnupfen wieder einmal fällig würde, können Sie diesen mit Therapieren womöglich verhindern. Ist die Erkältung einmal ausgebrochen, kann eine Behandlung den Schnupfen und den Husten noch verstärken, was irrtümlich oft als negative Nebenwirkung beurteilt wird. Eine bestimmte Menge Ausscheidung muss sein. Mit dieser Technik wird diese beschleunigt und verstärkt. Die Dauer der Erkältung hingegen kann dabei um einige Tage reduziert werden.

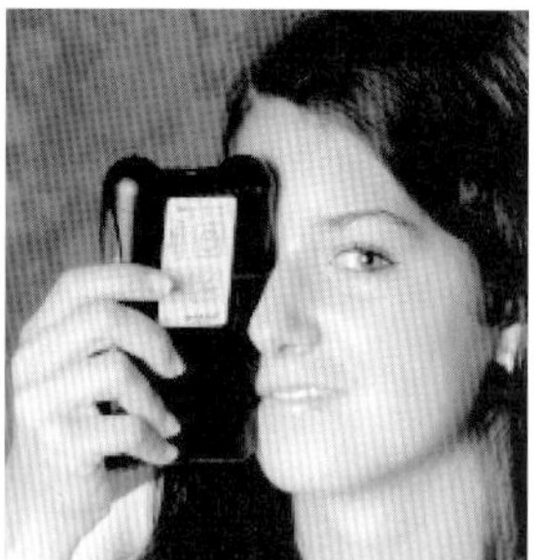
seitlich Nase-Stirnhöhle

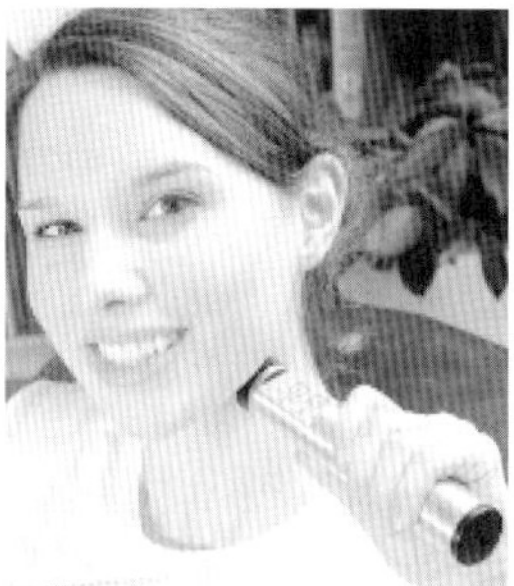
seitlich Hals links + rechts

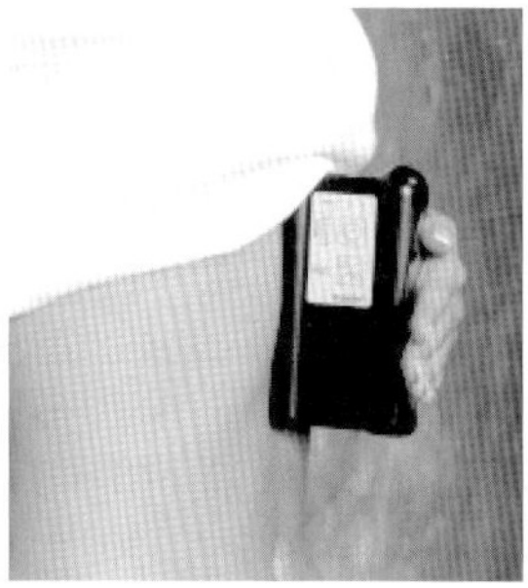
ansetzen an Brust

Produkt: Heidelberger's 7 Kräuter-Stern zur Entschleimung

Darmleiden

Symptomatik:
Unterleibsschmerzen, Blähungen, Durchfall, Verstopfung, Divertikel=Darmausbuchtungen, Blinddarmentzündungen, Hämorrhoiden, unregelmäßiger Stuhlgang, trockener Stuhlgang.

Allgemein:
Einige wichtige Punkte sollen als Grundlage für einen gesunden Darm aufgeführt werden. Im Darm spielen sich die häufigsten Infektionen ab und gleichzeitig ist er ein Teil unseres Immunsystems. Oft finden wir die größte Unterlassungssünde gleich zu Beginn. Wir essen zu schnell und verunmöglichen dabei die gute Speicheldurchmischung der Speise im Mund. Es werden ganze Klumpen heruntergeschluckt, denn wer hat heute noch Zeit, in der Kantine mittags eine Stunde an einem grünen Salat zu kauen? Alles Zerkaute soll erst geschluckt werden, wenn es sich als Brei anfühlt. Schlucken wir aber ungenügend zerkaute Speisen, benötigt der Körper mehr Menge, um den Hunger zu stillen. Mehr Menge ist gleichbedeutend der Quantität. Diese Quantität manifestiert sich Jahre später als aufgeblasener Hängebauch. Streben Sie besser Qualität an, Ihr Einsatz wird durch eine gute Gesundheit belohnt. Das Verdauungssystem bevorzugt keine unzerkauten Speisen. Älteren Menschen mit mangelndem Gebiss, welche gewohnt sind, alles in vorbereiteter Breiversion zu schlucken sei deshalb empfohlen, die Speisen vor dem Verschlucken eine gewisse Zeit durch Hin- und Herschieben im Munde zu belassen. Auf diese Weise ist eine Speicheldurchmischung der Speise auch ohne Zähne möglich. **Direkt vor und während dem Essen soll nicht getrunken werden, weil man dabei den zur Verdauung wichtigen Speichel hinunterspült.** Zudem fördert Trinken während des Essens ein frühzeitiges Hinunterschlucken der Speisen.

Ein weiterer Aspekt ist die Verdünnung der für die Verdauung wichtigen Magensäure. Eine schwache Magensäure ist folglich nicht imstande, eine optimale Verdauung weiterzuführen, erst recht nicht, wenn statt speichelvermischtem Brei, ganze Klumpen in den Magen purzeln. Beachten Sie auch die Durchlaufgeschwindigkeit der Nahrung durch den Darm. Früchte haben eine schnellere Durchlaufzeit als beispielsweise gekochte Nahrung. Essen Sie zuerst gekochte Nahrung, wird die Speise durch anschließende Einnahme von Früchten durch den Darm torpediert. Eine Art Durchfall ist dabei ein typisches Merkmal. Ein Dessert in der Form eines Fruchtsalates direkt nach der Hauptspeise ist zwar üblich, aber sehr unintelligent. Erst nach dem Essen und während des Tages soll genügend getrunken werden. Auch hier gilt die Regel: Nur Wasser ist Wasser und nicht Cola, Bier, Tee. Ein ausgetrockneter Darm ist für die Gesundheit eine große Gefahr, da sich darin Toxine bilden, weil der Stuhl zu lange im Darm verweilt. Die Konstellation des Menschen ist zum Verzehr von Gemüsen und Früchten vorgesehen. Er ist nicht zum Verzehr von Fleisch eingerichtet. Fleisch ist totes Leben und gilt demnach als Kadaver. Der Darm eines Menschen hat die 7-fache Länge des Körpers, während bei Fleischfressern wie Hunden und Katzen der Darm nur der 2-fachen Länge des Tierkörpers entspricht. Zudem verfügen Tiere über eine wesentlich stärkere Magensäure als wir Menschen. Das ist auch der Grund, dass bei Tieren durch Trinken aus dem Biotop und Fressen im Kot selten Infektionen auftreten. Die Magensäure eliminiert mögliche Erreger bereits zuverlässig im Magen, bevor diese den Darm belasten können.

Ein Hund ist in der Lage, Fleisch mit seiner starken Magensäure rasch zu zersetzen, um es dann durch den kurzen Darm zu befördern und vor der durch den Verwesungsprozess bedingten «Leichengiftentwicklung» auszuscheiden. Der Mensch aber glaubt es viel besser zu tun. Er kaut das Fleisch ein wenig, schluckt es stückweise in den vorher durch Trinken entsäuerten Magen. Das weder genügend mit Speichel durchmischte -, noch von der Magensäure zersetzte und desinfizierte Fleisch überlässt der Mensch nun einem mehr als dreimal so langen Darm. Man stelle sich nun vor, welche Vergiftung entstehen kann, wenn die Leber ungenügend entgiftet und der Stuhlgang trocken und träge ist, ja eventuell sogar für ein paar Tage aussetzt! Bei richtigem Nachdenken werden einem die fatalen Folgen der gesundheitlichen Selbstzerstörung erst so richtig klar. Das Argument «die Menschheit hätte ja damals ohne Fleisch nie überlebt», hinkt. Man kann ja auch nicht einen Urahn aus dem Neandertal mit einem heutigen zivilisierten Menschen vergleichen. Eine gewisse Entwicklung im Vergleich zur Steinzeit sollte da schon spürbar sein.
Tragen Sie Sorge zu Ihrem Darm, denn nur ein gesunder Darm kann einen gesunden Menschen erhalten.

Die Zufuhr von Gallenflüssigkeit aus der Leber in den Darm ist sehr wichtig. Ist die Leber mit Gallengrieß oder Gallensteinen verstopft, fehlt auch die so wichtige Galle im Darm und es stellt sich eine weitere Hürde für eine korrekte Verdauung. Fett und Kalzium können ohne Gallenflüssigkeit nicht resorbiert werden. Diese kann zu Kalziummangel führen, ganz speziell dann, wenn Kalzium zum Löschen der Übersäuerung dienen soll. Entzündungen in Gelenken sind ausgesprochene Kalziumverbraucher, wird doch Kalzium benötigt, um die entzündlichen Gelenke abzuschotten. Gut ersichtlich ist das bei durch Arthrose und Rheuma deformierten Händen.

Die Zotten im Darm werden im Laufe der Zeit vollgestopft und verkrusten. Es entstehen im Darm inaktive Zonen, in denen die Nahrungsaufnahme nicht mehr erfolgt. Der Muskel um diesen Darmteil erschlafft, die Nahrung bleibt liegen und beginnt zu gären. Blähungen und Winde sind die unangenehme Folge. Bei langen Flugreisen sind solche Erscheinungen üblich. Durch das lange Sitzen im Flugzeug haben wir diesen Effekt. Bei solchen Bedingungen können schwerwiegende Komplikationen wie Darmverschluss, Darmentzündung und Darmverwachsungen entstehen. Eine Vergiftung des Organismus beginnt sich zu manifestieren und oft werden daraus folgende Ablagerungen im Körper als Rheuma bezeichnet. Die Ursache einer Giftbelastung, verursacht durch Darmprobleme wird selten richtig erkannt. Die toxische Darmbelastung schädigt die Leber, die Nieren und den gesamten Kreislauf. Wie bereits erwähnt, sind rheumatische Erscheinungen an der Tagesordnung, unerklärliche Gliederschmerzen und Übergewicht. Übergewicht ist nicht in allen Fällen ausschließlich mit der Fehlernährung zu begründen.

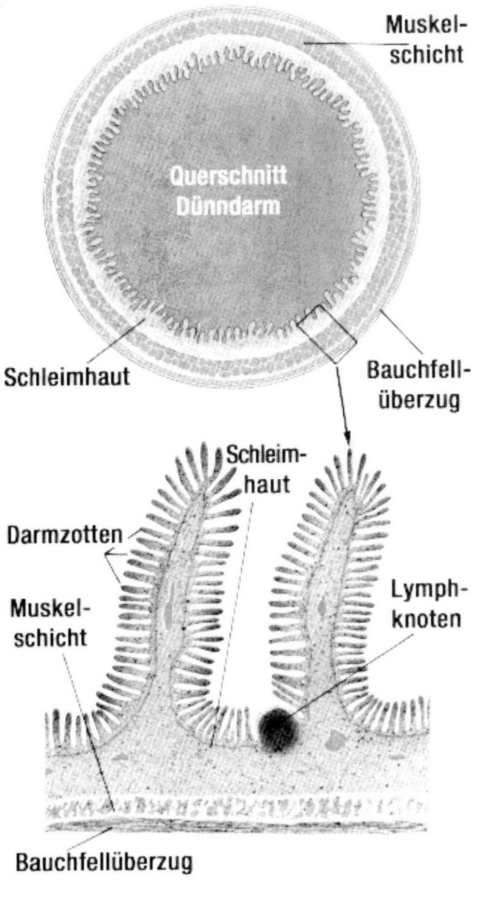

Bild links
Die Skizze veranschaulicht einen Querschnitt durch den Dünndarm. In einem Reizdarm ist die schützende Schleimhaut reduziert und geschädigt. Dies geschieht hauptsächlich durch Pilze im Darm. Infektionen können dabei leicht Fuß fassen und zu vielfältigsten Problemen führen.
Die Darmzotten sollten frei von verkrusteten Fäkalien sein, um eine ungehinderte Nahrungsaufnahme zu ermöglichen. Sind die Darmzotten überdeckt, erschlafft die Muskelschicht. Die Nahrung wird nicht mehr ordentlich transportiert, diese bleibt liegen und führt zu Verstopfungen und Blähungen. Es gibt zunehmend weniger freie Darmzotten zwecks Aufnahme der Nahrung.
Resultat: Großer Bauch!

Lösungsvorschläge:
Führen Sie Ihrem Körper viel reines Wasser zu. Verwenden Sie die POWER-TENS-Technik zur Beseitigung der Darmbelastung durch krankmachende Bakterien, Viren

und speziell Parasiten. Mit der POWER-TUBE, oder mit dem POWER-QuickZap erreichen wir den Darminhalt. Therapieren Sie mit Therapiekopf resp. Goldseitenflächen, indem Sie den einen Pol auf die Mitte des Bauches halten und den anderen mit einer entsprechenden Hand kontaktieren.

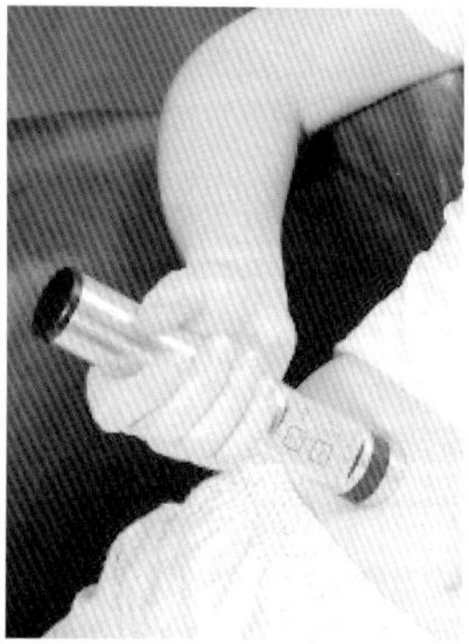

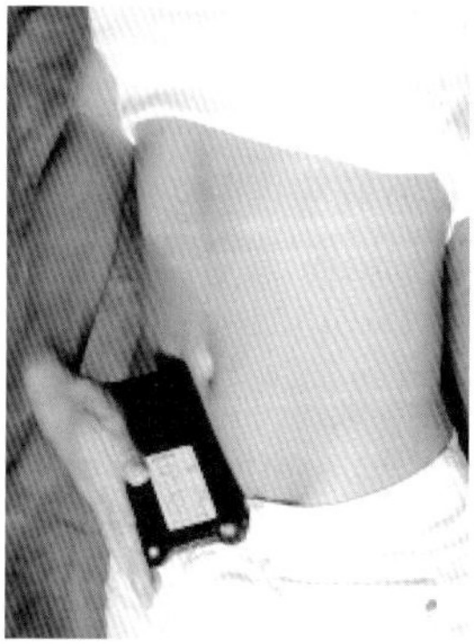

Bilder links:
Beachten Sie, dass die Finger den Bauch nicht berühren, weil dies eine Verminderung der Wirkung erzielen würde. Bei Blinddarmentzündungen halten Sie einen Pol seitlich direkt auf die schmerzende Stelle. Bei der Einstellung des TIMERS beachten Sie die üblichen Kriterien: Alter, Wassergehalt des Körpers, Tageszeit, bereits schon einmal therapiert, oder Neuling? Therapieren Sie pro STEP einige Minuten und trinken Sie vor- und nachher viel Wasser ohne Kohlensäure. Nach dieser Therapie kann eine zusätzliche Behandlung von Hand - Hand oder Leiste - Hand mittels den Handgriffen und dem Kabel gemacht werden. Behandeln Sie gelegentlich auch die Zähne (Wangen). Bei hoher Dosierung der Therapiezeit kann eine Erneuerung der Darmflora notwendig werden.

Darmreinigung:
Eine geeignete pflanzliche Lösung bietet das Produkt *Fen LB*. Diese Kräuterkapseln haben die Eigenschaft, verkrustete Darmfäkalien aufzulösen und den Darm gründlich zu reinigen. Wichtig dabei ist viel Wasser zu trinken.

Leberreinigung:
Reinigen Sie bei Darmproblemen auch Ihre Leber entweder durch die «Operation Gallensteine», oder dem pflanzlichen Produkt *Barberry LG*.

Nierenreinigung:
Für die Nierenreinigung steht das Produkt *Juni Pars* zu Verfügung, welches man dreimal täglich zwischen den Mahlzeiten einnimmt.

Produkte:
Fen LB = Darmreinigung (3-mal 2 Kapseln: 1 Stunde vor Frühstück und Mittagessen und vor dem Schlafengehn mit jeweils viel Wasser.
Barberry LG = Leberreinigung (3-mal 2 Kapseln: 30 Minuten vor Frühstück, Mittagessen und Nachtessen mit jeweils viel Wasser).
Juni Pars = Nierenreinigung (3-mal 2 Kapseln zwischen Mahlzeiten und vor dem Schlafengehn mit viel Wasser).

Diabetes - Zuckerkrankheit

Diabetes oder Zuckerkrankheit ist hauptsächlich eine Infektion der Bauchspeicheldrüse. Man unterscheidet zwischen Diabetes Typ 1 und Typ 2. Während bei Diabetes Typ 1 die Infektion kurz nach der Geburt oder im Kindesalter geschieht, findet eine Infektion bei Diabetes Typ 2 im Erwachsenenalter statt, weshalb man oft von «Alterszucker» spricht. Eine Infektion im Kindesalter verhindert die normale Entwicklung der Bauchspeicheldrüse, was die Hoffnung auf eine 100 prozentige Beseitigung der Krankheit schmälert. Man muss sich also fragen, wie so eine Infektion im frühen Kindesalter möglich ist. Es wäre interessant, einen Vergleich mit Diabetikern anzustellen, bei welchen die Geburt zuhause, oder in einem Krankenhaus erfolgte. Gleichzeitig sollte der Faktor «Impfen» mit einbezogen werden. Es ist möglich, dass zuhause Geborene und Ungeimpfte als Diabetiker kaum in Frage kommen.

Therapie:
Grundsätzlich soll ärztlichen Anordnungen Folge geleistet werden. Man kann die vorgeschlagene Therapie ohne weiteres parallel dazu durchführen. Spezielle Aufmerksamkeit sollte aber der Messung des Blutzuckerspiegels gegeben werden. Bei beiden Diabetes-Typen kommt die POWER-TENS-Technik zur Neutralisation der Erreger in der Bauchspeicheldrüse zur Anwendung. Kurz nach der ersten Therapie kann man ein unkontrolliertes Schwanken des Blutzuckerspiegels feststellen. Die Wirkung auf die nun entlastete Bauchspeicheldrüse ist sinngemäß einer über Jahre zusammengepressten Feder, welche plötzlich losgelassen wird und sich dann sprunghaft auf- und abbewegt, bis diese sich in einem stabilen Ruhezustand befindet. Genaues Messen des Blutzuckerspiegels ist demnach angesagt. Die Bauchspeicheldrüse kann als Verdauungs-Steuerung betrachtet werden. Nebst der Einhaltung der Diät ist ein Verzicht speziell auf Käse und andere Milchprodukte mindestens vorübergehend angesagt. Eine Leberreinigung ist für Erwachsene hilfreich. Während Diabetiker des Typs 1 die Insulinzufuhr um ca. 50 Prozent senken können, erreichen Diabetiker des Typs 2 praktisch den Normalzustand.

Auf den Philippinen befassten sich Mediziner mit der Power-Tube und stellten eine signifikante Besserung bei Diabetes und Bluthochdruck fest. Dies bei 30-tägiger Behandlung mit mindestens 3 Minuten täglich.

Wichtiger Hinweis:
Kartoffelschimmelpilze erzeugen Kojisäure, welche zur Anhäufung von Methanol verantwortlich zu sein scheint. Dies verursacht eine Schädigung der Bauchspeicheldrüse und begünstigt die Infektion durch Erreger. Die Antwort darauf kann Diabetes heißen. Schälen Sie Kartoffeln und entfernen Sie die grünen Stellen.

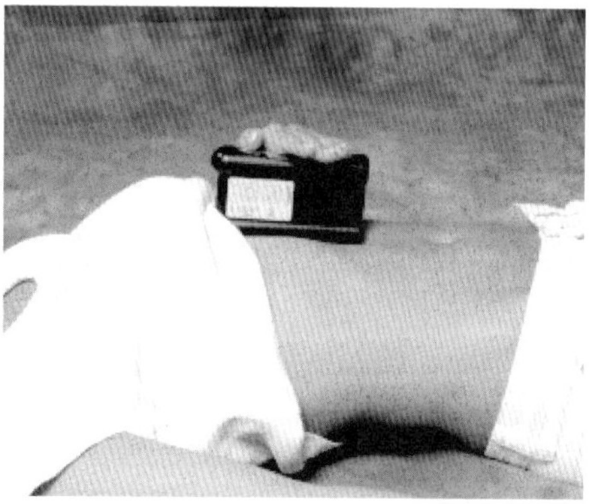

Beispiel: Therapie mit POWER-QuickZap

Bild links
Direkte Behandlung:
Die Behandlung mit dem POWER-QuickZap erfolgt direkt durch Auflegen einer Goldseitenfläche oberhalb des Bauchnabels, eine Hand auf die gegenüberliegende Goldseitenfläche (Bild links) während einigen Minuten. Hand oder Finger sollen dabei den Oberkörper nicht berühren. Die Therapie mit der POWER-TUBE ist sinngemäss: Therapiekopf auf entsprechende Stelle halten.

Bilder unten
Zusätzliche Grundbehandlung: Ein zusätzlicher Therapiezyklus mittels Kabel und Handgriffen von Leiste zu Hand zur Verhinderung der Reinfektion ist wichtig.

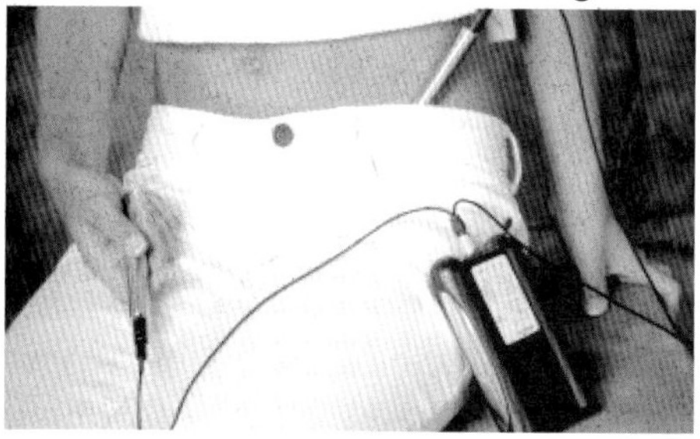

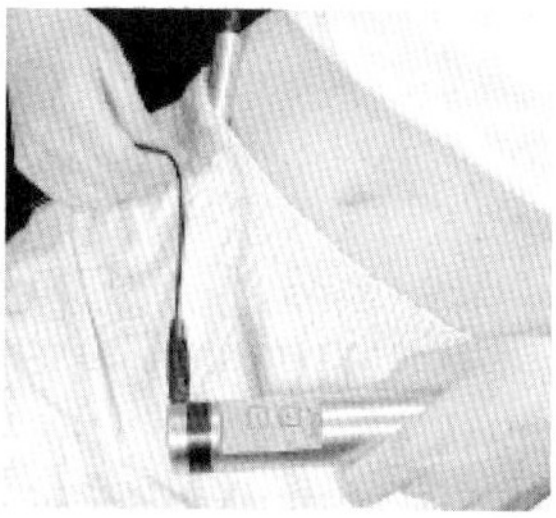

Beispiel: Therapie mit POWER-TUBE

Die vom Arzt verschriebenen Medikamente sollen nicht sogleich abgesetzt werden und ein regelmäßiges Messen des Blutzuckerspiegels ist notwendig. Die Therapiezeiten entsprechen den üblichen Vorkehrungen: Junge Patienten können sogleich mit z.B. 5-5-5 Minuten (5 Min. pro STEP) beginnen, während ältere Patienten mit 1-1-1 Minuten (1 Min. pro STEP) sachte anfangen.
Wichtig: Nach der Therapie kann der Blutzuckerspiegel vermehrt auf und ab schwanken, bis er sich dann auf einen Durchschnittswert einpendelt. Die Reaktion ist praktisch bei allen Patienten festzustellen und gibt keinen Grund zur Besorgnis.

DVD «Operation Gallensteine»

Epilepsie

Symptomatik:
Anfälle in der Form von Bewusstlosigkeit, Hinfallen, unkontrollierten Bewegungen und eventuell Schäumen aus dem Mund. Nach Erwachen oft starke Muskelschmerzen durch Verkrampfung während der Abwesenheit ausgelöst. Epileptische Anfälle können auch nur kleine Absenzen und eventuell kurze Angstzustände auslösen. **Wichtige Hinweise:** Vorsicht beim Autofahren oder ähnlichen Tätigkeiten wie z.B. Bedienen von Maschinen etc. Trinken Sie vor allem zuerst eine große Menge natürliches Wasser. Der Körper muss von Giften und Krankheitserregern befreit werden.

Allgemein:
Epileptische Anfälle manifestieren sich je nach Zustand periodisch, zuerst vereinzelt stark, dann vermehrt, jedoch abklingend in ihrer Intensität. Bei diesem Leiden handelt es sich um eine übermäßige Hirnreizung. Der Reizzustand entsteht durch Giftstoffe und eine biologische Belastung durch Krankheitserreger. Eine übermäßige andauernde physische und psychische Belastung kann das Hervortreten von epileptischen Anfällen begünstigen. Gewisse, sich rasch wiederholende Lichtblitze oder Flackern von Licht, wie man es beim Durchfahren von beleuchteten Tunneln beobachten kann, können epileptische Anfälle auslösen.

Lösungsvorschlag:
Lassen Sie Ihre Belastung durch Giftstoffe, insbesondere durch Amalgam oder Schwermetalle abklären. Sanieren Sie Ihre Zähne erst nach einer Reduktion der Schwermetallbelastung auf etwa 50 Prozent. Eine sofortige Zahnsanierung - eine Entfernung von Amalgam - könnte eine zusätzliche Dosis an Schwermetallen verursachen und somit noch größere Probleme auslösen. Trinken von genügend Leitungswasser und mehrere Leberreinigungen können Hilfe bringen. Zur Entgiftung des gesamten Körpers steht die Schwermetallausleitung zur Verfügung. Für eine Hirnentgiftung ist das Produkt Mind-Trac von großem Nutzen. Starten Sie vorsichtig mit der POWER-TENS-Therapie. Am besten beginnt man kurz nach einer Anfallsperiode, indem man mit kurzen Therapiezeiten startet und täglich die Dauer schrittweise steigert, bis man etwa 5-5-5 Minuten erreicht. Dann kann man auf eine Normalbehandlung von 2-2-2 Minuten reduzieren. Zweimal täglich 7-7-7 Minuten therapieren gilt als oberstes Maß und sollte außer in Notfällen nicht überschritten werden! Beginnen Sie mit der Grundbehandlung Leiste-Hand und fügen Sie noch eine kurze Sequenz mittels einem Pol an die eine Schläfe, den andern in der Hand, hinzu.

Produkte: *Mind Trac, Schwermetallausleitung*

Unfruchtbarkeit

Eine **Fruchtbarkeit bei Frauen** soll Voraussetzungen bieten, welche ein Heranwachsen eines gesunden Kindes ermöglichen. Ein Ausbleiben einer gewünschten Schwangerschaft kann ein Zusammenhang mit übermäßiger Giftbelastung des Körpers haben. Werdende Mütter sollten vor einer Schwangerschaft folgende Punkte überdenken:
Gewöhnen Sie sich das Rauchen vorher endgültig ab. Ihr Kind wird Ihnen dies schon im Mutterleib und auch später nach der Geburt danken. Rauchen ist ohnehin absolut schädlich und grenzt bei Rauchen im schwangeren Zustand an mutwillige Schädigung. (Viele Leute sprechen von Umweltschutz und von Luftverschmutzung und halten dabei eine brennende Zigarette in der Hand...)

- Kontrollieren Sie Ihre Schwermetallbelastung. Falls vorhanden, leiten Sie diese aus und sanieren Sie Ihre Zähne, wenn noch Zahnamalgam vorhanden ist.
- Versuchen Sie eine basische, vitaminreiche Ernährung anzustreben und trinken Sie genügend natürliches Wasser.
- mineralstoffreiche Ernährung anstreben (fermentierte Braunhirse)
- Reduktion oder Verzicht auf Alkohol, Drogen, Medikamente, Kaffee...
- Kontrollieren Sie den Schlafplatz auf mögliche Störzonen und Energiemangel (BOVIS-Einheiten).

Achten Sie auf die Menstruation:
Ist diese schmerzhaft, lange andauernd oder unregelmäßig, sind die Voraussetzungen zu einer Schwangerschaft nicht erfüllt. Da eine Menstruation die Entgiftung des Frauenkörpers darstellt, kann man diese als Gradmesser des Zustandes interpretieren. Starke Beschwerden deuten auf Übersäuerung und Giftbelastung hin. Ein Heranwachsen eines Kindes in übersäuertem Fruchtwasser kann später Folgen für das Kind in der Form von Neurodermitis haben. Schwermetallbelastete Mütter geben ihr Schwermetall in allen Fällen an das Kind weiter. Kinder ohne Zahnamalgam leiden dann möglicherweise an den gleichen Symptomen wie ihre Mutter. Eine Ausleitung der Schwermetalle der Mutter kann einem Kind einen langen Leidensweg ersparen. Kinder mit solchen Belastungen können ansonsten, je nach Konstellation des Organismus, die unterschiedlichsten gesundheitlichen Nachteile aufweisen wie Lernschwierigkeiten, Konzentrationsschwäche, Müdigkeitszustände, übermäßige Reizbarkeit, Hautprobleme etc. Es muss aber nicht immer mit Problemen gerechnet werden. Oft bleiben diese unterschwellig und werden im Alter kaum erkannt, oder schlicht als «man wird eben auch älter» gedankenlos akzeptiert. Selbst für Ärzte ist es oftmals schwierig, diese komplexen Zusammenhänge zu erkennen.

Infektionen - im vorliegenden Falle - des Unterleibes:

Diesen kann man mit dem POWER-QuickZap ausgezeichnet entgegnen. Man wende dabei vorwiegend eine Behandlung des Unterleibes an: Einen Handgriff in die Leiste einklemmen, den anderen in die Hand. Beachten Sie dabei alle wichtigen Maßnahmen für korrektes Therapieren: Genügend Wasser trinken - eher in der ersten Tageshälfte therapieren - Zeitdauer der Behandlung erst kurz wählen und dann langsam steigern.

Zusammengefasst gilt: Mit Giften, Infektionen, Schwermetallen etc. keine Schwangerschaft und kein gesundes Kind.

Bei Männern scheint das Argument «Potenz» eine außerordentlich wichtige Rolle einzunehmen. Viele sprechen von dieser «Männlichkeit», welche im Grunde genommen lediglich quantitativ bewertet ist. Kaum jemand spricht aber von «Samenqualität».

• Potenzprobleme entstehen vielfach durch Giftstoffbelastung wie Alkohol und Medikamente wie beispielsweise Blutdrucksenker. Auch psychische Probleme führen zu Impotenz, wobei diese zur Hauptsache wiederum durch Giftstoffe ausgelöst werden. Alkohol im Übermaß kann einerseits den «Mut» zu einer sexuellen Handlung steigern, vermindert aber gleichzeitig die Samenqualität. Unter Alkoholeinfluss gezeugte Kinder können Schäden und Missbildungen aufweisen.

• Weitere Gründe, die zu einer ungenügenden Samenqualität führen sind mangelnde Durchblutung der Hoden, der Zustand der Prostata und Infektionen im Unterleib.

Durchblutungsstörungen der Hoden werden vielfach durch Krampfadern in den Hoden verursacht.

Die Temperatur der Hoden sollte etwas tiefer als die Körpertemperatur liegen. Um diese tiefere Hodentemperatur auf natürliche Weise zu erreichen, befinden sich die Hoden «außerhalb» des Körpers. Der Samen wird so quasi frisch gehalten. Fieber und Infektionen können eine vorübergehende Zeugungsunfähigkeit auslösen. Eine intakte Prostata fügt dem Samen eine Flüssigkeit bei, um diesen geschmeidiger zu machen. Probleme mit der Prostata verlaufen oft parallel mit Potenzproblemen. So verursachen Prostataoperationen fast ausnahmslos dauerhafte Impotenz!

Im Grunde genommen gelten die gleichen Gesetze wie beim weiblichen Geschlecht. Sind diese erfüllt, wird ein gesundes Kind zu erwarten sein. Mit den angeblichen «Störungen» schiebt hier die Natur einen Riegel vor, um dem Paar die Chance zu geben, ein gesundes Kind zu zeugen.

Vorgehensweise zusammenfassend:

- Schwermetallausleitung falls nötig durchführen.
- Vor Zahnsanierung 3 Monate Schwermetallausleitung machen, um einer zusätzlichen Schwermetall-Überdosis durch Plombenentfernung zu entgegnen.
- Leberreinigung «Operation Gallensteine» mehrere Male durchführen.
- Ernährung auf Basisch ändern.
- Infektionen mit POWER-QuickZap eliminieren.
- Schlafplatz sanieren, falls notwendig.
- Nieren aktivieren, falls erforderlich.
- Verzicht auf Drogen, Alkohol, Medikamente.
- Viel natürliches Wasser trinken.

Anwendung mit dem POWER-QuickZap:

Therapieren Sie dreimal täglich von einer Leistengegend zur gegenüberliegenden Hand während einigen Minuten pro STEP z.B. 3-3-3 Minuten und fügen Sie noch jeweils eine kurze Hand-Hand-Therapie zu. Steigern Sie täglich um eine Minute pro STEP. Wenn Sie 5-5-5 Minuten erreicht haben, genügt ein zweimaliges Therapieren pro Tag, ganz speziell dann, wenn Sie über den POWER-QuickZap verfügen.

Produkte für Männer:

- Prostataprobleme: Saw Palmetto
- Impotenz: Saw Palmetto zum kontinuierlichen Aufbau
- Nierenaktivierung: Juni Pars
- Sojall-Hirse, fermentierte Braunhirse und MaKal (Magnesium-Kalzium)

Produkte für Frauen:

- Bei Hormonproblemen: Sojall-Hirso
- Prävention: Saw Palmetto (ist nicht ausschließlich ein Männerprodukt)
- Nierenaktivierung: Juni Pars
- Sojall-Royal und MaKal (Magnesium-Kalzium)

Im weiteren bietet der Markt eine Vielzahl von Ausleitungs- und Aufbaumitteln. Die Suche danach ist oft sehr schwierig, weil eine Werbung der Produkte und Heilungsäußerungen gesetzlich verboten sind. Ändern wir die Gesetze! Helfen Sie mit? Der Weg führt in unserem System nur über die Politik.

Harninkontinenz

Unkontrolliertes Wasserlassen, Harnbrennen, Blasenentzündungen, Augenschwellung am Unterlid, Kreuzschmerzen.

Ursachen:

Bakterieller Befall der Urinwege, Schwermetallbelastung mit nachfolgender Pilzbelastung, Übersäuerung, Mangel an Körperflüssigkeit.

Vorgehen in Kürze: Bakterien mit POWER-TENS-Therapie eliminieren (auch Partner behandeln, wegen bakterieller Reinfektion), Schwermetalle, falls vorhanden ausleiten, Ernährung basisch d.h. Reduktion der Übersäuerung, therapeutische Korrektur der Position der Blase, Zufuhr von Mineralstoffen, speziell Kieselsäure (Silizium)...

Allgemein:

Die Bänder, an welchen die Blase aufgehängt ist, werden durch einen bakteriellen Befall geschwächt. Ein Mangel an Mineralstoffen, im speziellen ein Mangel an Silizium, auch Kieselsäure genannt, bewirkt eine zusätzliche Schwächung des Bindegewebes, der Stabilisation der Blase. Ein Mineralstoffmangel bewirkt auch ein Säure-Basen-Ungleichgewicht und begünstigt folglich das hier beschriebene Problem. Die Blase gerät durch die Schwächung des Gewebes in eine falsche Position und bleibt instabil. Wir beseitigen die bakterielle Belastung durch einige POWER-TENS-Therapien im Unterleib und bringen die Blase in die richtige Position zurück (nachfolgend beschrieben). Fast in allen Fällen ist zudem eine Schwermetall- und folglich eine Pilzbelastung festzustellen, was ein Abbau der schützenden Schleimhaut verursacht. Durch Antibiotika und bei Übersäuerung des Körpers und des Urins tritt oftmals auch Scheidenpilz auf. Eine Behandlung bei Scheidenpilz geschieht wirkungsvoll mit der POWER-TENS-Technik und einer konsequenten Entsäuerung und Entschlackung des Körpers.

Bei der Messung des pH-Wertes, also des Säuregrades des Urins mittels Messstreifen gilt zu beachten, dass Frauen normalerweise einen tieferen pH-Wert aufweisen als Männer, weil die Säure des Urins bei Frauen gleichzeitig eine Desinfektion der Scheide bewirken soll. Es ist demnach auf einen ausgewogenen pH-Wert des Urins bei Frauen zu achten.

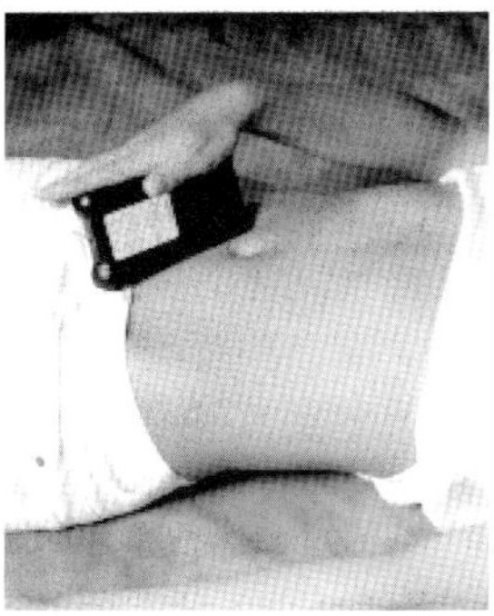

Anwendung von POWER-QuickZap oder POWER-TUBE:

Gerät direkt auf Blase ansetzen. Alle drei Stufen durchlaufen lassen (pro Stufe mindestens 2 Min. = total 6 Min). Täglich dreimal behandeln und nach Bedarf Zeit erhöhen. Genügend Wasser trinken (nicht kalt)! Behandlung bei Scheidenpilz: Den einen Handgriff direkt vertikal in die Scheide legen, den anderen Handgriff in eine Hand. Es sind keine Schleimhautverbrennungen zu erwarten. Therapie einige Tage wiederholen. Dosierung des Timers auf ca. 5-5-5 Minuten einstellen (Anwendung POWER-TUBE analog).

Korrektur der Blasenposition:
Es ist möglich, durch eine äußerliche, einfache Methode die Blasenposition im Falle von Harninkontinenz zu korrigieren. Durch den Vorgang wird die falsche Verankerung der Blase ruckartig und schmerzfrei gelöst und die Blase wieder in ihre ursprüngliche Position gerückt. Es braucht dazu zwei Personen, welche das korrekte Zusammenspiel vorher koordinieren. Die zeitliche Synchronität des Vorganges beim Strecken auf Kommando soll möglichst exakt erreicht werden. Das richtige Anfassen der Haut der Bauchdecke ist dabei von Bedeutung.
Falls nötig, kann diese Korrektur gelegentlich nochmals ohne Risiko durchgeführt werden.

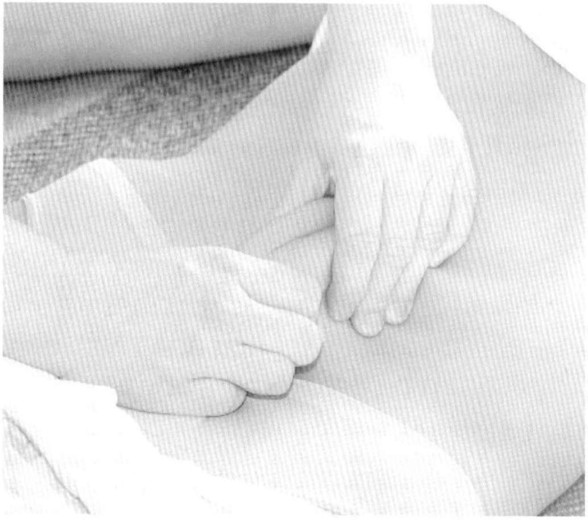

Bild links «Blase / Bauchdecke fixieren»:

Haut an Bauchdecke wie abgebildet festhalten und auf Kommando 1-2-3 kräftig in Richtung Kopf ziehen.

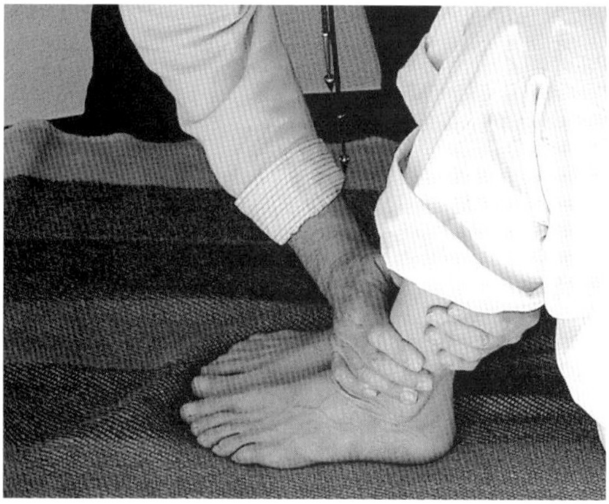

Bild links «beide Beine festhalten»:

Beide Füße zusammen festhalten und auf Kommando 1-2-3 kräftig nach unten ziehen bis Beine gestreckt sind.

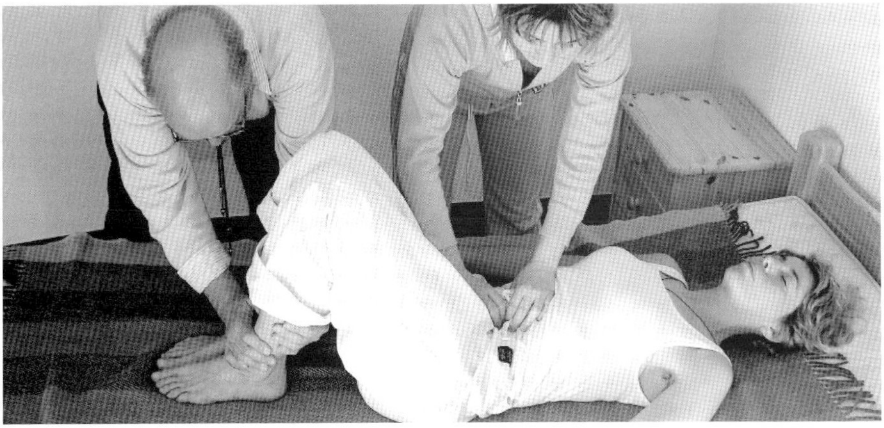

Ausgangslage: Patientin liegt mit angezogenen Beinen flach auf dem Rücken. Eine Person hält den Unterleib (die Bauchdecke) mit gekrallten Händen fixiert. Die andere Person ergreift die Beine oberhalb der Füße und auf Kommando 1,2,3...

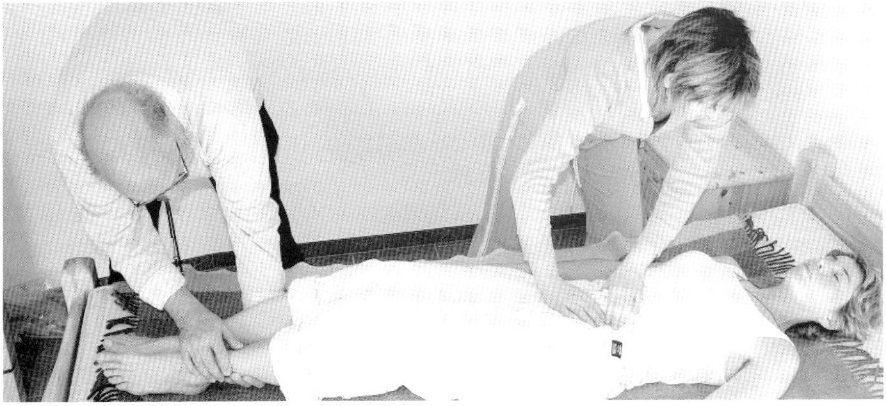

...werden die Beine ruckartig gestreckt, während die andere Person versucht, die Blase festzuhalten. Diese ruckartige Bewegung verursacht schmerzlos eine Positionierung der Blase in ihre ursprüngliche Lage. Nach Bedarf wiederholen.

Zusammenfassung der wichtigen Punkte:

- Therapie mit POWER-TUBE oder POWER-QuickZap
- Zufuhr von Mineralstoffen, speziell fermentierter Braunhirse *HIRSO* und *MaKal*
- Ernährung durch Reduktion säurebildender Nahrungsmittel
- viel Wasser ohne Kohlensäure trinken, Tee in kleinen Mengen, keinen Kaffee
- ORGON-Bäder zwecks Entschlackung / Entsäuerung des Körpers
- Bei Scheidenpilz: Mit Schwedenbittersalbe (Ulmiana Pflegecreme) behandeln

Harnwegsentzündungen

Symptomatik:
Brennen beim Urinieren, Blasen- und Unterleibsschmerzen, Harninkontinenz (unkontrolliertes Wasserlassen), Prostatabeschwerden.

Abhilfe in Kürze:
Behandlung mit POWER-TENS-Technik, Reinfektion durch Körperkontakt (Sexualverkehr) meiden, Partner auch behandeln, Untersuchung auf Schwermetallbelastung, Nierenfunktion testen, Schlafplatz prüfen.

Allgemein:
Viele Menschen sind mit Harnwegsbakterien belastet und übertragen diese laufend auf ihren Partner. Harnwegsbakterien spalten Urinmoleküle und Ammoniakmoleküle, was den scharfen Geruch des Urins bewirkt. Ammoniak ist ein Fremdprodukt des Körpers. Es sind die Bakterien, welche es herstellen. Ammoniak gilt demnach als eindeutiges Indiz einer bakteriellen Belastung der Harnwege. Ein solcher Befall ist in vielen Fällen eher eine kleine Unschönheit, als eine eigentliche Erkrankung. Dabei gilt hier auch das Gesetz der Menge, der Intensität dieser Belastung. Gesellt sich zum Infekt eine schwermetallbedingte Pilzbelastung und die folgliche Schädigung oder Reduktion der schützenden Schleimhaut, kann sich das Geschehen zunehmend zu einem Problem entwickeln. Bei Frauen sind das oftmals die ersten Schritte in Richtung Unterleibsprobleme, Menstruationsbeschwerden, Kinderlosigkeit etc., während sich Männer mit den als obligatorisch geglaubten Prostatabeschwerden beschäftigen. Harnwegsprobleme beider Geschlechter werden durch einen übersäuerten Organismus beschleunigt und begünstigt. Frauen leiden oft nach Antibiotikabehandlungen an chronischem Scheidenpilz, gegen den scheinbar kein Kraut gewachsen sei. Entzündungen des Unterleibes können auch durch den Gebrauch von Kondomen entstehen. Die Schleimhaut der Vagina erfährt durch die häufigen unnatürlichen Kontakte mit Gummi der Kondome eine Irritation, welche chronische Unterleibsentzündungen hervorzurufen vermag.

Lösungsvorschlag:
Stellen Sie die Ernährung rigoros auf Basisch um. Verzichten Sie (wenigstens vorübergehend) auf säurebildende Nahrung wie Fleisch, Eier, Kaffee, Schwarztee, Käse, Schokolade etc. Lassen Sie sich auf Schwermetallbelastung testen und leiten Sie diese, falls vorhanden, aus. Aktivieren Sie nötigenfalls die Nieren und reinigen Sie die Leber (siehe Operation Gallensteine). Scheiden Sie die Erreger mit dem POWER-QuickZap oder der POWER-TUBE aus. Verwenden Sie Kondome im Maß und unterbrechen Sie die Anwendung, falls möglich, für ein paar Wochen. Achtung beim Einsatz der Kupferspirale, sie gibt Kupfer an den Körper ab. Zu hoher Kupfergehalt im Körper verringert den Zinkgehalt (Zink = Entzündungshemmer).

Anwendung von POWER-QuickZap und POWER-TUBE:

Das Gerät mit einer Goldfläche direkt am Unterleib auf die nackte Haut aufsetzen, die andere Goldfläche in eine Hand und Therapieprozess durchlaufen lassen. Eine andere Möglichkeit bietet die Therapie mit dem Kabel und den Handgriffen. Den einen Handgriff klemmt man in eine Leiste (links oder rechts), während man den anderen in der gegenüberliegenden Hand hält. Bei Scheidenpilz wird ein Handgriff direkt vertikal auf die Schleimhaut gelegt, während der andere Handgriff wiederum in eine Hand gehört (POWER-TUBE Anwendung sinngemäß). Bei dieser Behandlung sind keine Schleimhautverbrennungen zu erwarten, wie das bei gewöhnlichen Zappern der Fall sein kann. Zu diesen spezifischen örtlichen Behandlungen im Unterleib kann man auch noch eine zusätzliche Hand - Hand - Therapie hinzufügen.

Behandeln Sie auch ab und zu die Zähne durch Auflegen der Goldfläche direkt auf die Wange, abwechselnd einmal linke Wange und dann wieder mal rechte Wange. Dabei liegt immer eine entsprechende Handfläche auf der gegenüberliegenden Goldfläche auf. Achten Sie darauf, dass die Finger dabei die Wange nicht berühren, was eine Verminderung der Wirkung zur Folge hätte.

Die Anwendung der POWER-TUBE geschieht sinngemäß.
Im übrigen beachten Sie immer die nötigen Vorsichtsmaßnahmen betreffs einer Überdosierung der Behandlungsdauer. Starten sie bei Unsicherheit womöglich mit kurzen Therapiezeiten. Bleibt der Erfolg innerhalb Stunden oder Tagen aus, muss mit einer Schädigung der Schleimhäute - hauptsächlich wegen Pilzbefall - gerechnet werden. Verfügen Sie über kein Gerät, kann ein Parasitenprogramm in einigen Tagen zu einer Besserung verhelfen.

Produkte:

- *Juni Pars,* Nierenkapseln zur Reinigung und Verbesserung der Nierenfunktion
- *Saw Palmetto,* für Männer als klassisches Prostatamittel (auch für Frauen anwendbar)
- *Hirso,* fermentierte Braunhirse mit Sojazusatz für Frauen, zum Ausgleich des Säure-Basen-Gleichgewichts und zur Stärkung des Bindegewebes.
- *Hirse,* fermentierte Braunhirse ohne Sojazusatz für Männer, oder
- *Royal,* fermentierte Braunhirse, Soja, Blütenpollen und Bierhefe als bestes Hirseprodukt.
- *MaKal,* energetisiertes Magnesium-Kalzium sollte vorteilhafterweise immer zusammen mit *Hirse, Hirso oder Royal* eingenommen werden.

Herzinfarkt

Symptomatik:
Übelkeit, Kreislaufschwäche, Schwindelgefühl, Atemnot, Stechen in der Brust, Bewusstlosigkeit, Lähmungen etc.

Ursachen:
Verklumptes Blut, Blut dickflüssig, d.h. Körper dehydriert (zuwenig Wasser), Vitaminmangel, einseitige Ernährung, Pilzbelastung des Körpers durch zu hohen Schwermetallanteil spez. Quecksilber, Energiemangel durch Stress, Angst, schlechten Schlafplatz, Herzschwäche etc.

Vorgehen in Kürze:
Sofort Arzt aufsuchen und dem Zustand entsprechend Behandlung im Spital. Danach nötigenfalls Schwermetallausleitung durchführen, Einnahme von Vitaminen nach Dr. Rath, oder ähnlichen Produkten, Cayenne-Pfeffer-Kapseln oder Tropfen zur Förderung der Blutzirkulation, Blutspin nach rechts drehen, siehe entsprechendes Kapitel. Genügend Wasser trinken, tierische Eiweiße in der Ernährung reduzieren und Früchte sowie Gemüse bevorzugen. Falls Sie beim Genuss von Früchten ein Brennen im Magen verspüren, handelt es sich um eine Reizung der Magen-Schleimhaut. Die Ursache liegt da hauptsächlich bei einer schwermetallbedingten Pilzbelastung.

Allgemein:
Eine dauernde Schwermetallbelastung, hervorgerufen beispielsweise durch Zahnamalgam, fördert die Pilzbelastung des gesamten Organismus. Speziell problematisch sind die Ablagerungen an den Wänden der Venen und Arterien. Diese Rückstände sind teils abgestorbene, teils aktive Pilze, welche eine Verengung der Adern und den folglichen Bluthochdruck mitverursachen. Bei ungenügender Vitaminversorgung - im Speziellen Vitamin-C - werden diese Ablagerungen nicht auf natürliche Weise abgetragen, sondern fallen irgend einmal teilweise ab und verstopfen respektive behindern dabei den normalen Blutfluss. Die Folge davon kann Herzinfarkt bedeuten. Es kommt noch dazu, dass ein durch Elektrosmog belastetes Blut die Eigenschaft hat, sich zu verklumpen. Mittels einem Dunkelfeld-Mikroskop ersichtlich, erscheint dann das Blut in der Form von zusammengeklebten Blutkörperchen (Geldrollenbildung). Dass verklumptes Blut schwerlich den Körper zu durchfließen vermag als solches Blut, bei welchem die roten Blutkörperchen einzeln fließen, ist offensichtlich. Bei akutem Herzinfarkt ist ein Gang zum Arzt unumgänglich und ein Zuwarten kann über Leben oder Tod entscheiden.
Es stellt sich nun die Frage, wie die Blutzirkulation wieder auf einen optimalen

Zustand gebracht werden kann. Das Blut soll ungehindert fließen können, denn nur sauberes, unverklumptes und dünnflüssiges Blut kann durch ein Adersystem fließen, dessen «Rohre» sauber gereinigt sind. Vitaminpräparate nach Dr. Rath, oder ähnliche Produkte, aber auch ausgewogene vitaminreiche Kost verringern Ablagerungen im Blutkreislaufsystem, was zu einer Senkung des Herzinfarktrisikos und des Blutdruckes führt.

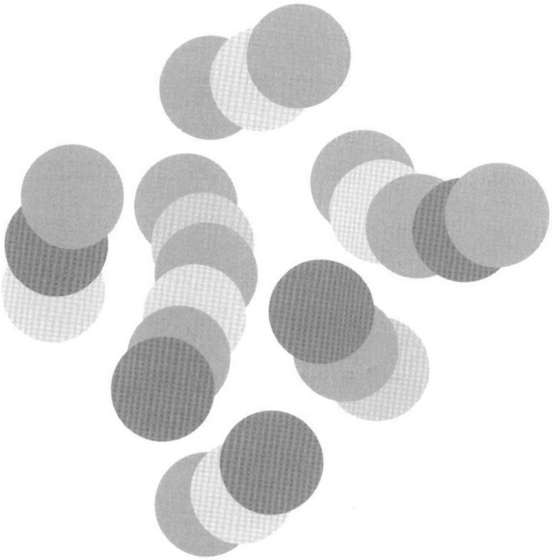

Skizze links

Die Skizze stellt ein stark verklumptes Blut dar, indem sich die Blutkörperchen nicht einzeln bewegen, sondern in Klumpen auftreten. Dies erhöht den Blutdruck und das Risiko zum Herzinfarkt. Oft sind solche Zustände auch begleitet mit einer Pilzbelastung des Blutes, was hauptsächlich bei einer Schwermetallbelastung der Fall ist.

Literaturhinweis:

- Warum kennen Tiere keinen Herzinfarkt - aber wir Menschen, Dr. Matth. Rath, ISBN 0-9638768-4-8
- Wirksame Selbsthilfe bei Übersäuerung, Viren, Bakterien und Parasiten, Günter A. Ulmer Verlag - 78609 Tuningen, ISBN 978-3-932346-27-9
- Rechtsdrehende Blutmoleküle Günter A. Ulmer Verlag - Tuningen, ISBN 978-3-932346-30-9

Produkte:

- Schwermetallausleitung
- Vitamine als Nahrungsergänzung z.B. «C-1000 Complex», Ascorbinsäure genügt nicht, da dies nur eines von neun Vitamin-C-Molekülen darstellt.
- Produkte nach Dr. Matthias Rath
- Blutspinkorrektur mit Spezialfeder (oder Tensor)
- Leberreinigung «Operation Gallensteine»
- Fermentierte Braunhirse mit MaKal (Magnesium Kalzium) zum Ausgleich des Säure-Basen-Gleichgewichts
- POWER-TENS-Technik zur Reduktion der biologischen Belastung

Kopfschmerzen

Symptomatik:
Kopfschmerzen, Migräne, Schulterschmerzen, Nackenstarre, Kopfbewegungen eingeschränkt, speziell bei Drehen nach links und rechts und öfters Kopfschmerzen speziell am Hinterkopf, Müdigkeit...

Ursache:
Dickdarmbelastung, Magenprobleme, Wassermangel, Blut verklumpt, Magen- und Darmschleimhaut entzündet, Pilzbelastung, Schwermetalle, Infektionen...

Vorgehen in Kürze:
Infektionen mit POWER-TENS-Technik im Darm behandeln. Mit Goldflächen auf der Höhe des Nabels horizontal ansetzen und mindestens 5-5-5 Minuten therapieren, dabei viel Wasser trinken, falls erforderlich mit Feder Blutspin korrigieren, Abklärung auf Schwermetall- und Pilzbelastung, Leberreinigung mit «Operation Gallensteine»...

Hinweise zu Nackenstarre:
Eine Darmentzündung und / oder Magenentzündung verursacht über die Meridiane eine Verlagerung der Schmerzen in beide Schultern. Eine örtliche Therapie in der Form von Massagen im Nacken ist demnach ungenügend erfolgreich, weil die wesentlichste Ursache von Nackenstarre im Darm liegt. Patienten mit Schwermetallbelastung und der folglichen Pilzbelastung reagieren dabei sehr empfindlich. Pilze in Darm und Magen beschädigen die Schleimhäute und öffnen Tür und Tor für alle möglichen Infektionen resp. Reizungen - in diesem Fall - des Verdauungssystems. Die Nackenstarre und oft begleitende Schulterschmerzen wirken wie zwei Keile, welche von links und rechts den Energiefluss durch die Wirbelsäule behindern. Somit fließt weniger Energie vom Hirn nach unten. Die Nieren und auch andere Organe leiden unter Energiemangel und arbeiten reduziert. Es kann sich Müdigkeit einstellen, Kreuzschmerzen folgen und die Darmregeneration ist nur schwer möglich. Für eine ganzheitliche Lösung gilt es demnach die Voraussetzungen in der Form eines intakten Darmes zu erreichen. Wie Sie sehen, kann eine «gewöhnliche» Darmreizung eine Kettenreaktion von gesundheitlichen Dauerproblemen auslösen, wird der Kreislauf nicht erfolgreich unterbrochen.

Migräne ist ein ähnliches Geschehen, nur dass hier fast immer eine wesentlich höhere Giftstoffbelastung mitspielt. In fast allen Fällen sind dabei Schwermetalle beteiligt bei gleichzeitig reduzierter Leber- und Nierenleistung.

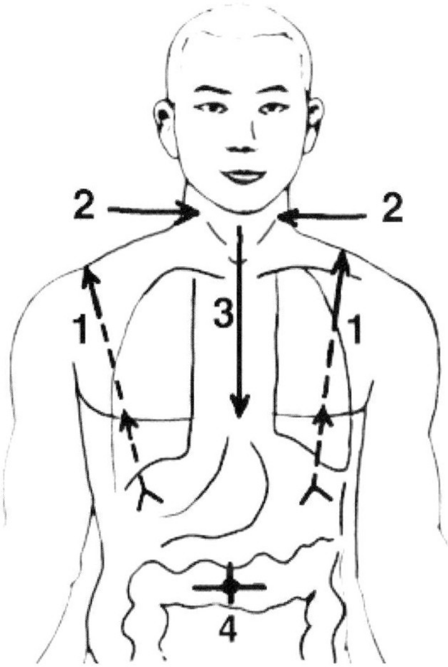

Bild links

1. Meridiane Darm-Magen zu Schultern verursachen Schulternblockade und Nackenstarre.
2. Nackenstarre wirkt wie Keile, die den Energiedurchfluss von oben nach unten durch die Wirbelsäule behindern.
3. Mangelnder Energiefluss durch die Wirbelsäule bewirkt zusätzliche Organschwächung, speziell der Nieren. Nierenprobleme bewirken Kreuzschmerzen.
4. Hier Gerät 5-5-5 Minuten punktuell mit der Goldfläche ansetzen. Danach auf Meridiane (1) auflegen und während Therapiezeit alle ca. 20 Sekunden um Gerätelänge von unten nach oben verschieben.

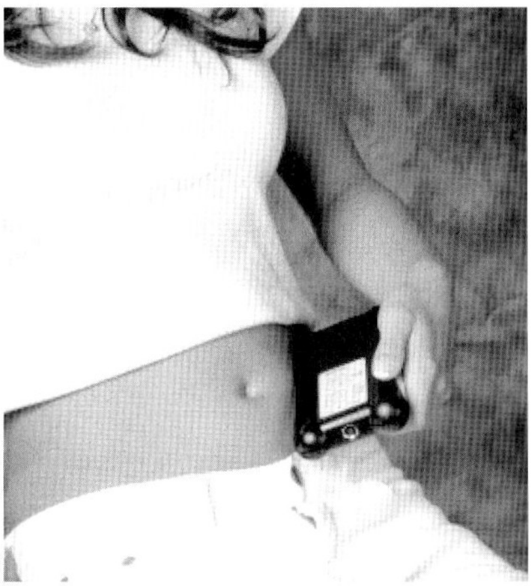

POWER-QuickZap-Anwendung Bild links:

Gerät ca. 5-5-5 Minuten horizontal mit Goldflächen auf Bauch ansetzen. Finger sollen dabei den Körper nicht berühren.

Alternative Meridianbehandlung:
Danach den QuickZap auf Meridiane (1) auflegen und Meridianbehandlung durchführen, *siehe Bild oben unter 4.*

Anwendung POWER-TUBE sinngemäß.

Produkte:
- Schwermetallausleitung siehe DVD «Operation Gallensteine»
- Darmreinigung mit *Fen LB* nach Dr. Christopher nach Schwermetallausleitung
- Nierenreinigung mit *Juni Pars* nach Dr. Christopher

Krampfadern

Krampfadern sind Aussackungen und Erweiterungen der Venen, die insbesondere an den Beinen auftreten. Bei ihrer Entstehung kann eine angeborene, vielfach erbliche Bindegewebsschwäche der Venen eine Rolle spielen; aber auch berufliche Überlastung und Übergewicht können als Ursache in Frage kommen, sowie eine falsch zusammengesetzte, einseitige, eiweißüberschüssige Nahrung, die eine erhöhte Blutklebrigkeit (Viskosität) zur Folge hat. Ebenso können chronische Verstopfungen eine der Ursachen sein. Die Krampfadern-Erkrankung ist ein Volksleiden, das jede zweite Frau über vierzig und auch viele Männer betrifft.

Durch eine Behandlung mit dem POWER-QuickZap oder der POWER-TUBE kann sicher eine Straffung der Muskeln und eine bessere Durchblutung erzielt werden. Die Behandlung kann örtlich erfolgen.

Erfahrungsberichte:
Viele Wissenschaftler stellten fest, dass Aloe Vera-Gel bei äußerlicher Anwendung und gleichzeitiger Massage im Bereich der Krampfadern wie ein biogenetischer Stimulator wirkt sowie auch in der Form eines «Wundhormons». Für viele Menschen brachte Aloe Vera eine Linderung, für andere sogar ein Verschwinden der Krampfadern.

Zitate aus Maria Trebens Buch:
«Krampfadern sollten sich im Laufe von 6-9 Monaten zurückbilden, wenn man sie morgens und abends mit *Johanniskraut-Blütenöl* einreibt. Dies hat ein Arzt in Kanada berichtet.»
«Krampfadergeschwüre am Bein können mit *Kohlblatt* und *Droz-Heiltrank* behandelt werden. Schon nach einigen Tagen wurde die dunkelrote Farbe der Wunde rosa, die Wunde selbst wurde enger und nach drei Wochen bildeten sich Krusten. Der Zustand des Beins besserte sich von Tag zu Tag».
«Durch *Ölziehen (jetzt Wasserziehen)* sind erstaunlicherweise Krampfadern total verschwunden».
«Die *Beinwellsalbe* hat mir bei Krampfadern geholfen».
«Eine Bekannte bestreicht ihre Krampfadern mit *Honig*».

Schwarzkümmel nur äußerlich: Schwarzkümmelsamen in einer Eisenpfanne verglühen lassen und mit Hennafett zu einer Paste verrühren. Auf die gut gereinigten Beinpartien auftragen und nach dem Antrocknen mit einem sterilen Verband umwickeln. 1-2 mal täglich erneuern.

Krampfadern morgens und abends für lange Zeit mit reinem oder etwas verdünntem *Apfelessig* einreiben. Innerhalb eines Monats können bei gleichzeitig entlastender Diät die Krampfadern bereits wesentlich zurückgehen. Gut ist, morgens und abends mehrere Minuten lang die Kerze zu machen, um die Beine mal richtig leerlaufen zu lassen. Wer nicht imstande sein sollte, die Kerze zu machen, kann sich auch auf einen kleinen Teppich auf den Boden legen und die Füße so senkrecht wie möglich an der Wand hochstellen.

Bei nächtlichen Krämpfen ist es ratsam, das Fußende des Bettes zehn bis fünfzehn Zentimeter höher zu stellen als das Kopfende. Gut ist, täglich mehrfach zehn, fünfzehn oder zwanzig Kniebeugen zu machen!

Homöopathische Hamamelis-Präparate sind in solchen Fällen sehr wohltuend. Das beste Mittel gegen Krampfadern sind aber - nach Ebba Waerland - *Kohlwickel*. Am besten verwendet man *Wirsingkohl*, man kann jedoch auch *Weißkohl* nehmen. Die *Kohlblätter* ziehen die schlechten Körpersäfte an sich und heilen dadurch die Entzündungen.
Die groben Blattnerven entfernen, die Blätter mit einem Teigroller oder einer Flasche ausrollen und sie dann dachziegelförmig auf die entzündeten Stellen legen. Über die Blätter ein Taschentuch ausbreiten, darüber ein Wolltuch oder billige Fettwatte legen und den Wickel mit einer Binde befestigen.

Tagsüber *Kräutertee* oder *Quellwasser* trinken, denn reines Wasser ist für den Organismus genau so wichtig wie das Essen naturbelassener Nahrung. Gerade für eine gesunde Funktion des Kreislaufes, auch in den Beinen, hat eine natürliche Lebens- und Ernährungsweise einen ganz hohen Stellenwert.
Achten Sie auf eine gute Verdauung und prüfen Sie regelmäßig ihr Körpergewicht. Hier kann *rohes Sauerkraut* und eine genügende Flüssigkeitsaufnahme während des Tages hilfreich sein.

Gute Erfahrungen wurden auch mit *Heidelberger's 7 Kräuter-Stern* (Kräuterpulver) gemacht.

Krampfadern haben oft einen Zusammenhang mit Mineralstoffmangel und im speziellen mit Mangel an Kieselsäure (Silizium). Durch kontinuierliche Einnahme der *fermentierten Braunhirse* (Produkte: HIRSE, HIRSO und ROYAL) und dem *Magnesium-Kalzium* (MaKal) werden Bindegewebe, Knorpel und Knochen gestärkt und somit eine Unterstützung bei Krampfadern geboten.

Bei Krampfadern sollte auf die <u>Sauna verzichtet werden</u>, denn Wärme erweitert die Gefäße; die zarten Venenklappen dichten nicht mehr ab, der Blutstrom zum Herzen erlahmt. Duschbäder oder Kneippsche Aufgüsse, verbunden mit einer Bürstenmassage, sind von Vorteil.

Krebs - Tumore

Symptomatik:
Unkontrolliertes Wachstum von Geschwüren und Tumoren, Zusammenbruch des Immunsystems, Stoffwechselstörungen, Übersäuerung, Müdigkeit...

Ursachen:
Mineralstoffmangel, Nieren- und Leberschwäche, Infektionen, Vergiftungen, Mangel an Vitaminen, Mangel an Sauerstoff und Bewegung, falsche Ernährung, chronische Übersäuerung, Zahnprobleme, Schwermetallbelastung, psychischer Stress, karmische Belastung, ungeeigneter Schlafplatz (Störzone) etc. ...

Detailliert:
Es ist nicht möglich, Ihnen eine endgültige Lösung zur Krebstherapie auf den Tisch zu legen. Es sollen nur die wichtigsten Punkte hier dargelegt werden, welche eine mögliche Stabilisation, oder eine Linderung bei Krebs erwirken können. Diese Vorschläge machen einen eventuellen Arzttermin nicht überflüssig.

Sie verstehen sicher, dass ein kranker Baum auch nur kranke Früchte erzeugt, dass böse Worte nur böse Antworten bewirken? Wenn wir diese Denkweise auf unseren Organismus übertragen, wird einem klar, dass eine Krebserkrankung auch eine Antwort auf ein negatives Verhalten des Patienten sein kann. Einige werden sich fragen, sie wären doch immer positive Menschen und würden sich nie negativ verhalten. Eine über Jahre andauernde falsche Ernährung und die folgliche Verschlackung ist auch eine böse Tat unserem Körper gegenüber. Unser gutmütiger Organismus unternimmt alles, um Fehlverhalten dauernd zu korrigieren, bis das Maß schlussendlich voll ist.
Das System bricht zusammen und die Folge davon kann Krebs bedeuten. Wenn wir Krebs als eine definierte Erkrankung betrachten, sind die Ursachen dazu im Gegensatz sehr vielfältig. Während bei einer konventionellen Behandlung ein sehr schmales Spektrum der Therapie zur Verfügung steht wie beispielsweise Chemotherapie, Bestrahlungen, Operationen, stehen auf der Seite der Naturheilkunde eine Vielzahl von gesundheitsfördernden Maßnahmen bereit. Die Wirksamkeit derselben werden oft belächelt, oder zum Schaden der Menschheit ignoriert. Die naturheilkundlichen Therapien befassen sich fast ausschließlich mit der Reinigung des kranken Organismus. Die schulmedizinischen Vorstellungen stehen da diametral gegenüber und behandeln Krebs in der Art eines Kampfes gegen den Organismus, also gegen das Leben. Dass Patienten auf diese Weise auf der Strecke bleiben, sollte uns nicht verwundern. Wenn Zellen durch falsche Ernährung und aus toxischen Gründen allmählich überlebensunfähig werden, sind diese auch nicht mehr in der Lage, gesunde neue Zellen zu reproduzieren. Kranke Zellen beginnen zunehmend kranke Zellen zu

entwickeln und dies scheinbar ohne Ende. Ein Krebsgeschwür ist entstanden. Da es sich bei Krebs selten um eine örtlich begrenzte Erkrankung handelt, ist nicht nur der betroffenen Stelle Aufmerksamkeit zu schenken, sondern dem ganzen Organismus. Die Diagnose «Krebs» zeigt ein ähnliches Bild wie das inoffiziell zugegebene Resultat eines renommierten Schweizer Spitals: 60 Prozent aller Patienten werden zum Teil nicht richtig diagnostiziert und dementsprechend falsch behandelt. Bei einer schockierenden und angsteinflößenden Krebsdiagnose sollten die Hilfesuchenden immer erst einmal Ruhe bewahren und an die 60 Prozent Fehldiagnosen denken. Gehören Sie zu jenen Mitmenschen, bei denen Krebs diagnostiziert wurde, jedoch kein effektiver Krebs besteht und suchen Sie mit Chemotherapie den Ausweg, müssen Sie damit rechnen, dass sich Ihr Zustand durch die starken chemischen Mittel schlussendlich noch verstärkt. Da eine Vergiftung des Organismus Krebs erzeugen kann, sollte die Therapie reinigenden Charakters sein.
Vitaminmangel und Mineralstoffmangel sind maßgebende Faktoren einer entsprechenden Erkrankung. Diese benötigt der Körper zur täglichen Entgiftung. Kann diese nicht mehr ordentlich ablaufen, werden Toxine im Körper und in den Zellen abgelagert, bis ein Überleben nicht mehr möglich ist.
Ein weiterer erwähnenswerter Punkt bei einer Krebserkrankung ist die schwächende und lähmende Angst. Sie nimmt dem Patienten oft noch den letzten Rest an Lebensenergie und beschleunigt die Erkrankung erst recht.

Trichomonaden als Krebserreger:
Das Buch «Krebserreger entdeckt» der russischen Ärztin Tamara Lebedewa beschreibt und zeigt durch Mikroskopaufnahmen, dass eine parasitäre Belastung des heutigen Menschen eine Selbstverständlichkeit zu sein scheint. Morphologische Untersuchungen von gefärbten Präparaten aus venösem und peripherem menschlichen Blut, welche mit einem Lichtmikroskop durchgeführt wurden, erlauben bei richtiger Interpretation die krankhaften Veränderungen bei den Blutkörperchen festzustellen. Die biologisch verantwortlichen Verursacher sind die Trichomonaden, Thrombozyten, Streptokokken, Staphylokokken, Pilze u.a. Die Ärztin ermöglicht den Vergleich der Trichomonaden, welche sich im Blut befinden und in der Hämatologie für Blutkörperchen oder Knochenmarkzellen gehalten werden, mit den Vaginal- und Mundhöhlentrichomonaden. In diesen Vergleich sind auch Tumorzellen aus verschiedenen Neubildungen aus Körpern von Menschen und Tieren einzubeziehen. Zur Untermauerung ihrer Forschungsergebnisse auf molekularer, genetischer sowie auf der Zellebene hat sie Erfahrungen aus führenden russischen Forschungsinstituten mitgebracht.
Man braucht nur das Blut und die Organe des Menschen von Trichomonaden zu befreien, dann gibt es keine Grundlage für die Bildung von Geschwülsten und Thromben. Damit wird es auch keine Chance mehr für Krebs, Herzinfarkt und AIDS

geben, sagt Tamara Lebedewa. Es ist praktisch in keiner medizinischen Einrichtung ein Fluoreszenzmikroskop zu finden. Aber gerade diese Technik unter Zuhilfenahme von Präparaten (Markern) macht es möglich, in den Blutabstrichen bzw. in den Abdrücken von kranken menschlichen Organen die Erreger sichtbar zu machen, die Trichomonaden, Chlamydien, Mykoplasmen, Ureaplasmen, Cytomegalievirus, Herpes-Viren, Gardnerellen. **Somit wäre der richtige Weg einer Therapie die Stärkung des Immunsystems und die Beseitigung der Erreger.** Auch E. Pawlowskij, ein Mitglied der Medizinischen Akademie der Wissenschaften der UdSSR und Parasitologe stellte im Rahmen von Untersuchungen von venösem Blut und kranken Personen in vielen Fällen Trichomonaden fest. Pawlowskij zeigt in einer Darstellung, dass Trichomonaden bis zu drei Erythrozyten (= rote Blutkörperchen) nacheinander verschlingen. Dies zeugt davon, dass die Trichomonaden als Parasit der Hohlräume dazu fähig sind, in den Organismus hineinzugelangen, in die Blutbahn, wo sie zum Jäger der roten Blutkörperchen werden. Dies scheint auch der Grund für die krankhafte Veränderung der Blutkonstellation bei Krebserkrankungen, Leukämie und AIDS zu sein. Über die Geschlechtswege gelangen sogenannte Chlamydien (Erregerform zwischen Bakterium und Virus) in den Organismus und werden von Trichomonaden verschlungen. Clamydien wollen die Trichomonaden als Nahrung nutzen. Trichomonaden werden jetzt zu aggressiven Jägern auf Blutzellen und Mikroorganismen, denn sie müssen nicht nur sich selbst, sondern auch ihre «Gäste», die Chlamydien ernähren. Ist man sich über diese - man könnte sie noch weiterspinnen - mikrobiologischen Umstände im klaren, kann man sich fragen, wie es ein Mensch überhaupt schafft, zu überleben.

Therapievorschläge:

- Beseitigung von Trichomonaden und anderen Erregern mit POWER-TENS-Technik.
- Konsequente, basenbildende Ernährung (kein Fleisch, Käse, Kaffee, Cola...).
- Psychologische Betreuung zwecks Abbau der Ängste.
- Energetischer Aufbau des Körpers durch: Blockaden lösen, Nieren aktivieren.
- Reinigen der Leber, entschlacken, entsäuern, statt chemisch vergiften!
- Blutreinigung mit *Flor*Essence Tee, SOJALL-Apriko, Birkenasche-Extrakt*
- Korrektur des Blutspins (im Buch beschrieben).
- Konsum von mehr als 3 Gramm Vitamin-C pro Tag (Ascorbinsäure allein genügt nicht) - bei Prostatakrebs: Einnahme von *Saw Palmetto*, konsequente Entsäuerung.
- Kontrolle des Schlafplatzes und nötigenfalls Entstören desselben.
- Atemübungen und Möglichkeit zu entsprechendem Sport.
- Wasser trinken: Natürliches Quellwasser und nicht Soda, Schwarztee etc.
- Mineralstoffzugabe mit fermentierter *Braunhirse* und *MaKal*.
- Zahnkontrolle bezüglich Wurzelbehandlungen und Schwermetallen.

Pilzinfektionen

Symptomatik:
Fußpilz, Nagelpilz, Scheidenpilz, Rötungen an Körperstellen mit Juckreiz, Darmpilze, welche Blähungen verursachen, Hefepilze auf Lungen, die chronischen Husten und Auswurf erzeugen, Magenbrennen bei Genuss von z.B. Früchten, Müdigkeit tagsüber, unruhiger Schlaf, Nervenreizung, Überempfindlichkeit etc.

Ursache:
Übersäuerter Organismus, Pilzinfektion, Schwermetalle, Zahnamalgam, Immunschwäche, Antibiotika.

Vorgehen in Kürze:
Ernährung auf basebildend umstellen, Schwermetallausleitung durchführen, POWER-TENS-Therapie an betroffenen Stellen örtlich anwenden, Therapie des Unterleibs zusätzlich, Reinfektion vermeiden.

Allgemeine Hinweise bei Pilzbelastung:
Reaktionen des Menschen folgen unweigerlich den Naturgesetzen. Jeder Pilzsammler weiß, wo Pilze zu finden sind, nämlich da, wo der Boden die ideale Voraussetzung dazu bietet. Ideale Voraussetzungen sind Feuchtigkeit und ein saurer Boden. Diese Eigenschaften bietet vor allem der Waldboden. Bei einer Übertragung auf den Menschen ist Feuchtigkeit = Schweiß und Waldboden = übersäuerter Organismus. Möchten Sie Ihre Pilzprobleme äußerlich und innerlich beseitigen, ist Ihnen dringend geraten, Ihren sauren Organismus zielsicher in einen basischen Organismus umzuwandeln. Reduzieren Sie, oder verzichten Sie weitgehend auf tierische Eiweiße wie Fleisch, Milch, Käse, raffinierten Kristallzucker (= Futter für Pilze!), Süßigkeiten, raffiniertes Salz NaCl = Natriumchlorid, Kaffee.

Eine übersäuerte Ernährung erzeugt auch entsprechenden Körpergeruch, Schwitzen, übelriechender Fußgeruch mit begleitendem Schwitzen = Feuchtigkeit. Füße, welche in Socken oder Strümpfen und Schuhen lichtabgesondert sind, feucht und warm verweilen, bilden ideale Voraussetzungen für Fußpilze und Nagelpilze. Da eine absolute Keimfreiheit in ihrem Umfeld nicht möglich ist, liegt die Lösung des Problems in der **Veränderung des Milieus** Ihres Organismus, der **Hygiene** und der Behandlung mit der **POWER-TENS-Technik**. Mit sogenannten «Zappern» werden Sie kaum erfolgreich sein. Kontrollieren Sie Ihre Schwermetallbelastung und führen Sie nötigenfalls eine Ausleitung durch.

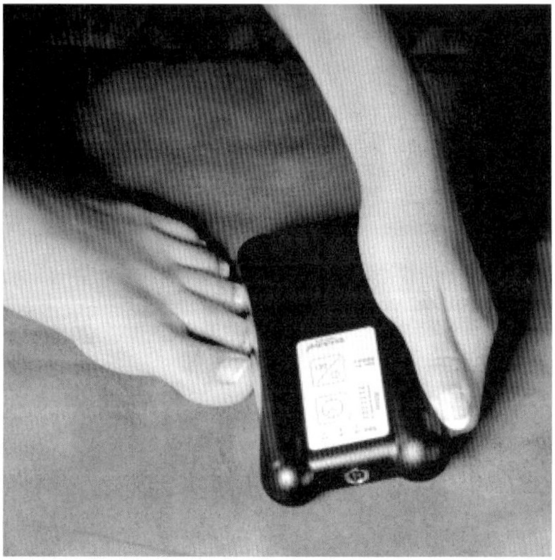

POWER-QuickZap / POWER-TUBE bei Pilzbefall:

Bei **Nagelpilz** eine Goldfläche vorne auf Zehen halten, andere Goldfläche in einer Handfläche, Timer z.B. auf 3-3-3 Minuten einstellen. Behandlung wiederholen / vor Behandlung Fußbad vorteilhaft.

Bei **Fußpilz** einen Handgriff unter Zehen legen, anderen Handgriff in eine Hand / auch Fuß zu Fuß behandeln. Timer jeweils auf etwa 3-3-3 Minuten einstellen.

Bei **Scheidenpilz** einen Handgriff direkt auf Scheide, anderen Handgriff in eine Hand. Timer ca. auf 5-5-5 Minuten einstellen. Der Unterleib wird auch in die Therapie einbezogen.

Die POWER-TUBE wird sinngemäß eingesetzt.

Bei **Hautpilzen** direkt auf befallene Stellen.

Eine gelegentliche periodische Präventivbehandlung kann sinnvoll sein.

Weitere hilfreiche Methoden zur Pilzbehandlung:

Öle: Tragen Sie verschiedene Öle auf die betroffenen Stellen auf.
Schwedenbittersalbe und *Rhizinusöl* sind sehr wirkungsvoll
Hagebuttenkernöl
Sonnenlicht und UV-Bestrahlung
PILZIN als natürliche Pilzbehandlung
«Meine Base» Basenbad zur Entschlackung nach Peter Jentschura
Salzbäder
Schwermetallausleitung, falls nötig

Anmerkung: Beim QuickZap, dem POWER-QuickZap und der POWER-TUBE sind auf Haut und Schleimhäuten keinerlei Hautverbrennungen zu erwarten, im Gegensatz zu handelsüblichen «Zappern» .

Produkte: Meine Base, Firma Orgon, Münster, Deutschland
Pilzin, Salzbad, Rampler Pro Natura GmbH, A-5110 Oberndorf
Schwedenbittersalbe (Ulmiana Pflergecreme), Gesundheitsversand A. Heine GmbH, 78609 Tuningen
Schwermetallausleitung (siehe entsprechendes Kapitel)

Prostataprobleme

Symptomatik:
Nachträufeln nach dem Wasserlösen, Probleme beim Wasserlösen allgemein, häufiges Aufstehen nachts zum Wasserlösen, Harnbrennen, Prostataerweiterung (Hyperplasie) bis Prostatakrebs etc.

Ursachen:
Bakterieller Befall der Urinwege, Schwermetallbelastung mit nachfolgender Pilzbelastung, Übersäuerung, hormonelle Veränderung (Testosteron), Mangel an Körperflüssigkeit, Nickelbelastung.

Vorgehen in Kürze:
Infektion mit POWER-TENS-Technik eliminieren, Partnerin auch wegen bakterieller Übertragung behandeln, Schwermetalle ausleiten, falls vorhanden, Ernährung basisch, Saw Palmetto einnehmen. Bei Prostatakrebs siehe auch unter «Krebs».

Traditionelle Behandlung:
Die ersten konventionellen Behandlungsmethoden für Hyperplasie sind Entwässerung mit Katheter, Oestrogen, Massagen und die Operation. Leider haben Ärzte und Patienten die Erfahrung gemacht, dass für diese häufig auftretende Erkrankung die Operation eine «Radikalmedizin» ist mit oftmals ungemütlichen Komplikationen. Zunehmend wünschen Patienten sanftere Methoden zur Lösung des Problems. Hyperplasie spricht gut auf eine Anzahl von Nährstoffen an wie z.B. Zink. Prostataoperationen bewirken fast ausnahmslos Impotenz!

Hinweise zu Prostata-Leiden:
Die muskulös-drüsige, etwa kastaniengroße Prostata umschließt ringförmig den Anfangsteil der Harnröhre zwischen Blasengrund und Beckenboden. Die Prostata sondert Flüssigkeit ab, die die Harnröhre schmiert und die Spermienbeweglichkeit steigert. Die Ausscheidungen der Prostata machen etwa 30 Prozent der Samenflüssigkeit aus. Nahezu 60 Prozent der Männer zwischen 40 und 60 Jahren haben eine vergrößerte Prostatadrüse. Dieser Zustand wird in medizinischen Kreisen als Hyperplasie = Zellvermehrung der Prostata, oder unkorrekterweise oft als Hypertrophie = Zellvergrößerung der Prostata benannt. Im Vergleich zwischen USA und Japan liegt die Sterberate bei Prostatakrebs in den USA 100 mal höher als in Japan. Es wird angenommen, dass Sojaprodukte - ein wichtiger Bestandteil der Ernährung der Japaner - einen positiven Einfluss auf die Verhütung von Prostataproblemen haben. Auch rotfleischige Früchte und Gemüse stehen im Zusammenhang mit weniger Fällen an Prostatakrebs. Zudem sind Erfolge erzielt worden mit der Einnahme von Sonnenblumen-

und Kürbiskernen. Symptome der Hyperplasie sind typisch und zahlreich, einschließlich erschwerter Harnentleerung, unterbrochener Schlaf (nocturia), häufiger Harndrang, unvollständige Harnentleerung, gelegentliches Brennen beim Urinieren, häufiges Harnträufeln und Verzögerung oder Unterbrechung des Harnstrahls, Blasenschmerzen.
Unbehandelte Hyperplasie kann fortschreiten und eine zweite Entzündung auslösen, was zu einer chronischen Prostatitis führen kann mit Symptomen wie Schüttelfrost und hohem Fieber.

Prophylaxe:
Da unser Boden Zinkmangel aufweist, müssen wir durch ausgewogene Ernährung für genügend Zinkzufuhr sorgen. Reich an Zink sind Nüsse, grünblättriges Gemüse, Bohnen, Erbsen, Zwiebeln, Linsen, Austern. Mit steigender Tendenz wird für die Behandlung auch Saw Palmetto eingesetzt. Saw Palmetto ist eine kleine Palme, die in den «West Indies» und an der atlantischen Küste der USA von North Carolina bis hinunter nach Florida heimisch ist. Die Beerenfrüchte der Pflanze enthalten ca. 1.5% eines nach Frucht riechenden Öls mit gesättigten und ungesättigten Fettsäuren. Ein Extrakt des Öls dieser Beeren produziert eine Substanz mit medizinischen Eigenschaften bei Prostataproblemen und ist auch als Prävention geeignet. Dieser fettlösliche Extrakt bewährt sich außergewöhnlich gut bei Hyperplasie sowie zur Anregung der Hodenfunktion und gegen Schleimhautentzündungen. Saw Palmetto ist auch empfehlenswert bei Hodenschwund, Sexmüdigkeit und Impotenz. Das Kraut ist auch wirksam für die Behandlung von Unfruchtbarkeit bei Frauen und unterstützt den Milchfluss. Saw Palmetto wird ebenfalls eingesetzt bei schmerzhaften Monatsbeschwerden. Aber bemerkenswert ist doch der erstaunliche Erfolg bei der Behandlung von Hyperplasie.

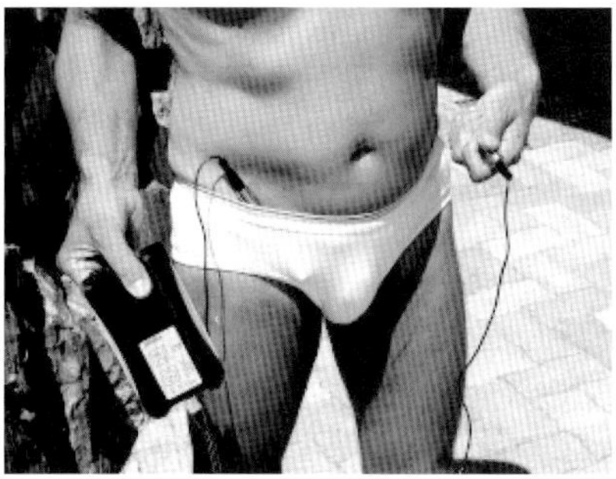

Bild links **POWER-QuickZap-Therapie:**
Zur Behandlung der Harnwegsinfektion ist auch die Partnerin wegen Übertragung von Erregern zu behandeln. Ein Handgriff wird nahe des Unterleibes - hier in der Leiste - plaziert. Den anderen Handgriff hält man in der gegenüberliegenden Hand. Nach Bedarf kann der eine Handgriff auch näher der Prostata liegen, z.B. zwischen die Beine an den Hoden anliegend.
POWER-TUBE sinngemäß einsetzen.

Pflanzliche Produkte: *Saw Palmetto*

Psychische Leiden aus toxischer Sicht

Symptomatik:
Verwirrtheit, Gereiztheit, Überempfindlichkeit, Schlafstörungen, Absenzen, Wutanfälle, Schreikrämpfe, Selbstmordabsichten, Drogenkonsum, Medikamentenmissbrauch, blaue, dunkle, runde Vorhöfe unterhalb der Augen...

Allgemein:
Neben den psychischen Leiden, deren Ursache in Wunden der Vergangenheit und in vielerlei anderen Gründen liegen, spielt die Giftstoffbelastung eine wesentliche Rolle. Da jedes psychische Leiden seinen Ursprung hat, muss es nicht als unveränderbares, endgültig abgesegnetes Schicksal gewertet werden. Psychische Erkrankungen sind an sich Sekundärleiden und Nebenerscheinungen, welche vielfach von Giftstoffen herrühren. Werden Psychopharmaka als Lösungsweg angewandt und die eigentlichen Ursachen des Problems nicht berücksichtigt, sind Dauerleiden und ein Verlust an Lebensqualität unumgänglich. Eine kontinuierliche Einnahme von starken Psychopharmaka könnte zu Selbstmord führen. Ebenfalls stellt man immer wieder eine zusätzliche psychische Belastung fest, wenn Patienten von starken chemischen «Heilmitteln» loszukommen versuchen, weil durch den Ausleitungsprozess große Mengen dieser Gifte wieder an die Oberfläche gelangen und entsprechende Wirkung auslösen. Oftmals gehen Patienten auf der Suche nach einer Lösung des Problems zu Psychiatern, welche sich selber erfolglos auf dem Suchpfad befinden. Ein einfühlsames Gespräch mit einer fachkundigen Person kann unter Umständen einen Teilerfolg bewirken, nicht aber eine endgültige Lösung darstellen, werden die eigentlichen Gründe vernachlässigt. Es gibt aber auch kritische Fälle, bei welchen eine «chemische Notbehandlung» unumgänglich ist, weil der natürliche Reinigungsprozess seine Zeit in Anspruch nimmt. Nach dieser Notbehandlung sollten unbedingt naturheilkundlich Gifte ausgeleitet werden. Speziell die Nieren und die Leber sind zu reinigen und zu aktivieren. Machen Sie eine Haaranalyse.

Psychische Erkrankungen haben fast immer einen Zusammenhang mit Giftstoffen im Körper und folgende Fragen sollte man sich stellen:
- Wie lange besteht das Problem?
- Ist eine Zunahme des Problems, z.B. der Reizbarkeit zu erkennen?
- Ist eine zyklische Zunahme und Abnahme (Intervalle) des Problems festzustellen?
- Wie ernährt sich der Patient: basisch oder säurebildend?
- Verfügt die leidende Person über Zahn-Amalgamplomben?
- Ist der Schlaf unruhig und ist tagsüber eine chronische Müdigkeit feststellbar?
- Wieviel reines Wasser trinkt die Person? Was wird vorwiegend getrunken?
- Ist die Leber gereinigt und energetisch voll aktiv?
- Sind Kreuzschmerzen und eine mangelnde Leistung der Nieren festzustellen?

Eine der Hauptursachen von psychischen Erkrankungen sind sicher die Schwermetallbelastungen, aber auch andere Umweltgifte in Nahrung, Luft und Wasser. Schwermetalle bewirken eine Pilzbelastung und zwangsläufig einen Abbau der schützenden Schleimhäute und der Schutzschichten um die Nerven. Man könnte sich dabei sinngemäß vorstellen, dass das Nervensystem äußeren Einflüssen schutzlos ausgesetzt wird. Es werden folglich negative aber auch positive Vorkommnisse zu sensibel empfunden. Sinngemäß kann man sich ein Berühren eines heißen Gegenstandes mit, oder ohne Handschuh vorstellen. Während sich der heiße Gegenstand mit Handschuh angenehm anfühlt, kann eine ungeschützte Berührung mit der Haut Schmerzen verursachen. Wie wäre es erst, wenn eine Berührung des heißen Gegenstandes mit einer geschürften Haut stattfände? Wie Sie daraus entnehmen, ist der Zustand der körperlichen Verfassung entscheidend, wie man sich gegen äußere Einflüsse, in unserem Fall vor Giften im Körper, schützen kann.

Während bei Giften einerseits die Reizbarkeit des Nervensystems zunimmt, kann andererseits eine Leistungsreduktion der Leber und der Nieren verheerende Folgen nach sich ziehen: Der Organismus kann demzufolge Giftstoffe nicht mehr genügend ausscheiden. Es lagern sich stets neue unausgeschiedene Gifte an und verschlimmern Schritt für Schritt das Geschehen. Chemische «Heilmittel» bilden eine zusätzliche Vergiftung des Körpers und können nicht die Lösung sein! Eine kontinuierliche gedankenlose Einnahme von z.B. Schlaftabletten, ohne herauszufinden, was der eigentliche Grund von Schlafstörungen ist, bewirkt eine schleichende Vergiftung des Körpers und macht von Tabletten abhängig. Es ist eine radikale Entgiftung des Organismus durchzuführen:

Maßnahmen zur Entgiftung:
- Schwermetallausleitung
- Zahnsanierung, erst nach 3-monatiger Schwermetallausleitung
- Entsäuerung des Körpers - mit entspr. Nahrung und fermentierter Braunhirse
- Mind-Trac zur Hirnentgiftung
- Basen-Bäder nach Peter Jentschura «Meine Base»
- Erhöhen des Wasserkonsums mit reinem Leitungswasser
- Kontrolle des Schlafplatzes auf Störzonen
- Energetisierung der Nieren / Juni Pars
- Leberreinigung mit «Operation Gallensteine» / *Barberry LG*
- Elektrosmog verhindern, Handys weit weg vom Körper, Blutspin korrigieren
- Keine durch Mikrowellen erhitzte Nahrung essen (Achtung in Restaurants!)
- Behandlung mit der POWER-TENS-Technik schrittweise steigern, da aufgewirbelte Gifte eine zusätzliche Belastung erzeugen können.

Rheuma

Symptomatik:
Gliederschmerzen örtlich begrenzt oder oftmals am ganzen Körper, Zahnschmerzen, Einschränkung der Beweglichkeit von Gelenken, Muskelschmerzen, Muskelverkrampfungen etc.

Abhilfe in Kürze:
Entsäuerung und Entgiftung des Organismus, ORGON-Basenbäder, Erreger mit POWER-TENS-Technik eliminieren, viel Quellwasser trinken, auf tierische Eiweiße verzichten, Nieren aktivieren und Leber reinigen, Lymphdrainage durchführen, Schwermetalle ausleiten, Mineralstoffe zuführen...

Allgemein:
Bei allen rheumatischen Leiden muss mit einer Unterfunktion der Nieren, der Leber und einer bakteriellen und / oder parasitären Belastung gerechnet werden. Eine eingeschränkte Herztätigkeit ist oftmals eine Begleiterscheinung, durch deren Unterfunktion Ablagerungen ungenügend ausgeschieden werden. Bei allen rheumatischen Leiden stellt man eine Ablagerung von Schlacke und Giftstoffen fest. Selbst Schwermetalle alleine können schon rheumatische Symptome auslösen. **Der hauptsächlichste Grund des Leidens ist und bleibt aber die eigentliche Übersäuerung, wo immer diese auch herrührt.** Die allerwichtigste Bedeutung fällt der falschen Ernährung mit tierischen Eiweißen zu, da diese die Grundlage von Rheuma bilden. Tierische Eiweiße wie Fleisch, Eier, Milch stehen mit dem menschlichen Organismus in Disharmonie. Jeder Körper - ob er will oder nicht - lehnt diese Eiweiße ab. Es entsteht bei dessen Konsum eine Art unterschwellige Allergie, welche der Körper mit einer Entgiftung und somit Belastung der Ausscheidungsorgane und Entgiftungsorgane beantwortet. Pflanzliche Eiweiße hingegen sind außerhalb des disharmonischen Bereiches des Verdauungssystems und werden ohne Probleme verwertet. Giftstoffe und tierische Eiweiße werden vom Organismus in Form von Schlacke überall deponiert und übersäuern diesen. Knochenabbau, Arthrose, Osteoporose sind die Antwort auf diesen degenerativen Prozess. Der Körper verwandelt sich mehr und mehr in den Zustand eines überdüngten Biotopes, in welchem sich allerlei Mikroben genüsslich tummeln. Der mikrobiologische Befall wiederum verstärkt die Übersäuerung zunehmend und macht das Problem noch schlimmer. Säure im Körper wird durch Kalk gelöscht und diesen findet man überall in den Knochen und speziell in der Wirbelsäule. Ein schier unwiderruflicher Abbau des Knochensystems ist die fatale Folge eines übersäuerten Organismus, oft begleitet mit Mangel an Mineralstoffen, ohne diese ein Ausgleich des Säure-Basenhaushaltes nicht erreicht werden kann.

Lösungsvorschlag:
Stellen Sie die Ernährung von tierischen auf pflanzliche Eiweiße um, d.h. essen Sie mehr Gemüse und Früchte. Verzichten Sie auf Kaffee, Cola und Schwarztee. Verweigern

Sie womöglich alle chemischen «Heilmittel» und trinken Sie genügend Quellwasser. Es kann vorkommen, dass Patienten während der Therapie Ansammlungen von Wasser in den Beinen feststellen, was auf eine Schwäche des Herzens hindeutet. Dem Herzen kann durch Energietechniken und durch Einnahme von Weißdorntropfen und Weizenkeimöl geholfen werden. Beim Verzehren von Früchten kann Magenbrennen entstehen, wenn schwermetallbedingte Pilze die Magenschleimhaut geschädigt haben. Für Rheumakranke können Basenbäder nach Peter Jentschura («Meine Base») dienlich sein, denn diese Bäder beschleunigen den Ausscheidungsprozess von Giftstoffen und Schlacke wesentlich. Bei Schwermetallbelastung ist eine Ausleitung sehr hilfreich. Selbst unbemerkte Zahninfektionen können rheumatische Reaktionen hervorrufen. Zahninfektionen lassen sich mit der POWER-TENS-Technik durch Auflegen an die Wange beheben (siehe Kapitel Zähne). Eine Zahnsanierung ist nach Bedarf durchzuführen. Mehrmalige Reinigung der Leber durch Ausscheiden der Gallensteine (Video «Operation Gallensteine») und Aktivieren der Nieren ist eine weitere Voraussetzung für einen Erfolg. Die kontinuierliche Einnahme fermentierter Braunhirse mit MaKal als ideale Nahrungsergänzung ist in jedem Fall von großem Nutzen.

Produkte:

- *Schwermetallausleitung* siehe entsprechendes Kapitel
- *Ferment. Hirse / Hirso* oder *Royal* und *Glucosamin & Chondroitin* bei Arthrose
- *Barberry LG* Leberreinigung, siehe auch *«Operation Gallensteine»*

Anwendung von POWER-QuickZap und POWER-TUBE:

Die Elimination von Erregern mit den Geräten kann anfänglich während einigen Tagen vermehrt Komplikationen verursachen, weil zum bereits vorhandenen Körpergift und der Schlacke noch das Gift der eliminierten Erreger hinzukommt. Zusätzliche Schmerzen und geschwollene Glieder sind oftmals bei Therapiebeginn festzustellen und speziell dann, wenn anfänglich die Therapiezeit zu lang angesetzt wurde. Es empfiehlt sich deshalb, bei fortgeschrittenem Alter mit anfänglich kurzen Therapiezeiten zu starten. Dabei soll genügend Quellwasser vor und nach der Behandlung getrunken werden. Täglich werden dann die Therapiezeiten in Minutenschritten gesteigert. Therapieren Sie immer auch gelegentlich Ihren Kopf durch Auflegen des Gerätes auf eine Wange, um dort oft vorkommende Infektionsherde auszumerzen. An den Wangen genügen bei POWER-QuickZap und POWER-TUBE Therapiezeiten in der Größenordnung von 3-3-3 Minuten.

Bei Rheuma kann man die Geräte direkt mit der Goldseitenfläche resp. dem Therapiekopf am Körper ansetzen, oder mit Kabel und den Handgriffen arbeiten. Jedenfalls ist immer zusätzlich eine Unterleibsbehandlung «Leiste-Hand» einzubeziehen.

Stimmprobleme

Symptomatik:
Heiserkeit, Austrocknung der Atemwege, chronische Halsschmerzen, Sinusitis, Müdigkeit der Stimme, starke Schleimbildung...

Gründe dazu:
Physisch bedingte Stimmprobleme werden speziell beim Singen durch falsches Positionieren des Tones hervorgerufen. Beim Sprechen wird die Stimme vorwiegend hinten im Hals angesetzt und man spürt dabei die Vibration durch sanftes Auflegen der Finger auf den Kehlkopf. Beim Singen hingegen sollte die Stimme ganz vorne oben im gespannten Gaumen angesetzt werden. Der Unterkiefer hängt dabei ganz locker nach unten und die intensive Schwingung des Gesangs benützt den Mund als «Resonanzkasten». Wird der Resonanzpunkt fälschlicherweise am Kehlkopf angesetzt, ist ein Reizhusten oder Heiserkeit üblich. Man hört speziell in Laienchören zwischen den Darbietungen oft Husten und Räuspern. Die größten Feinde der Stimme sind Pilzbelastungen, Infektionen, Austrocknung der Schleimhaut, oder verschleimende Getränke. Milch hat stark verschleimende Wirkung und sollte vor und während des Singens gemieden werden. Auch sonstige verschleimende Nahrung wie Eier, Fleisch, Käse, Zucker und Weißbrot etc. verursachen den Drang zum Räuspern oder Husten mit oftmals Auswurf. Eine Austrocknung der Stimme hat ihren Ursprung nicht ausschließlich beim Wassermangel. Handelt es sich um eine chronische Erscheinung, liegt der Verdacht eher bei einer schwermetallbedingten Pilzbelastung der Atemwege und folglich auch des ganzen Organismus. Die Pilze schädigen die schützenden Schleimhäute, bauen diese ab und trocknen sie aus. Chronische Heiserkeit, Hals- und Stimmprobleme deuten fast immer auf eine Schwermetallbelastung hin, welche es abzuklären gilt. Auf seltenere Gründe von Stimmproblemen wie Verwachsungen und Knötchen auf den Stimmbändern sowie Polypen, kann jetzt nicht näher eingegangen werden. Diese Probleme sind doch fast immer durch die bereits genannten Reizungen ausgelöst, oder zumindest begünstigt worden.

Lösungsvorschläge:

- Schwermetallausleitung, falls notwendig
- POWER-TENS-Technik bei Infektionen
- POWER-TENS-Technik lockert die Stimme
- genügend Wasserkonsum ohne Kohlensäure
- Stimmtraining oder Gesangsunterricht
- Vor Gesangsauftritt leise oder kaum sprechen
- verschleimende Nahrung & Getränke meiden
- Heidelbergers 7-Kräuter Stern zur Entschleimung

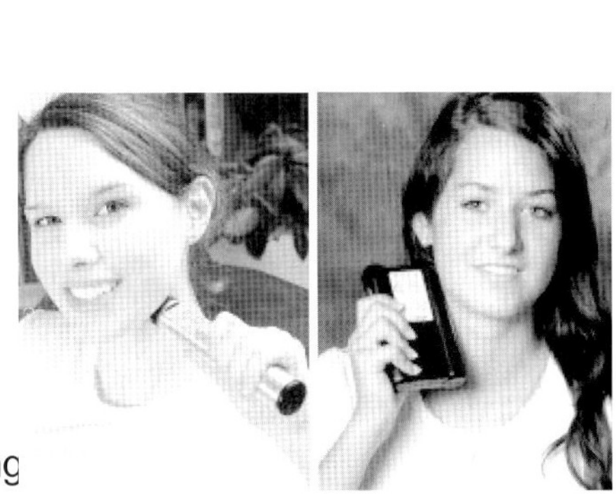

Wirbelsäule - Rückenbeschwerden

Symptomatik:
Bandscheibenvorfall, Verkrümmung des Rückens, Rückenschmerzen, Kreuzschmerzen, Wirbelverschiebungen, Ischiasbeschwerden, Osteoporose...

Ursache:
Überbeanspruchung, Wassermangel, ungeeigneter Schlafplatz, mangelnde Bewegung, Nierenleiden, Schwermetallbelastungen, ungeeignetes Schuhwerk...

Allgemein:
Bei der Wirbelsäule handelt es sich offenbar um eine Säule, die wirbelt. Sie unterliegt dem Naturgesetz der Triologie, dem Gesetz von Gravitation und Levitation. Es fließen demnach Energien von oben nach unten und umgekehrt. Zur Erhaltung des Organismus ist ein ungehinderter Energiefluss notwendig. Energieblockaden in der Wirbelsäule verursachen an den entsprechenden Punkten Schmerzen und haben als Langzeitwirkung degenerative Eigenschaften.

Auch Schwäche in den Beinen ist vielfach eine Folge davon. Als extremes Beispiel kann Multiple Sklerose aufgeführt werden. Energieblockaden müssen nicht immer als Rückenschmerzen erkennbar sein. Diese Blockaden können erst viele Jahre später beispielsweise als Nierenschwäche oder Herzschwäche scheinbar zusammenhanglos auftreten. Solche Zusammenhänge werden in der klassischen Medizin nur sehr selten erkannt. Die Gründe von Blockaden im Rücken sind sehr vielfältig. Die häufigsten Rückenleiden sind Kreuzschmerzen und die Ursachen werden fälschlicherweise fast ausschließlich dem Rücken, statt dem Nierenproblem zugeschoben.

Es soll hier insbesondere auf die Wichtigkeit und Empfindlichkeit der Nieren hingewiesen werden. Unsere linke Niere als «emotionales» Organ reagiert außerordentlich stark auf alltägliche Probleme im Zusammenhang mit Partnerschaft, also auf Probleme in der Ehe, mit Kindern, Nachbarn, Verwandten, auf Todesfälle in der Familie, der Verwandtschaft, bei Freunden etc. Unsere rechte Niere als «rationales» Organ reagiert hingegen analog bei materiellen Ereignissen wie, Finanznöte, Kündigungen, Arbeitslosigkeit usw. Die jeweilige Niere verursacht zusammen mit der gegenüberliegenden Hirnhälfte eine Blockade, welche nur schwerlich wieder zu lösen ist. Diese bei Patienten häufig vorkommenden Nierenreaktionen können Jahre zurückliegen und auf diese Weise langsam Degenerationen im Kreuz verursachen. Dies wird fälschlicherweise als eigentliches Rückenproblem interpretiert. Falls Sie in der Lage sind, mit Pendel, Tensor oder Feder Energiezustände zu messen, prüfen Sie auch den Zeitpunkt, wann die eine oder die andere Niere energetisch auf Null gefallen ist. Beobachtet wurde nach jahrelangen Messungen, dass viele Menschen Energiemangel auf einer der beiden Nieren hatten. Energiemangel auf beiden Nieren kam sehr selten vor.

Sind beide Nieren einigermaßen gleichmäßig energetisiert, liegen aber parallel unterhalb 100 Prozent, so muss mit einer Beeinflussung durch Wassermangel, Infektionen, ungeeigneten Schlafplatz d.h. Energiemangel an der Schlafstelle etc. gerechnet werden.

Wenn eine Nierenenergie mit 0 Prozent gemessen wird, heißt es nicht, dass die Niere abgestorben ist. Sie ist zwar vorhanden, hat aber einen 100 prozentigen Energiemangel, den man mit Energietherapien behandeln kann.

Merken Sie sich auch Punkte entlang der Wirbelsäule und suchen Sie den Punkt, wo die Energie plötzlich aufhört zu fließen. So kann man den Ort lokalisieren, wo der Schmerz im Rücken liegt.
Verspannungen im Rücken, welche nicht stationär sind, sondern «wandern» und die sich wie verspannte Klumpen anfühlen, haben ihre Ursache oft bei Vergiftungen und auch bei Schwermetallbelastungen.

Wassermangel verursacht eine vorzeitige Degeneration der Bandscheiben. Wasser gehört zu den wichtigsten Trägern der Rückenbelastungen. Wasserpolster dämpfen auf wundersame Weise Schläge auf die Bandscheiben. Ausgetrocknete Bandscheiben schlagen bei jedem Schritt wie Bretter aufeinander, während ein flüssigkeitsgesättigter Rücken Schläge wie ein weiches Kissen abfängt.

Eine «Bewässerung» der ausgetrockneten Wirbelsäule kann nicht in kurzer Zeit erfolgen. Die vermehrte Wasseraufnahme fällt wie ein Gewitterregen auf ausgetrockneten Boden, der augenblicklich wegrinnt. Die Flüssigkeit wird sich erst allmählich bei genügender Bewegung in der Wirbelsäule und den Bandscheiben befinden. Bei älteren Leuten braucht ein solcher Vorgang Jahre. Beginnen Sie also frühzeitig, damit Ihnen die Zeit nicht zu knapp wird.

Infektionen durch Viren, Bakterien und Parasiten sind in der Lage, in der Wirbelsäule starke Schäden im Nervensystem anzurichten. Bei Multiple Sklerose spielt dieser Faktor eine entscheidende Rolle. Mit POWER-TENS-Geräten hat man solche Belastungen recht gut im Griff. Legen Sie einen Pol (Handgriff) parallel zur Wirbelsäule, während Sie den Gegenpol mit einer Hand halten. Variieren Sie täglich die Position im Rücken.

Giftstoffe verursachen im Rücken eher rheumatische Erscheinungen, welche als Rückenschmerzen festzustellen sind. Diesem Problem kann man mit der

Erhöhung der Wasserzufuhr, einer Schwermetallausleitung, Entgiftung, Entsäuerung und der Energetisierung der Nieren und der Leber entgegenwirken. Eine periodische Leberreinigung ist für Erwachsene zu empfehlen!

Ischiasschmerzen haben vielfach den Ursprung in einer durch Gifte und Schwermetalle verursachten rheumatischen Erkrankung, jedoch ganz speziell bei Wassermangel. Genügend Wasser im Körper verdünnt und verteilt Gifte und kann diese auch besser auswaschen.

Reines Quellwasser dient ausgezeichnet als Transportmittel zum Ausschwemmen von Giften. Bei solchen Leiden ist es empfehlenswert, vor dem Schlafengehen ungefähr einen halben Liter reines Wasser zu trinken. Überraschenderweise muss man meist nachts dann nicht aufstehen, um Wasser zu lösen und man fühlt sich sofort viel besser.

Hilfreiche Methode bei Ischiasschmerzen

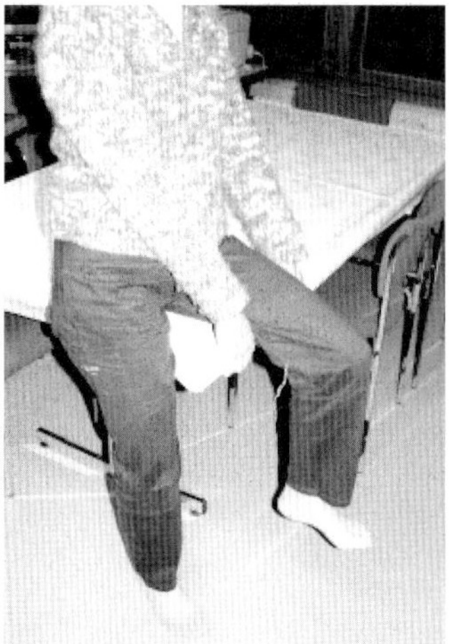

Wie abgebildet auf den Tischrand sitzen, Tischkante Mitte Oberschenkel, Knie- und Fußgelenk bilden je einen 90° Winkel, beide Hände halten Tischblatt fest, Oberkörper aufrecht, einschnaufen und versuchen, das Tischblatt hochzuziehen, während man mit dem Fuß versucht, senkrecht auf den Boden zu stehen. Atem anhalten, ein paar Sekunden ziehen, halten und dann langsam mit Ausatmen loslassen.
Einige Male wiederholen und dann die Seite wechseln. Sie werden weder das Tischblatt hochziehen, noch mit dem Fuß zum Boden kommen. Die Spannung und Entspannung der Muskeln ist wichtig.

Chi-Machine

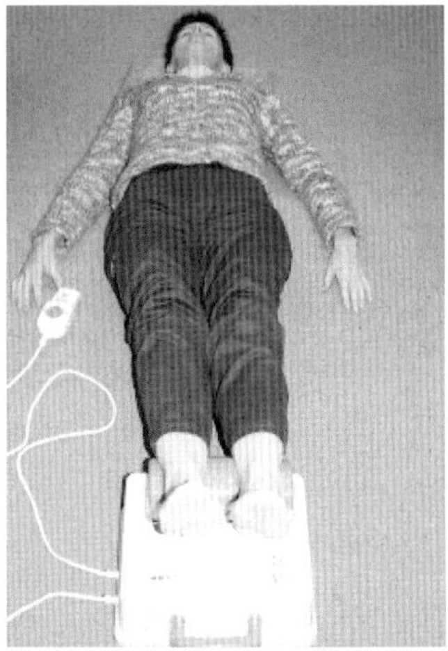

Die CHI-Machine schwingt die Wirbelsäule waagrecht hin und her, analog der Bewegung eines Fisches im Wasser. Auf diese Weise dringt Wasser in die Wirbelsäule.
Zirkulationsfördernd, Sauerstoffzufuhr, Stabilisierung des Nervensystems, Lösung von Muskelverspannungen, neue Lebensenergie, bringt die Lymphe in Bewegung.

Buch:
Mit der Chi-Machine zu neuer Lebenskraft,
G. A. Ulmer Verlag, ISBN 978-3-932346-39-2

Zahnprobleme

Symptomatik:
Karies, Zahnfleischschwund, Zahnfleischbluten, Zahnschmerzen, Rheuma, Zahnstein, Zahnausfall, Müdigkeit, Schwindel, Ohreninfektionen etc.

Ursachen:
Mangelnde Zahnpflege, Infektionen durch Nahrung, durch verkeimtes Wasser, defekte Plomben, Schwermetallbelastung durch Amalgam und speziell bei verschiedenen Metallkombinationen der Zahnfüllungen wie Gold und Amalgam (Kombination von Titan und Gold ist nicht als kritisch zu bewerten), Infektionen im Wurzelbereich, mangelhafte Ernährung und Mineralstoffmangel etc.

Allgemein:
Der Mund und die Nase gehören zu den empfindlichsten Aufnahmebereichen von Infektionen bzw. Krankheiten. Die Übertragung von Krankheitserregern von Mund zu Mund, durch verunreinigtes Wasser, Speisen, Staub etc. geschieht viel häufiger als angenommen. Unsere Zähne sind allen möglichen Organen und Körperteilen zugeordnet. Entsprechende Problemzähne belasten in der Folge auch die korrespondierenden Organe. Man weiß heute, dass ein wurzelbehandelter Zahn in seinem Wurzelbereich sogenannte «aerobe», also sauerstoffatmende Bakterien erzeugt, welche dann zu «anaeroben» Bakterien mutieren, zu solchen, die ohne Sauerstoff zurechtkommen. Diese belasten dann das entsprechende Organ derart, dass sich dort Krebs entwickeln kann.
Zudem sind Zähne sowie auch Haare und Fingernägel unsere Mineralstoffdepots, die sich bei einem übersäuerten Organismus schneller abbauen. Die Ursache für wacklige Zähne oder Zahnausfall kann da ihre Ursache haben. Zahnplomben oder Zahnprothesen aus verschiedenen Metallen sind insofern kritisch, als dass diese ähnlich wie bei einer Batterie, einen galvanischen Prozess auslösen und folglich einen unkontrollierten Metalltransport im Körper verursachen. Die dabei entstehenden freien Radikale verursachen eine Metallbelastung des Organismus, schwächen das Immunsystem und begünstigen unausweichlich eine Pilzbelastung. Dauernde Müdigkeit, zunehmende Nervosität, Schleimhautaustrocknung, unruhiger Schlaf, rheumatische Erscheinungen und Entzündungen sind nur einige von vielen schmerzlichen Folgen einer solchen Belastung. Entscheiden Sie sich für Goldfüllungen, empfehle ich ein Austesten der Materialien auf Verträglichkeit. Jede Metall-Zahnfüllung und jedes Implantat ist immer ein Kompromiss, was auch für Kunststoffplomben Gültigkeit hat. Verzichten Sie also auf Zahnfüllungen mit verschiedenen Metallen und ganz konsequent auf Amalgamfüllungen. Zahnreparaturen mit Amalgam sind nach heutigen Erkenntnissen durch die auftretenden Schwermetallbelastungen

eine ernste gesundheitliche Schädigung. Eine Entfernung der Amalgamplomben bedeutet nicht gleichzeitig ein Ausleiten der Schwermetallbelastung aus dem Körper. Vor einer Sanierung sollte immer eine teilweise Schwermetallausleitung angesetzt werden, weil beim Ausbohren der Amalgamplomben eine Zusatzbelastung durch Schwermetall auftreten kann, was fatale Folgen mit sich bringt. Lesen Sie dazu das Kapitel «Schwermetallausleitung» .
Entzündungen und Vereiterungen im Zahnwurzelbereich können unabsehbare Reaktionen auslösen, die nicht immer sofort erkannt werden. Man glaubt, mit einem eventuellen Zahnverlust sei das Problem beseitigt.
Gewöhnliches Zähneputzen genügt da nicht mehr. Bakterien sammeln sich zwischen Zahnfleisch und auch unter den Zähnen an. Diese können kaum mit der Zahnbürste entfernt werden. Eine zusätzliche Reinigung mit Zahnseide zwischen den Zähnen im Bereich des Zahnhalses, also unterhalb des Zahnfleisches, ist unbedingt erforderlich. Zähne, welche keinen durch Zahnausfall bedingten Zahn vis-à-vis haben, unterliegen keiner sogenannten Selbstreinigung durch Kauen. Diesen Zähnen sollten Sie spezielle Aufmerksamkeit schenken. Bakterien betätigen sich speziell während dem Schlaf, da Ruhe im Mund eingekehrt ist. Um dieser Wucherung während der Nacht entgegenzuwirken, ist eine nächtliche Behandlung mit Zahnpuder nach Dr. Christopher empfehlenswert.

Lösungsvorschläge:
Elimination der Erreger durch Anwenden der POWER-TENS-Geräte auf die Wange. Vorzugsweise beide Wangen therapieren und Dosierung der Therapiezeit dem Alter, der Tageszeit und der Fähigkeit zum Ausscheiden (Wasserkonsum, Beweglichkeit) anpassen. Gründliches Reinigen der Zähne mit Zahnbürste und Zahnseide, mindestens vor dem Schlafengehen, ist Voraussetzung. Wenn Sie von Zahnseide nicht überzeugt sind und deren Nutzen unterschätzen, oder gar lästig finden, machen Sie doch mindestens einmal den Versuch, zwischen zwei unzugänglichen Zähnen die Zahnseide einzusetzen. Diese Bereiche finden Sie vorwiegend bei den hinteren Stockzähnen. Führen Sie die Zahnseide zwischen zwei Zähne, dann sachte unter das Zahnfleisch am Zahnhals. Bewegen Sie den Faden durch Hin- und Herziehen langsam hinunter und hinauf. Dann halten Sie den Faden unter die Nase. Möglicherweise kann es so fürchterlich riechen, dass Sie fortan ohne die Zahnseide nicht mehr leben wollen. Für viele ist das ein schockierendes Ereignis und man fragt sich dann: Wie konnte ich nur so lange derart unhygienisch sein. Verwenden Sie niemals Zahnpaste mit Fluor, denn dieses Gift macht gefügig und verursacht Schädigungen des Nervensystems, welche erst Jahre danach auftreten können. Das Verteilen von chemisch erzeugten Fluortabletten an Schüler ist unverantwortlich.

Auch Aspartam als künstlicher Süßstoff ist für den Körper schädlicher, als Zucker für die Zähne!

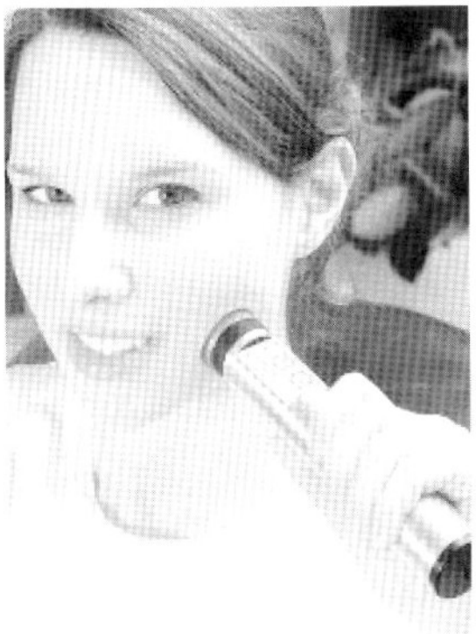

Anwendung der
POWER-TUBE

POWER-TUBE und
POWER-QuickZap-Anwendung:
Geräte wie abgebildet an die Wange halten, worunter die schmerzende Stelle, oder ein Infekt in Zähnen oder Kiefer vermutet wird. Vorteilhafterweise sind beide Wangen zu therapieren. TIMER-Dosierungen von 3-3-3 Min. genügen meistens. Die Therapie sollte nach Erreichen des Normalzustandes noch dreimal so lange weitergeführt werden. Ohrenschmerzen haben oft den Ursprung bei Zahninfektionen.

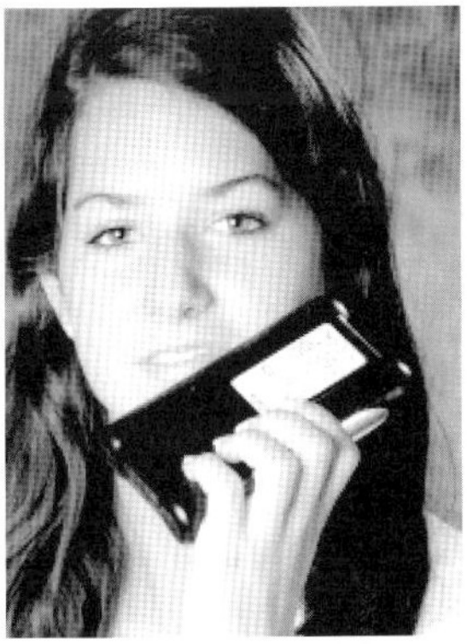

Anwendung des
POWER-QuickZap

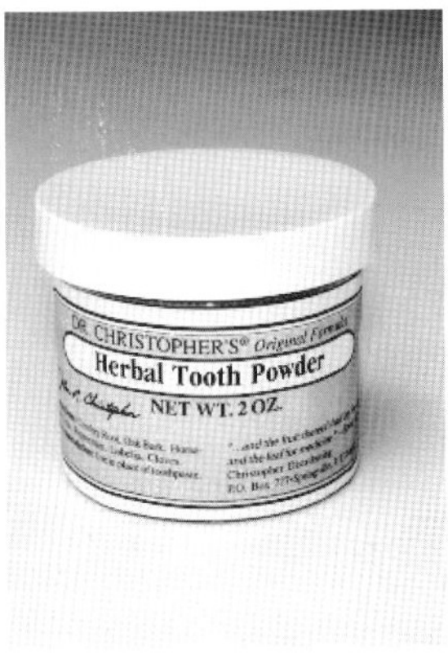

Zahnpuder nach Dr. Christopher:
Die Anwendung des Zahnpuders nach Dr. Christopher scheint nach vielen Erfahrungen erfolgversprechend. Etwas Zahnpuder wird vor dem Schlafengehen auf die Hand gegeben. Man gibt einige Tropfen Wasser dazu und mischt den Puder zu einem Teig. Diesen Teig kann man dann auf der Vorderseite der Zähne zwischen die Zahnzwischenräume streichen und über Nacht da belassen. Am Morgen wird der Mund ausgespült. Auf diese Weise ist ein Entstehen von Karies kaum möglich, weil der Zahnpuder eine desinfizierende Wirkung hat.

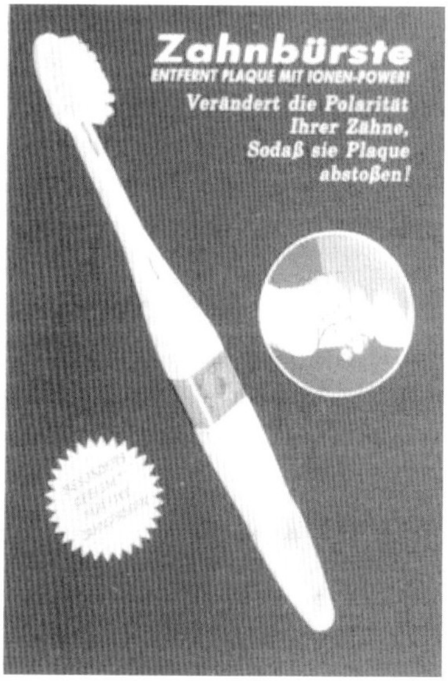

IONIC hyG Zahnbürsten
arbeiten nach dem Prinzip, dass jedes Element eine positive oder eine negative Ladung besitzt. Das wird als Polarität bezeichnet. Teile mit gegensätzlicher Polarität werden voneinander angezogen. Das ist auch der Grund, warum positiv geladener Zahnbelag (+) hartnäckig auf den negativ geladenene Zähnen (-) haftet. Beim Putzen mit der Ionic-Zahnbürste verändert ein ständiger Fluss von positiven Ionen (+) von einer Lithiumquelle die Ladung der Zähne. Dadurch wird Zahnbelag leichter und natürlich entfernt.

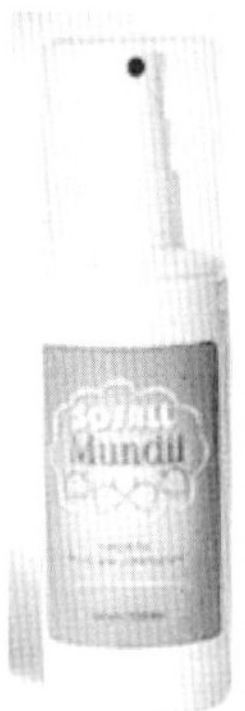

Anolin und Mundil zur Desinfektion & Hygiene:
Anolin wirkt bei Zahnfleischbluten und -Infektionen und im vorliegenden Fall im Bereich des Mundes ausgezeichnet. Anolin - in kleinen Sprühflaschen erhältlich - können Sie direkt in den Mund sprühen, sogar auf offene Wunden. Bei diesem Mittel handelt es sich nicht um ein chemisches Produkt und es sind keine Nebenwirkungen zu erwarten. Während **Anolin** ein Desinfektionsmittel für generelle Anwendungen ist, wird **Mundil** speziell für die Mund- und Zahnpflege angewendet.

Produkte:
TOOTH-POWDER, Zahnpuder nach Dr. Christopher
POWER-QuickZap und POWER-TUBE
Zahnseide und Zahnpasten ohne Fluor
Apfelessig zur Mundspülung
MUNDIL Mundwasser und ANOLIN Desinfektionsmittel
Natursalz für Spülen mit Natursole (Salzwasser)
IONIC hyG Zahnbürste verändert elektrisch die Polarität der Zahnoberfläche und stößt Plaque ab.

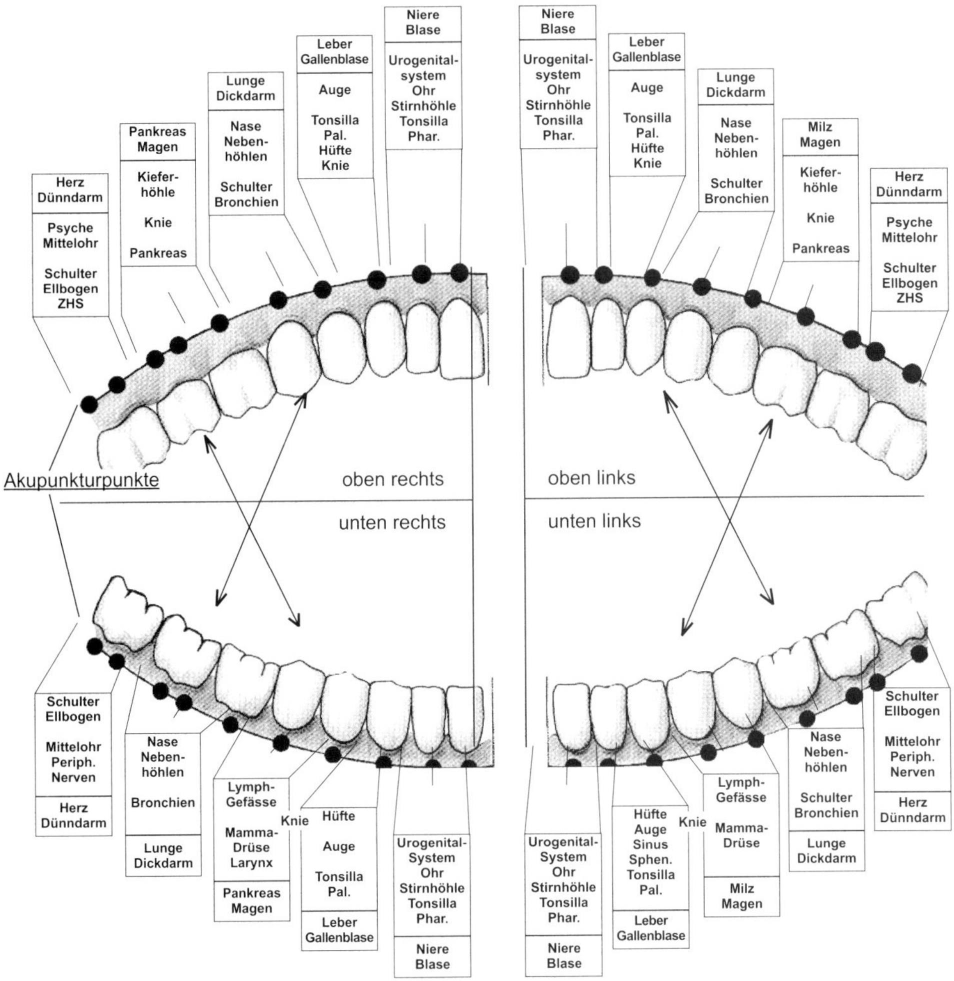

Zähne - Akupunktur-Punkte und ihre Zusammenhänge mit den Organen:
Aus der obigen Skizze können Sie die zu den Zähnen gehörenden Akupunktur-Punkte und eine mögliche Beeinflussung auf irgend einen Punkt in Ihrem Körper ermitteln. Jetzt wird klar, wieso ein kranker Zahn den ganzen Körper krank machen kann und warum ein wurzelbehandelter Zahn mit gewissen Risiken behaftet ist. Es empfiehlt sich deshalb eine geeignete Zahnpflege und eine periodische Therapie mit der POWER-TENS-Technik, um vor allem Erreger im Wurzelbereich der Zähne auszuschalten. Ein gezogener Zahn ist nicht zwangsläufig ein behobenes Problem. Eine Infektion im Wurzelbereich kann sich über Jahre halten und fast unbemerkt großen Schaden irgendwo im Organismus anrichten, ohne dass man sofort einen eindeutigen Zusammenhang erkennen kann.

Der POWER-QuickZap auf den Philippinen

Martin Frischknecht berichtet: „Mein Wunsch war es immer, einmal nach meinen eigenen Gesichtspunkten naturheilkundlich in einem Spital unter ärztlicher Aufsicht wirken zu können. Da dies in unserer westeuropäischen Krankenindustrie nicht denkbar ist, wurde ich wie durch ein Wunder in ein Spital nach Manila gerufen. Das war im September 2002, als mich das Ehepaar Lito & Gloria Villaluz in die Lourdes-Klinik nach Manila führten, wo ich unter interessierter Beobachtung des dort bekannten Arztes Dr. De La Cruz arbeiten konnte. Zur Anwendung kamen Diagnosen mit Kinesiologie, mit Tensor, Feder und Pendel sowie Beurteilung der Patienten mittels Pathophysiognomie, also Analyse des gesundheitlichen Zustandes mittels der Antlitzdiagnose. Meine Zusammenarbeit mit Dr. De La Cruz war sehr herzlich und keinerlei getrübt durch Misstrauen oder Neid. Was mich sehr beeindruckte war die Feststellung, dass sich Philippinos nicht erst Fragen stellen wie: muss man denn an den POWER-QuickZap glauben? Haben Sie denn Beweise? Gibt es wissenschaftliche Studien? etc. Die Patienten ließen sich dankend beurteilen und behandeln und siehe da, das Resultat war auch für mich überwältigend: 90 Patienten konnten nach 4 Tagen entlassen werden und es blieben von 100 Testpersonen gerade noch 10, welche noch einige Tage nachbehandelt werden mussten. Unter den erfolgreichen Patienten hatte ich auch solche mit akuter Hepatitis-B und die Laborberichte liegen uns vor. Aufgrund der außerordentlich guten Resultate wurde eine weitere Kampagne im Januar 2003 in der Agglomeration Manila durchgeführt. Wir besuchten mit Unterstützung der UNO-Organisation UNIFIL und Bodyguards einige Ortschaften, wo Hilfsbedürftige kostenlosen freien Zugang hatten, um beurteilt und therapiert zu werden. Unter den Hilfesuchenden waren Menschen aus allen Schichten, aus armen wie aus reichen. Daraus habe ich wieder einmal ableiten können, dass Reichtum nicht ausschließlich «viel Geld» bedeuten muss. Während der so genannte «Commodor» als Besitzer aller Spielcasinos des Landes dringend auf unsere Hilfe angewiesen war, waren auch Menschen aus den Slums aufgeschlossen und dankbar für unseren Einsatz.
Das Resultat dieser großen Medizinkampagne «Medical Mission» war wiederum überwältigend, dass man sich fragte, wie es wohl weitergehen sollte.
Wir haben uns dann entschlossen, ein Hilfswerk in der Form einer Gesellschaft «QuickZap International» zu gründen. Diese Gesellschaft soll selbsttragend wirken.

«Neulich fand in San Marino Stadt eine von der Regierung unabhängige und von der UNIFIL unterstützte medizinische Mission unter der Leitung der Firma REACHSTAR statt, welche exklusiv eine neue Frequenz-Technologie in den Philippinen einführt. Die hochentwickelte elektronische Technologie - genannt QuickZap - bekannt als Energietherapie, wurde

zur Behandlung von mehr als 300 Patienten eingesetzt. 60 Prozent der Patienten haben unheilbare Krankheiten. Es wurden Patienten von nachmittags 16.00 Uhr bis 01.00 Uhr nachts behandelt. Die POWER-QuickZap-Therapie ist in der Lage, Krankheiten wie Hepatitis A, B und C, Leukämie, Asthma, Diabetes, Arthritis, Zysten und Tumore, Schuppenflechten, Hämorrhoiden, Epilepsie, Brustprobleme, hohen Blutdruck und alle Arten von Infektionen, welche zu Krebs führen, zu «heilen».
Es ist bestätigt worden, dass durch diese elektronische Therapie seit 18. November 2002 bis heute mehr als 2000 Patienten behandelt wurden. In einigen Fällen liegen sogar Labortests vor.
REACHSTAR bestätigt mit Dokumenten, dass jetzt fast alle unheilbaren Krankheiten «heilbar» geworden sind. (BETH LASADO)"

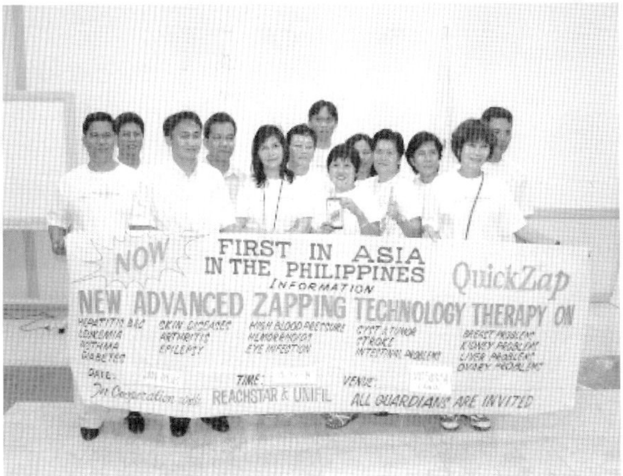

UNIFIL-Team während der Med.-Mission im Januar 2003

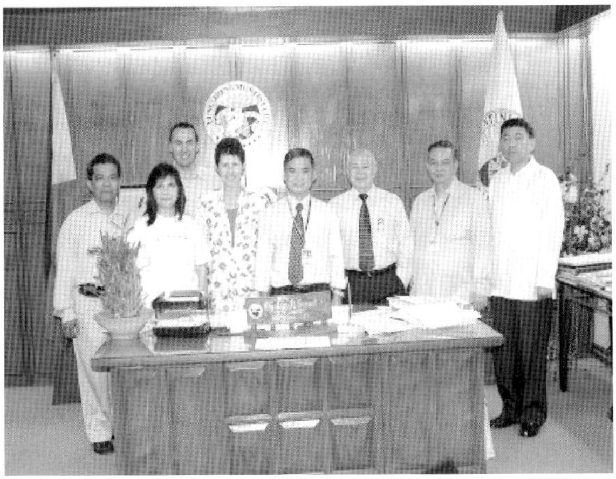

Med.-Mission
beim Stadtpräsidenten in Muntinlupa, einer Vorstadt von Manila im Januar 2003.

Der POWER-QuickZap in Mexico

Betr.: MEXICO-REISE, JANUAR 2004, von Martin und Kathrin Frischknecht

Bericht von Miguel und Agatha Alcázar: „Von Eurer Ankunft am Flughafen von Mexico City am 7. Januar bis zur Abreise kann man sagen, dass unser gemeinsam gesteuertes Abenteuer nicht nur gut organisiert, sondern auch in jeder Hinsicht für alle ein vollkommenes und tiefes Erlebnis war. Dies bestätigen Miguel und ich sowie der Dank, den wir bis jetzt von allen Seiten entgegennehmen durften. Davon möchte ich Euch einige Details erwähnen, damit auch Ihr dies miterleben dürft, denn der Dank geht ganz speziell an Martin, aber auch an alle seine Mithelfer in der Schweiz und Mexico, die in irgendwelcher Weise in dieser harmonischen Organisation beteiligt waren.

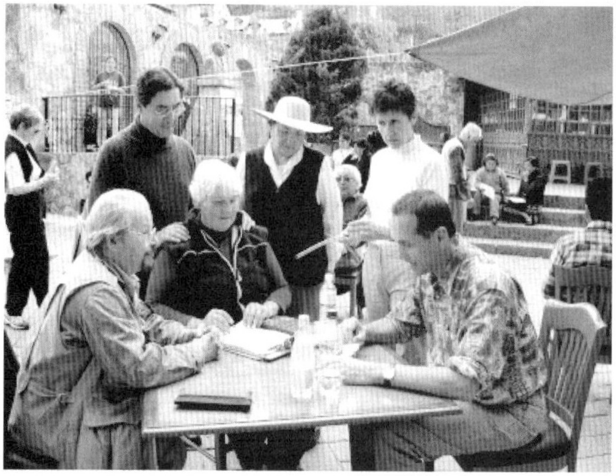

Auf dem Dorfplatz von Mineral del Chico

Am Donnerstag begann die große Arbeit im «Mineral del Chico», auf dem sonnigen Dorfplatz vor dem Hotel «Posada del Amanecer», wo 162 Personen behandelt wurden. Der Arbeitstag endete erst um 21.30 Uhr.

Am Freitag war der Himmel dann recht bewölkt und es war sehr kalt. Wir hatten ursprünglich ein Rendezvous im Hospital Infantil DIF in der Stadt Pachuca um 12 Uhr vereinbart. Eine halbe Stunde vor Abreise wurde dies durch ein Telefonat annulliert mit der Begründung, das Gesundheitsministerium lasse uns nicht herein.

Wir kamen um ca. 15.00 Uhr in diesem Spital an und verließen es erst wieder um ca. 21.30 Uhr. Wir hätten noch lange bleiben können, aber wir mussten unsere Reise nach Mexico City fortsetzen, wo wir um ca. 22.45 Uhr eintrafen.

Zuerst wurden wir von der Chefin der Sozialarbeiter empfangen, welche gleich von einem Unterleibsschmerz befreit wurde. Anschließend sprachen wir mit einer jungen Pädiatrie-Ärztin, die uns ein 1-Monat altes Baby mit gravierenden Lungenproblemen vorstellte. Martin therapierte das Kind, schoss mit der Kamera Bilder von allen Seiten und der Kleine beruhigte sich und schlief kurz darauf ein. Anschließend behandelten wir seine Mutter, die von Bakterien und Parasiten stark belastet war. Weiter ging es zu Kindern, die von Fahrzeugen angefahren oder aus sonstigen Unfällen litten. Darunter befand sich Brianda mit einer schweren Lungenentzündung und Maria, die einen großen Abszess am Hals zeigte. Maria lag sehr geschlagen da und ihre Mutter war sehr erschüttert, da man ihr sagte, dass ihre Maria wahrscheinlich nicht überleben würde... Trotz Operation und Antibiotika, lag eine 100 prozentige Infektion vor, die Martin in 12 Minuten wegtherapierte. Dazu kam auch, dass wir der Mutter halfen, diese Traurigkeit in Fröhlichkeit umzuwandeln.

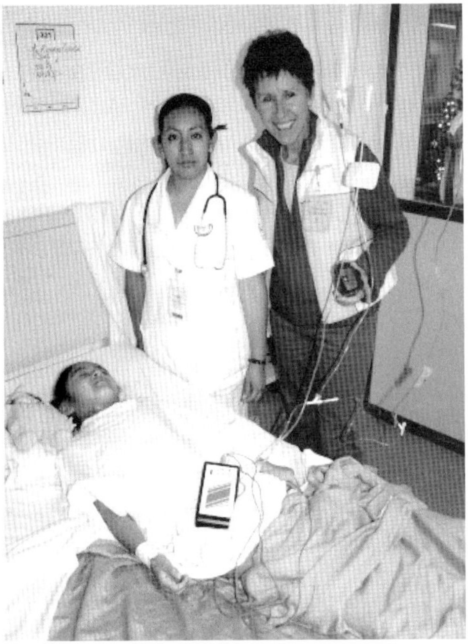

Maria wird am Hals therapiert

Plötzlich wurden wir in den sechsten Stock gerufen, wo eine ältere Frau seit einem Monat nach ihrer Galleblasen-Operation mit einer starken Infektion im Bett lag und dauernd erbrechen musste. Sie wurde sofort mit dem POWER-QuickZap therapiert und konnte dann etwas schlafen.

Nach einer halben Stunde kam eine Krankenschwester, weckte sie und gab ihr ein Antibiotika, was wieder unmittelbar darauf Erbrechen hervorrief. Wir schüttelten unsere Köpfe und sahen uns diesen Unsinn an. Im gleichen Zimmer wurde eine junge Frau mit Blinddarmoperation und eine Diabetikerin mit einer Fußinfektion behandelt.

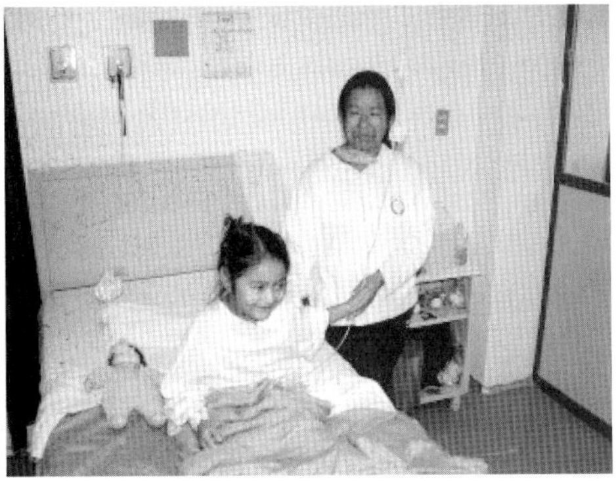

Eine halbe Stunde später saß Maria im Bett auf und lachte zusammen mit ihrer Mutter

Etwas später gingen wir wieder zu den Kindern und es herrschte ein großer Aufruhr, denn es kamen etliche Frauen vom Küchendienst und wollten auch behandelt werden... Es schien nicht mehr aufzuhören und wir waren alle auf Hochtouren mit Übersetzen, Therapieren und Staunen beschäftigt.

Der hilfreiche Guillermo wollte uns zum Nachtessen in die Spitalkantine einladen, aber vorher wollte Martin nochmals zum kleinen Baby mit dem Atemproblem.

Nun, Guillermo besuchte das Spital am Montag, also drei Tage nachher und stellte fest, dass Martin das Leben von Baby Oscar und von Maria retten konnte. Er fand

nur noch vier Patienten von den 25 behandelten. Es war dies das Baby Oscar, nun fast kerngesund, ein verunfalltes Kind, die ältere Dame, nun fröhlich im Rollstuhl und die Blinddarm operierte junge Frau. Guillermo wurde vom Vizedirektor des Spitales aufgesucht, der ihm mitteilte, dass für Martin die Türen des Spitals immer offen stehen.
Am Samstag hielt Martin das Seminar für Ärzte, Therapeuten und andere interessierte Leute, mit total ca. 40 Teilnehmern. Die meisten Menschen waren sehr begeistert und alle blieben bis nach 21.00 Uhr, obschon der Anlass um 17.00 Uhr beendet werden sollte.
Am Sonntagmorgen ging es wieder weiter mit der Behandlung von 135 Personen in Mexico City, in einem großen Haus, welches in Renovation stand. Es traf uns der kälteste Tag und wir rieben uns dauernd die Hände, aber trotzdem waren wir bis um 22.45 Uhr angespannt. Wir hatten einige Alternativ-Ärzte, welche das Seminar besuchten und die ihre Patienten-Problemfälle mitbrachten. Zudem gab es einige sehr schwierige Fälle zu beurteilen, für die es ziemlich Zeit brauchte. Es wiederholte sich vieles, was schon im «Mineral del Chico» der Fall war: es kamen Personen, die kaum gehen konnten und schon nach einer kurzen Nierenbehandlung durch Martins Hände und einer einzigen QuickZap-Therapie wurden diese Leiden stark vermindert.

Hier ist besonders der Fall von Pepe Vilchis präsent.
Vor sechs Monaten hatte der junge Mann einen Unfall und sitzt nun teilweise gelähmt im Rollstuhl mit einem hängenden Kopf, kann nicht mehr laut sprechen.
Die Arme kann er nicht mehr hochhalten. Er war schon bei 38 Ärzten und keiner konnte ihm wirklich helfen. Martin sah sofort, wo sein Problem lag. Eine starke Darminfektion blockierte über die Meridiane seine beiden Schultern, welche wiederum den Energiefluss in Arme und Beine stark unterdrückten. Pepe wurde behandelt, man therapierte ihn und nachher staunten alle Anwesenden, als sich dieser fast 2 Meter lange Junge fast ohne Hilfe aufrecht halten und selbstständig gehen konnte. Mehrere Anwesende hatten feuchte Augen.
Nun das sind die letzten Neuigkeiten von uns hier aus Mexico und wir senden Euch herzliche Grüße, bis bald

Agatha und Miguel“

Martin Frischknecht schrieb folgendes zurück: „Ich möchte mich bei Agatha und Miguel Alcázar recht herzlich bedanken für ihre Gastfreundschaft. Wir werden wieder nach Mexico fliegen, vielleicht sogar öfters. Die Leute dort fragen nicht erst nach Beweismitteln und Zertifikaten. Sie spüren, dass man ihnen helfen will und auch helfen kann. Meine Absicht ist es, in Mexico Naturheilkunde zu fördern, die - wie bereits auf den Philippinen - den POWER-QuickZap und die POWER-Tube einsetzt. Auf diese Weise können sehr gute Heilerfolge bei Infektionen erzielt - und gleichzeitig die Gesundheitskosten maßgebend gesenkt werden.“

Erfahrungsberichte

mit Power-QuickZap und Power-Tube

Die Berichte sind zum Teil Kürzungen der Originalberichte, die alle dem Verlag vorliegen. Wenn in den folgenden Berichten der Ausdruck „Zappen“ und „Zapper“ steht, ist in allen Fällen von der QuickZap-TENS-Technik die Rede. Es betrifft immer die Anwendung der QuickZap-Power-Tube oder des Power-QuickZap. Diese Technik hat nichts gemeinsam mit üblichen Zappern nach Dr. Clark, Dr. Beck etc.

Allergien

A. Sch. (Therapeut)
Der Power QuickZap kommt immer bei Immun- und Infektions-Krankheiten sowie bei bakteriellem Befall zum Einsatz (biochemische Komponente). Sehr gute Erfahrungen; seit dem punktuellen Einsatz des Power-QuickZaps konnte der Heilungs-Prozess in den angeführten Bereichen (wie z.B. Allergien und Bluterkrankungen) wesentlich beschleunigt und unterstützt werden.
Befinden nach Anwendung besser; in jedem Fall ist es zu einer Steigerung der Energie (Bovis-Einheit) gekommen - nachgewiesenermaßen.

G.B.-G.
Beschwerden: Allergien, Infekte, parasitäre Belastungen.
Schmerzen, beginnende Infekte können regelrecht weggezappt werden. Als bioenergetische Testerin (EAV, Kinesiologie, Biotensor) teste ich neben der subjektiven Besserung den drastischen Rückgang der parasitären Belastungen. Allerdings wende ich die Methode immer zusammen mit den o.g. Methoden an, was hervorragende Ergebnisse bringt. Da ich mit den anderen Behandlungsformen vorher auch gearbeitet habe, führe ich die gute Erfolgsquote auf die Anwendung des PowerZaps zurück.

D.V.
Meine eigene Geschichte: Seit 20 Jahren keine chemischen Medikamente, aber Implantate. Damit fingen die Allergien an. Zustand als ich den Artikel in der Zeitenschrift las. Offenes Bein unten li, Allergien, Multiple chemische Sensitivität, Ekzem an den Händen, Juckreiz am ganzen Körper, besonders abends und nachts mit Nervenstechen von innen gegen die Haut, Zuerst Quick-Zap, danach Tube, jetzt 16 Monate später: Bein abgeheilt, Allergien etwas reduziert, Hände abgeheilt, Juckreiz und Stechen weg, es sei denn, ich esse etwas Saures. Zu der Belastung

durch die Implantate und den Zahnersatz kam noch eine Parasiteninfektion, die zwar immer biologisch behandelt wurde (Para X) aber immer wieder kam. Jetzt ist sie natürlich ausgeheilt dank meinem „Goldstück“. Außerdem hat es sich selbst bezahlt, weil ich ja nun keine Medikamente mehr kaufen muss.

Angina - Bronchitis

C.G.-R.

Ich möchte Ihnen hiermit nur kurz unseren Erfolg Ihres Power-QuickZaps bestätigen. Die Kinder waren öfters krank, vor allem der Sohn hatte mehrere Male, d.h. alle paar Monate Angina, Bronchitis oder andere Infektionen, die jedesmal mit Antibiotika behandelt wurden.

Seit er nun den Power-QuickZap benutzt, geht es ihm wesentlich besser, er hat wieder genügend Energie und ist seitdem nie mehr ernsthaft erkrankt.

Übrigens benutzt ihn nun die ganze Familie.

Arthritis

R.E.

Letztes Jahr sprach mich ein verzweifelter Arbeitskollege an, der sich um seine weitere Arbeitsfähigkeit sorgte. Er hatte die ärztliche Diagnose „Arthritis im rechten Handgelenk“ bekommen, zwei Antibiotika-Behandlungen waren erfolglos verlaufen. Das Handgelenk sowie sein rechter Unterarm waren seit einem halben Jahr geschwollen, das Gelenk schmerzte stark. Nach jeweils drei Behandlungen des Handgelenkes mit dem Powertube in der Mittagspause à 3 Minuten pro Step und jeweils einer Hand-zu-Leiste-Behandlung 1 Minute pro Step waren die Geschwulst und die Handgelenk-Schmerzen binnen 4 Tagen komplett verschwunden und sind bis heute, ein Jahr danach, nicht mehr aufgetaucht.

Asthma

Mein Name ist P. ich wohne in S. und werde im Juni 60 Jahre alt. Ich leide an Asthma. Herr Frischknecht empfahl mir den Power QuickZap. Am nächsten Tag habe ich mit den Asthmamitteln Axodite 500 und Serevent aufgehört, sie zu nehmen und habe bis heute keine ärztlich verschriebenen Mittel mehr zu mir genommen. Ich habe einen Power-QuickZap gekauft und brauche ihn fast täglich.

Der Befund des Arztes - kein Asthma mehr.

D.P.

Beschwerden: Asthma, Hautlösionen.

Andere Behandlungsformen: Kinesiologie, Ernährungsumstellung - (keine Milchprodukte), Braunhirse und Makal.

Sehr gute Erfahrungen; 90 Prozent Linderung der Beschwerden.

Befinden nach Anwendung besser.

G.K.
Beschwerden: Asthma (infektiös), Herpes Virus, sehr erfolgreich und zufrieden, Asthma zum Teil vereinzelt erfolgreich. Möchte das Gerät nicht mehr missen. Habe es mehrmals bestellt und an Freunde weitergegeben.
Erfolgreiche Einsetzung und besondere Erfolge, bei Grippe, Erkältungen (nach dem Einsetzen des Gerätes kann ein Ausbrechen der Grippe verhindert werden; vor Anwendung des Gerätes war ich 4-5 mal ausgefallen wegen Grippe, seit Anwendung ist die Grippe nicht mehr zum Durchbruch gekommen und konnte abgewendet werden, bzw. erst gar nicht durchbrechen.
Ich und meine gesamte Familie würden um keinen Preis mehr auf dieses Gerät verzichten.

B.H.
Beschwerden:
1. Chronisches Bronchial-Asthma und Bronchiektasen
2. Chronische Sinusitis mit häufiger Vereiterung der Nasennebenhöhlen
3. Chronische Hepatitis C
4. Borreliose

Zu 1. Diese Krankheit besteht seit Jahrzehnten in schwerwiegender Form, mehrere schwere Infekte im Jahr trotz Kuren und chem. Medikamenten. Nach Absetzen jeglicher chem. Medizin nur noch Behandlung mit Heidelberger‘s 7 Kräuter-Stern und Zapper fast beschwerdefrei.

Zu 2. Nach eitrigem Infekt der Nasennebenhöhlen löst sich das eitrige Sekret schon nach der ersten Behandlung mit Zapper.

Zu 3. Trotz häufigem Zappen kein pos. Befund nach der letzen Blutuntersuchung. Gebe aber die Hoffnung nicht auf. Vielleicht entscheidet der Körper selbst, welche Reihenfolge der Besserung oder Heilung er vornimmt.

Zu 4. Mehrfacher Nachweis von Borreliose, trotz Einnahme von Antibiotika.
Patient zappt nun nach jedem Zeckenbiss und hat seitdem keine Beschwerden mehr.

Auslandsprävention

B.H.
Beschwerden: Parasiten aus dem Ausland.
Starke Oberbauchbeschwerden (Krämpfe, Sodbrennen, Erschöpfung). 2x täglich höchste Stufe über 6-8 Wochen v.a. bei Herpes. Schon bei einer einzigen Anwendung heilt sehr schnell ab, blüht nicht auf bei Behandlung im Anfangsstadium. Da ich oft im Ausland bin (3.-Welt-Länder) nehme ich das Gerät zu Präventionszwecken mit. Seither habe ich keine Probleme mehr.

Phasenweise setze ich den Zapper mehrere Wochen ein, 1x täglich mittlere Stufe und habe das Gefühl, es stabilisiert meinen Gesamtzustand.

Bauchschmerzen

U.B.

Ich habe Ihr Buch „Wirksame Selbsthilfe bei Übersäuerung, Viren, Bakterien und-Parasiten“ mit großen Interesse gelesen und mir auch gleich einen Quick-Zapper gekauft. Meine Frau und ich verwenden ihn als vorbeugenden Gesundheitsschutz. Vor einigen Tagen bekam ich nachts auf der rechten Bauchseite fast unerträgliche Bauchschmerzen und mein erster Gedanke war entzündeter Blinddarm.

Meine erste Überlegung war die Schnelle Medizinische Hilfe anzurufen und dann dachte ich, vielleicht kann auch das Gerät helfen. Ich habe dann 3x7 Minuten gewählt und anschließend, ich konnte wegen der Schmerzen nur noch auf den Rücken liegen, wollte ich noch einige Minuten abwarten, bevor ich den Arzt bestellte. Bin dann wider Erwarten eingeschlafen und am Morgen schmerzfrei erwacht.

Blähbauch

R.E.

Vor einem halben Jahr kam ein Arbeitskollege mit einem Blähbauch zu mir. Im linken Unterbauch hatte sich eine handtellergrosse kugelförmige Ausbuchtung gebildet. Sein Hausarzt, der auf einen „nervösen Darm“ tippte, konnte ihm nicht helfen. Mit der Powertube war das Problem nach 6 Minuten gelöst: Nach 2-minütiger Behandlung pro step auf die aufgeblähte Darmregion entwichen die Gase komplett. Während der Abschlussbehandlung „Hand zu Leiste“ (1 Minute pro Step) fühlte sich der Kollege bereits wie befreit. Blähungen traten bis heute bei ihm nicht mehr auf.

Blasenentzündung

H.H.

Beschwerden: jahrelang Entzündungen der Blase.

Seit Einsatz des QuickZaps keine Beschwerden mehr, davor mehrmals jährlich. Ich bin sehr dankbar, dieses Gerät durch Zufall kennengelernt zu haben. Vorher erkrankte ich regelmäßig mehrmals jährlich an Blasenentzündungen. Abgesehen von den unangenehmen Beschwerden, war ohne Arztbesuch keine Ausheilung möglich. Der QuickZap wird von mir viel benutzt, auch mal bei Zahnschmerzen und vorbeugend gegen Parasiten im ganzen Körper nach Vorschrift des Herstellers. Leider ist der Anschaffungspreis ziemlich hoch, aber es lohnt sich.

S.A.
Beschwerden: ein schwerer Blaseninfekt.
Ein übler Blaseninfekt machte mir derart zu schaffen, dass ich mir selbst nicht mehr helfen konnte. Meine Heilpraktikerin im Urlaub, dann Arzt und Krankenhaus. 5 Tage, dann sah ich in der Behandlung keinen Sinn mehr. Mein Zustand war nicht gut. Heilpraktikerin wieder hier und ihr fiel der Power-QuickZap ein. Diese Behandlung war mir gleich sympathisch. Am Wochenende durfte ich das Gerät mit nach Hause nehmen. Es ging schnell bergauf. Meine Kräfte stellten sich wieder ein und ich beschloss, mir dieses Gerät zu kaufen. Ich bin glücklich es zu besitzen, denn bis jetzt regelt sich alles, was an Krankheit anfällt.

I.B.
Seit Jahren leide ich an einer fast schon chronischen Blasenentzündung. Bei der geringsten Erkältung oder Unterkühlung, entwickelt sich sehr rasch eine heftige Entzündung, die am Ende jeweils mit Antibiotika behandelt werden musste. Bei der letzten Blasenentzündung waren es drei Präparate, von denen erst das letzte wirkte.

Bei der nächsten Entzündung die nicht lange auf sich warten ließ, zappte ich abwechselnd die Leisten, ebenso den ganzen Körper. Bereits nach dem ersten Zappen ließ das Brennen nach. Nach weiteren zwei Tagen und zusätzlichem Einsatz von Blasen- und Nierentee war von der Entzündung nichts mehr zu spüren. Die Blase stabilisierte sich, so dass bisher keine Blasenentzündung mehr aufgetreten ist.

Blinddarmreizung

T.S.
Schon nach dem ersten Einsatz mit dem Power-QuickZap ging die Blinddarmreizung zurück. Ich befürchtete eine Operation. Am zweiten Tag war nichts mehr zu spüren.

Blutvergiftung

D.Sch.
Beschwerden: Blutvergiftung hervorgerufen durch Verletzungen am Arm mit Ödem. Seit 2002 Behandlung mit Antibiotika (2004).
Sehr gute Erfahrungen; Seit 2002 habe ich keine Grippe mehr. Blutvergiftungsanfälle nur noch sehr selten, ca. 1x im Jahr, mit Antibiotika waren es zuletzt jeden Monat 1 x. Befinden nach Anwendung besser.

Blutwerte

R.B.

Seit dem Frühling 04 wende ich Ihren QuickZap an. Neulich konnte ich bei einer Blutuntersuchung erfahren, dass alle Werte wie Cholesterin, Zucker etc. und auch der Blutdruck Tip Top waren. Ich bin froh, durch Bekannte Ihren Apparat erhalten zu haben, und schreibe diese guten Resultate voll Ihrem QuickZap zu.

M.D.

Blutuntersuchungen seit vielen Jahren ergaben immer einen Immunglobulin E-Wert von über 700. Allergie wurde niemals festgestellt (viele Allergietests), laufendes Sodbrennen. Blutuntersuchung nach der Behandlung mit dem Power-Quick-Zap: Immunglobulin E liegt jetzt bei 3,8! Ich habe nichts anderes sonst gemacht, sondern nur regelmäßig (wie empfohlen im Buch „Gesundheit als Chance“) gezappt. Insgesamt fühle ich mich jetzt vitaler, bin nicht mehr so häufig müde. Zu dem Sodbrennen, das ich seit etwa 30 Jahren hatte: Es ist sehr selten geworden. Früher konnte ich ohne Rennie oder Ripan fast keinen Tag auskommen. Heute brauche ich höchstens noch 1x pro Woche eine Tablette. Aufkommende Erkältung, Hals- und Drüsenschmerzen, Ohrenschmerzen, Husten haben wir innerhalb von 2-3 Tagen wieder am Abklingen. Wir sind beide sehr zufrieden mit dem Gerät.

S.M.

hatte Patient mit Blutdruck 190/160, direkt aufs Herz therapiert, nach 3 Tagen Blutdruck 120/80.

M.M.

Ich bin 73 Jahre alt. Auf der Paracelsus-Messe habe ich im Dunkelfeld ein Blutbild machen lassen. Danach bin ich zu Herrn Frischknecht gegangen und er bot mir an: jede Leiste 9 Minuten mit der Power-Tube zu therapieren und ein neues Blutbild herstellen zu lassen. Das Ergebnis sehen Sie auf den Bildern.

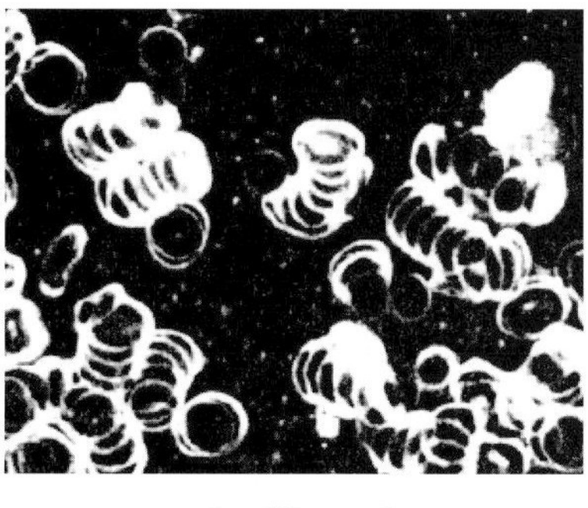

vor der Therapie

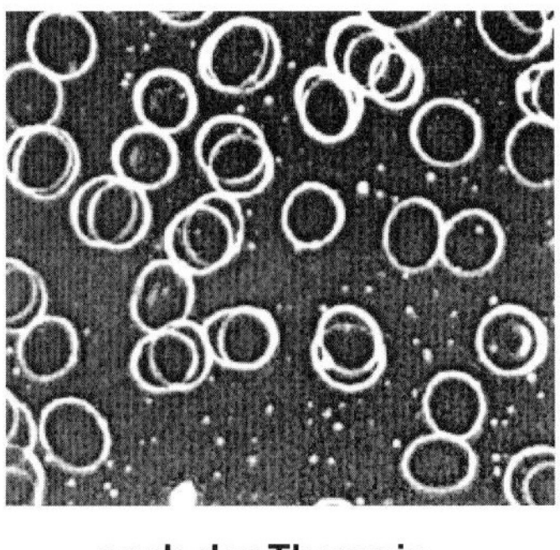

nach der Therapie

Borrelien

B.S.
laut beigelegtem Laborbericht liegt ein Befund von Borrelien vor. Am 08.09.04 habe ich eine Power-Tube gekauft und täglich angewendet. Am Mittwoch den 22.09.04 gab ich erneut meine Blutprobe an das Labor. Heute 01.10.04 feiern wir alle, denn ich habe folgenden Laborbericht erhalten: „Serologisch kein Anhalt für eine chronische Infektion mit Borrelien". Beide Befunde anbei mit der Erlaubnis zur Veröffentlichung.

B.R.
Beschwerden: Borreliose, Parasitäre Belastung.
Blubbern im Bauch, leichten Harnabgang bei Sport oder Husten, immer sauren Urin. Jetzt von Borreliose befreit, von Parasiten befreit, Blubbern im Bauch ist weg, kein Harnabgang mehr. Habe jetzt auch mal basischen Urin. Ich habe das Gerät an eine männliche Person mit Blinddarmverdacht (Verstopfung, Schmerzen) ausgeliehen. Er sollte zur Beobachtung im Krankenhaus bleiben, ist dann aber doch auf eigene Verantwortung nach Hause gegangen. Die Person hatte vom Arzt Anweisung, 2 Tage zu fasten und einen Einlauf zu machen. Dies tat er nicht und hatte innerhalb 3 Tagen nur 3-4 Mal intensiv gezappt. Dies nur solange er Schmerzen hatte. Jetzt ist alles wieder in Ordnung.

A.K.-R.
Beschwerden: Erythema migrans nach Zeckenbiss.
Kniekehle im Frühjahr 2002, Rötung von den Knöcheln bis an die Hüfte. Blutuntersuchung März 04, noch aktive Borreliose.

Bei der Untersuchung im März 04 bestand noch eine Reströtung vom Oberschenkel bis zur Hüfte. Dies innerhalb von 8 Wochen. Im Oktober 04 erfolgte wieder eine Blutuntersuchung.
Mündlicher Befund des Arztes: „Borrelien verweilen etwa 20-23 Jahre im Menschen. Ihre Blutwerte zeigen keine Aktivitäten mehr."

U.R.
Beschwerden: Borreliose chronisch mit Polyneuropathie und Polyarthritis 1994. Antibiotikabehandlung 14 Tage, kurz dann Auswanderung nach Südafrika mit Arthritissymptomen, nach 4 Jahren, Entwicklung der Polyneuropathie beide Beine, linke Körperseite. Nach 2 monatiger Sauerstofftherapie in der Überdruckkammer Unterstützung des Immunsystems durch Ausschwemmung von Schwermetallen wie Blei, Kupfer, Nickel und Arsen. Einige Behandlungen mit dem Reifgerät. Durch einen deutschen Arzt in Kapstadt erfuhr ich von dem QuickZap. Seit 2 Jahren ist

es mein wichtigstes Therapiegerät geworden. Ich konnte lange Zeit als Krankengymnastin nicht mehr arbeiten und fange langsam an, das Gerät Freunden und Patienten vorzustellen.

Bronchialasthma

A. E.

gerne bestätige ich Ihnen die Wirksamkeit Ihres QuickZaps.

Unsere Tochter leidet an Bronchialasthma. Jedesmal, wenn sie eine Erkältung hatte, musste sie mehrere Tage und Nächte sehr stark husten. Mit der Anwendung vom QuickZap löst sich der Schleim viel schneller und der Husten dauert ca. 2-3 Tage.

Bronchitis

H.B.

Power-Tube Behandlung bei einem 2 jähriges Mädchen: Das Kind hatte eine chronische Bronchitis und schon mehrere Male Antibiotika Kuren bekommen. Die Schwiegermutter ist Therapeutin und hat eine Power-Tube. Sie hat der Schwiegertochter gesagt, Sie käme nicht mehr zu Besuch wenn die Tochter weitere Antibiotika Kuren für das Kind erlaube. Die Schwiegertochter war skeptisch, hat dann doch eingewilligt einen Versuch mit der Power Tube zu machen.

Therapie: Leiste - Hand. Täglich 3 mal. Beginnend mit 1-1-1 täglich gesteigert um 1 Minute bis zum Maximum von 4-4-4. Therapiedauer: knapp 1 Woche.

Nach 1 Woche ist die Schwiegertochter zum Arzt und der habe gesagt. **Die Bronchitis ist ja weg.** Was haben Sie ihr denn gegeben? Die Schwiegertochter antwortet: Ich habe ihr gar nichts gegeben. Der Arzt: Aber irgend etwas haben Sie doch gemacht? Die Frau hat ihm dann von der Power-Tube Behandlung erzählt. Daraufhin der Arzt: Er habe ja als Arzt seine Vorschriften. Er sei aber auch Mensch und Vater. Und als Mensch und Vater sage ich Ihnen, machen Sie das ruhig weiter.

Frau H. sagt, Sie seien alle glücklich und voll des Lobes für die Power-Tube. Sie und Ihre Tochter würden das jetzt überall weiter erzählen, im Kindergarten bei Bekannten usw. und von Antibiotika wollen Sie nichts mehr wissen.

Chlamydien

Sch.Sch.

Hat Chlamydien innerhalb von drei Tagen losgehabt. Hat lange versucht, diese mit dem Clark-Zapper zu behandeln. Nach drei Wochen ist die Anzahl auch zurückgegangen, aber restlos ausgemerzt werden konnten diese nicht. Behandlung mit dem PQZ war dann sehr schnell erfolgreich.

Seine Freundin hatte lange Jahre Probleme mit der Haut und Candida-Belastung. Nach kurzer Behandlungszeit mit dem PQZ waren die Hautprobleme Geschichte.

Chronische Erkrankungen

Dr. med. F.A.

Ich bestätige Ihnen, dass ich ausgiebige Gelegenheit hatte, die QuickZap- und Power-Tube-Geräte in meiner medizinischen Behandlung einzusetzen und zu erproben. Ich darf Ihnen mitteilen, dass ich von der Effektivität beider Geräte sehr überrascht bin und dass ich mir wünsche, diese Geräte in Zukunft verstärkt einsetzen zu können.

Zu meinem Patientenklientel gehören viele Patienten mit schweren und schwersten chronischen Erkrankungen, die teilweise erheblich therapiegeschädigt sind, damit ein erhebliches Maß an Misstrauen entwickelt haben und die teilweise sensibler reagieren, als dieses bei Gesunden der Fall wäre. Gerade dieser Patientenkreis hat sehr rasch auf die Behandlung angesprochen.

Ich kann also ausschließen, dass es sich bei der Wirkung beider Geräte um einen sog. Placeboeffekt handelt. Besonders positiv erscheint auch die vergoldete Oberfläche, so dass die Geräte excellent desinfiziert werden können. Auch aus hygienischer Sicht sind beide Geräte als überdurchschnittlich zu bewerten.

Dickdarmerkrankung (Morbus Hirschsprung)

I.B.

David wurde mit einem doppelten Hirschsprung geboren. Bei der ersten Operation als er gerade eineinhalb Jahre alt war, kam es zu einer größeren Komplikation. Die Folge: drei weitere OP's von jeweils 11, 5 und 3 Stunden mit jeweils 2 künstlichen Ausgängen, die wieder zurückverlegt wurden. David erhielt einen Pautsch, der sich im Laufe der Jahre immer mehr entzündete.

Es wurden Einläufe mit Salufalk angeordnet, er bekam Cortison verabreicht, ebenso Eisenpräparate oral und über die Vene zugeführt. Der Zustand verschlimmerte sich mehr und mehr. Es wurde an eine Chemotherapiebehandlung gedacht.

Ab dem 14. Lebensjahr wurden in regelmäßigen Abständen Bluttransfusionen wegen seiner chronischen Pautischtis übertragen.

Im Dezember 2006 wird David 16 Jahre alt. Zwischenzeitlich erhielt er nun mehr als 18 Übertragungen, im Wechsel mit Eisenpräparaten.

Sobald David in den letzten 1 1/2 Jahren für einige Tage bei uns zu Besuch weilte, behandelten wir ihn mit dem Power-QuickZap, besonders die akute Zone. Er konsumierte in dieser Zeit milchsauer vergorenen Rotebeetesaft, und nahm Schüssler Salz Nr. 3 ein.

Wir stellten ihn am Anfang der Weihnachtsferien 2005 im Krankenhaus vor, um den HB-Wert bestimmen zu lassen. Er lag etwa bei 7,2. Eine Bluttransfusion stand bevor. Wir zappten und warteten ab. Nach weiteren zwei Tagen lag der Wert bereits über 8. Danach bei über 10,3 und als er nach insgesamt 8 Tagen Weihnachtsferien nach Hause fuhr, hatte er einen Wert von ca. 12,4 erreicht.
Der behandelnde Arzt konnte sich diese Reaktionen überhaupt nicht erklären. Er sagte: Bei diesem Krankheitsbild ist es unmöglich, dass der HB-Wert in dieser kurzen Zeit und dazu in dieser Höhe von selbst ansteigt.
Dieselben Resultate erzielten wir in den folgenden Osterferien.
Davids Zustand stabilisierte sich, so dass er danach einige Wochen länger ohne Konserven auskam.

Darmprobleme

R.Sch.
Darmprobleme und keine Erkältung mehr, wenn bei ersten Anzeichen gezappt wird. Steigender Energiespiegel, sofortige Beschwerdefreiheit.

Darmstörungen

Dr. K.F.
Hat super Erfolge mit den Behandlungen, bisher bei Colon Irritabele (Darmstörung), akuter Bronchitis, Schwermetalldiagnostizierung (Schwermetalle werden nach oben gespült und können dann besser diagnostiziert und damit behandelt werden). Stellt fest, dass Akupunktur kaum mehr nötig ist, da Blockaden durch den PQZ gelöst werden und sogar energieschwache Menschen wieder zu neuen Kräften kommen.

Eierstockzyste

J.J.
Eine Patientin war an einem Donnerstag da und sagte, dass sie den darauffolgenden Montag einen OP Termin hätte für ihre 6 cm Eierstockzyste und 3 sehr große Uterusmyome. Ich habe sie behandelt und am Montag abend rief sie an und teilte mit, dass die OP abgesagt wurde, da die Zyste komplett weg war und die Myome so klein, dass der Eingriff nicht mehr notwendig war. Sie hat sich mittlerweile das Gerät selbst zugelegt.

Energiegewinnung - Stimmverbesserung

M.-A. L.
Der Grund der ersten Anwendungen ist eine Unpässlichkeit im Bauch/Darmbereich gewesen. Ich bin es leid gewesen, beim Arztbesuch eine Tablette oder eine kostspielige Therapie verordnet zu bekommen. Bei den ersten Anwendungen ver-

spürte ich eine tiefe Entspannung, die zu mehr Energie führte. Speziell medizinisch setzte ich dann den PQZ nach mehreren Zahn-OPs ein. Mir wurden i. d. Kiefer sowohl ein Zahnimplantat, sowie eine Krone implantiert.

Der PQZ setzte einen schnellen Heilungsverlauf in Gang. Ich brauchte keine Schmerzmittel! Und bei der 3. OP konnte ich nachmittags mit dem PQZ den Klavierunterricht halten. Heute setze ich den PQZ überwiegend für meine Stimme und zur Energiegewinnung bzw. zur Tiefenentspannung ein. Ich unterrichte singenderund sprechenderweise täglich mindestens 9 Std. Rhythmik und Klavier und das ist durch den PQZ enscheidend verbessert.

Entzündungen

A.E.
Der QuickZap ist sehr gut bei Entzündungen aller Art.
Aus eigener Erfahrung bei Halsschmerzen, Mittelohrentzündung, Hüftgelenksentzündung und Bauchschmerzen. Unsere Tochter hatte schon 4mal Mittelohrentzündung gehabt und musste immer Antibiotika nehmen.
Dieses Mal konnte auf die starken Medikamente verzichtet werden, dank der QuickZap-Therapie.

T. Z.
Beschwerden: Muskelverspannungen, Pilze, Körperschmerzen, Entzündungen, Energiemangel, Erkältungen.
Sehr gute Erfahrungen; Befinden nach Anwendung besser.

U.D.
Entzündungen, Erkältungskrankheiten, Rückenbeschwerden, besser wenn parasitär bedingt. Es lösen sich hinterher Muskelverspannungen unter leichten Ausstreichungen in Lymphrichtung. Mitunter sind schmerzhafte Stellen anschließend sofort beseitigt.

W.B.
Entzündungen und Infektionen, Allgemeinzustand schlecht, nach wenigen Behandlungen keine Beschwerden mehr, grippeähnliche Erkrankungen nach ca. 3 Anwendungen weg! Starke, bereits seit Monaten behandelte Schmerzen in der Schulter waren nach 4-5 Behandlungen verschwunden und sind bis heute (3 Monate später) noch nicht wieder aufgetreten.

Allgemeinbefinden verbessert sich sofort. Verbesserung ist bisher immer und zuverlässig eingetreten. Ich bin sehr begeistert und habe schon 3 weitere Zapper an Freunde vermittelt - alle haben erstaunliche Erfolge.

E.B.
Ich benütze den Zapper bei Entzündungen mit gutem bis sehr gutem Erfolg.

Frau E. M. hatte eine schmerzhafte Entzündung im Fuß. Das Gehen fiel ihr schwer. Schulmedizinische Behandlung hatte nicht geholfen. Die Power-Tube wurde nur an 5 Tagen mit jeweils 4 Minuten aufgestzt. Danach war sie beschwerdefrei.

Erkältungskrankheiten

B. Z.
Meine Familie hat sich das Gerät gekauft und benutzt es seit Ende Mai 2004. Seitdem haben wir keine Erkältungskrankheiten mehr und fühlen uns fitter.

E.W.
Beschwerden: Schnupfen, Erkältung bei Kindern mit Halsschmerzen und Husten, Fieber.
Seit wir das Gerät haben, brauchten wir nicht mehr zum Kinderarzt. Wenn ich als Erwachsener mich angeschlagen und stark müde fühle, zappe ich in der Regel 2-3x täglich. Momentan fühle ich mich dann nicht mehr so leistungsfähig 100% fit, aber richtig krank war ich seit dem Geräteeinsatz nicht mehr. Nach 2-3 Tagen bin ich wieder normal belastbar.

Nach der Anwendung merke ich, wie die Beschwerden z.B. Halsschmerzen oder einfach nur Müdigkeit (die sonst nicht da ist) langsam aber stetig nachlassen.
Meine Energie kommt wieder zurück.
Ich bin sehr froh, dass ich das Gerät besitze. Es ist für uns ein „Muss" zum Zappen, wenn sich einer nicht wohlfühlt.

B.G.
Beschwerden: Halsweh, Seitenstrangangina, Nebenhöhlenentzündung, Bronchitis, Husten, Schnupfen.
Der Winter 2003/2004 war der erste Winter seit 10 Jahren, den die ganze Familie (41,40,10,6 Jahre) ohne die Einnahme eines Antibiotikums überstanden hat. In den Jahren davor wurde ich (40, weibl.) sobald es kalt wurde, von einer beinahe schon chronischen Nebenhöhlenentzündung und ständigem Halsweh, aus dem sich immer wieder eine Seitenstrangangina entwickelte, geplagt. Diese Krankheiten erforderten immer wieder die Einnahme von Antibiotika. Ebenso litt mein Sohn (10 J) häufig unter einer starken Bronchitis bis hin zur Lungenentzündung. Seitdem wir den Zapper haben, wenden wir ihn bei den ersten Anzeichen einer Erkrankung sofort und dann auch täglich an. Entweder kann sich die Krankheit so nicht entwickeln oder sie verläuft wesentlich schwächer und kürzer.

Fußprobleme

X.F.

Die letzte Woche war ich zur 2. Nach-Kontrolle bei meinem Arzt in A. und er ist mit der Heilung meines Fußes sehr zufrieden. Er wundert sich, dass ich ohne Operation zu diesem guten Resultat gekommen bin. Eigentlich war vorgesehen, dass mein linker Fuß Mitte Februar 05 operiert werden sollte, und ich war auch für die Operation bereits angemeldet. Der Chirurg, der die Operation ausführen wollte, erklärte mir, dass diese Operation notwendig wäre und wies auf die Folgen hin, wenn ich sie unterlasse. (Teilamputation des Fußes je nach Infektionsstand des Fußknochens.) Bezüglich der Dauer des Klinik-Aufenthaltes sprach er von 3-4 Monaten.

Nun bin ich froh und glücklich, dass ich Ihrer Empfehlung, die PowerTube lückenlos anzuwenden gefolgt bin und mir den Klinikaufenthalt ersparen konnte. Auch ein beträchtlicher Arbeitsausfall mit Einkommensausfall wären die Folgen gewesen.

Fußreflexzonentherapie

V.Sch.

Ich bin sehr froh, durch den Power Zapper meine Behandlungen intensivieren zu können und dadurch den Therapieerfolg zu steigern. Ich lasse neben meiner Fußreflexzonentherapie immer die Patienten zappen. Damit kann ich auch gleich das Thema Entgiftung - viel Trinken usw. dem Patienten nahe bringen, ohne dass diese viel Medikamente nehmen müssen.

In der Regel fühlt sich der Patient nach der Behandlung wohler - frischer. Ab und zu auch müder. Das sehe ich als Zeichen, noch mehr den Stoffwechsel - Entgiftung anzuregen bzw. nicht überzutherapieren.

Gelenkschmerzen

R.R.

gerne bestätige ich Ihnen, dass der QuickZap bei meinen sehr starken Schmerzen am Hüftgelenk innert 2 bis 3 Tagen geholfen hat. Ich kann den QuickZap nur empfehlen.

Geschwulst (Lymphom)

I.B.

Im Krankenhaus Tuttlingen wurde ich ambulant operiert. Unterhalb des rechten Rippenbogens hatte sich eine faustgroße gutartige Geschwulst (Lypoxn) gebildet. Tage zuvor trank ich sehr viel Karottensaft und nahm für die Wundheilung Schüsslersalze Nr. 2 und 3 ein.

Drei Tage nach dem Eingriff besprühte ich die Wundränder mit Anolin und zappte die mit einem Pflaster überklebte Wunde zweimal täglich.
Nach 10 Tagen war der 8 cm große Schnitt bereits hervorragend verheilt. Der behandelnde Hausarzt war völlig überrascht, wie schnell die Wunde heilte.
Nach weiteren 14 Tagen war kaum mehr etwas von der Naht zu sehen, (übrig blieb ein dünner Strich, wie mit einem Bleistift gezogen). Inzwischen sind einige Monate vergangen und es ist so gut wie nichts mehr zu sehen.

Grippe

W.K.
Beschwerden: Vorbeugende Behandlung bei drohender Grippe oder drohender Bronchitis (Zeckenbiss) hier in Deutschland. Vorbeugende Behandlung von Infektionskrankheiten in tropischen Ländern. Ich bin jedes Jahr 1-2 mal in Südamerika für jeweils 3 Wochen. Seit ich einen Zapper benutze, bin ich nicht mehr ernstlich erkrankt. Bei einer meiner letzten Reisen (vor ca. 1 1/2 Jahren) habe ich mit dem PQZ alle Mitglieder einer befreundeten Familie behandelt, die alle an Grippe litten. Da diese Leute relativ schnell gesundeten, hat man mir den PQZ abgekauft.

Guena-Wurm (tödlich)

S.Sch.
Ich habe vor mehr als 30 Jahren die Ostafrika-Hilfe gegründet. Eines der von uns unterstützten Projekte ist das Huruma-Hospital in Tanzania. Dort ist Dr. Selise Safari die Chefärztin. Auch Dank Ihrer Unterstützung nutzt sie seit Oktober 2004 den PQZ. Todesursache Nr. 1 in dieser Region ist nicht mehr die Malaria, sondern der Guena-Wurm.
Die Menschen stecken sich damit vor allem im Wasser an. Innerhalb eines Jahres wird er bis zu 60 cm lang und saugt den Körper richtig aus. Der PQZ hat sich bei diesem Problem als sehr wirkungsvoll erwiesen. Innerhalb von 4-6 Wochen schafft es die Ärztin, damit die Patienten von diesem lebensbedrohenden Parasiten zu befreien. Andere Themen, bei denen der PQZ erfolgreich eingesetzt wird, sind Zahnschmerzen und Arthrose.

Gürtelrose

H.S.
Ich wende den QuickZap hauptsächlich bei mir selbst an, z.B. Vorbeugung bei Grippezeiten.
Sehr gute Wirkung bei beginnenden Infektionen. In der Praxis habe ich sehr gute Erfahrungen besonders bei Herpes zoster (Gürtelrose) gemacht. Zu Beginn angewendet, ist die Gürtelrose innerhalb einiger Tage ausgestanden. Meinen Verwand-

ten besorgte ich den QuickZap, die ebenfalls sehr begeistert sind. Ältere Menschen reagieren allerdings nicht mehr so gut oder nur wenig.

Hämorrhoiden

H.P.

Beschwerden: Bei Bauchschmerzen, Hämorrhoiden, Müdigkeit.

Die Menschen sind am Anfang sehr gespannt auf eine Änderung, und es hat jedes Mal zugeschlagen.

Bei einer Frau (35 Jahre alt) mit Bauchschmerzen, Hämorrhoiden und Müdigkeit ging es nach ca 1,5 Stunden deutlich besser von den Schmerzen. Die Hämorrhoiden waren nach dem 1. Mal leicht besser, und nach 3 Tagen waren sie weg. Die Frau war von den Socken, da sie ca. 4,5 Jahre die Hämorrhoiden hatte. Die Müdigkeit war auch weg, ich habe sie noch auf die Ernährung aufmerksam gemacht. Ihr geht es super, und sie sagt es laufend weiter. Da ich Nährberater bin und den Zapper und noch die Pendel-Technik anwende, habe ich einen sehr sehr super Erfolg.

Hautausschlag

P.-R.H.

Wir arbeiten in der Praxis nun erfolgreich auch mit der PowerTube. Ein erster Erfolg: Eine Impetigo (Hautinfektion) habe ich nur mit Zappen in fünf Tagen bei einem Kind erfolgreich weggebracht. Diesen Hautausschlag mit honiggelben Krusten aufgrund eines bakteriellen Infektes habe ich bisher trotz allen Bemühungen meist jeweils mit Antibiotikasirup behandeln müssen.

Helicobacter pylori

G.E.

Beschwerden: Hepatitis, Helicobacter, Blasenentzündung, Herpes, Pilzinfektion.

Helicobacter: 70 Jahre alte Dame 10 x Zappen - Magen stabil; Schmerzfrei; Gewichtsabnahme ohne Rückfall.

Akute Blasenentzündung: jüngere Frau; 3 x Zappen - ganz weg.

Bauchspeicheldrüsenentzündung: stressbedingt, ohne Rückfall eine Woche hoch gezappt, schmerzfreier Urlaub - junge Frau.

Alte Hepatitis: Junger Mann ca. 4 Wochen Therapie - Leberwerte sehr gut. Von Geburt an bakterieller Befall der Augen - starke Verbesserung der Sehfähigkeit. Akute Stimmbandentzündung: In 6 Tagen weg. Junger Mann, oft Furunkel unter dem Arm, jedesmal im Krankenhaus aufgeschnitten im letzten akuten Zustand - 3 Tage gezappt ohne OP abgeheilt! Senkt den Blutzucker!

Hepatitis C

P.S.
Bei unserer Tochter wurde im Januar 2005 Hepatitis C festgestellt, es erfolgte eine Behandlung mit Interferon und Rebetol. Beginn war Juni 2005. Julia ging es während der Behandlung sehr gut. Sie hatte nur leichte Nebenwirkungen. Am 17.02.06 nahm sie zum letzten Mal ihre Medikamente. Danach fing sie die Behandlung mit der Power-Tube an, Julia nimmt seitdem keine Medikamente mehr und sie ist laut Laborbefund gesund. Es geht Julia sehr gut.
Laborbefund liegt vor.

F.K.
Im August 2000 wurde bei mir chronische Hepatitis-C diagnostiziert.
Im März 2001 nahm ich an einer Studie des Universitäts-Spitals Bern teil. Vorgesehen war eine 1-jährige Interferon-Behandlung. Nach einem halben Jahr wurden die Nebenwirkungen unerträglich und ich fühlte mich sehr schwach. Durch einen Zufall traf ich Martin Frischknecht, der mir vorschlug, eine Therapie mit dem QuickZap zu versuchen. Schon nach kurzer Zeit ging es mir auch wirklich sehr viel besser, trotzdem ich sofort Behandlungen mit Spritzen und Tabletten konsequent einstellte.

Meines Erachtens spielte die kurze Behandlung mit dem QuickZap eine sehr wichtige Rolle für meine Genesung, fühlte ich mich doch schon nach wenigen Tagen, trotz Absetzen des Interferons und anderen Medikamenten, zunehmend besser. Bei einer weiteren Blutuntersuchung war das Virus nicht mehr nachweisbar. Seither nehme ich keine Medikamente mehr zu mir und erfreue mich wieder guter Gesundheit.
Wünschte ich doch innigst, meinen Mitmenschen könnte auch auf diese wundersame Weise geholfen werden. Bestätigung der Blutuntersuchung durch das Institut für Klinische Pharmakologie der Universität Bern.

Herpes

M.R.
Beschwerden: Herpes lässt sich mit einer, maximal zwei Behandlungen beheben. Bei der Lungenentzündung meiner Mutter (81) konnte leider nicht auf Antibiotika verzichtet werden und die Genesung hat sich über mehrere Wochen hingezogen. Meine Schwester (47) hatta Pilze o.ä., das sich in den Lymphen der Beine festsetzte, sie bekam Gelenkschmerzen und dicke Beine (Wasser), die „normalen Mediziner“ konnten bei ihr keinen Befund erstellen. In Zusammenarbeit mit einem Heilpraktiker, dem Power QuickZap, div. Orgonraten und einigen homöopathischen Mitteln war sie in ca. 2 Wochen beschwerdefrei.

H.G.
Beschwerden: öfters Herpes simplex, Neigung zu Erkältungskrankheiten. Herpes verschwindet sehr viel schneller, Erkältungen werden erst gar nicht so schlimm

Husten

U.G.
Mein Sohn hat dieses Gerät erfolgreich angewendet. Er leidet seit Jahren an einem sporadisch auftretenden heftigen Husten (keine Erkältung). Durch Anwendung des Zappers konnten die Beschwerden um 90 Prozent reduziert werden. Nach zunächst fast täglicher Anwendung wurde der Einsatz stark reduziert und nur bei Verschlechterung wieder aufgenommen; keine weiteren Maßnahmen, auch keine Medikamente wurden eingenommen, auch positive Auswirkung auf den Stuhlgang. Er ist sehr zufrieden mit der Wirkung des Geräts.

G.F.
Beschwerden: seit 1991 Husten, trotz Kur keine Besserung.
Durch Anwendung ca. 2 x wöchentlich des PQZ sind die Beschwerden fast abgeklungen.
Zusatz von Walnussöl und Nelkenkapseln bei Behandlung gegen Parasiten. Auf den Zapper wurde ich durch einen Heilpraktiker (Bioresonanz) aufmerksam. Zuerst benutzte ich einen geliehenen PQZ, kaufte mir dann einen PQZ. Ich lege diesen fast täglich 3-5 min. Step 1-2-3 auf Brust (Goldleiste). Dieser jahrelange Husten ist so gut wie weg. Ich bin sehr froh darüber. Gegen Parasiten im Darm mache ich monatlich ca. 3 x eine Anwendung mit dem PQZ und Handelektroden.

Infektion

E.S.
Nach meinem schwierigen Eingriff im Oktober 2003 diagnostizierten die Ärzte im Frühjahr 2004 eine Infektion der operativ eingesetzten künstlichen Aorta Protese. Die Symptome waren stets die gleichen; hohes Fieber, Atemprobleme, Wasser in der Lunge sowie im Herzbeutel. Intensive Behandlungen mit Antibiotika brachten zwar Besserung, jedoch nur von kurzer Dauer. Erschwerend kam es dann im Juni noch zu einer allergischen Reaktion auf das eingesetzte Antibiotika.
Im August, als die Krankheitszeichen erneut auftraten, entschloss ich mich, Ihre Hilfe in Anspruch zu nehmen. Bereits nach einigen Therapiesitzungen besserte sich mein Zustand; das Fieber sank und die Atmung bereitete mir nicht mehr die gewohnten Schwierigkeiten.
Eine Untersuchung bei dem mich behandelnden Spezialisten bestätigte meinen nun guten Gesundheitszustand.

Dr. K.W. (Arzt)
Beschwerden: Infektionen aller Art, Erschöpftheit.
Sehr gute Erfahrungen, 100 Prozent Heilung.
Befinden nach Anwendung besser.

Dr. I.Z.
Infekte, Energie-Defizite, Tumorerkrankungen! Zahnherde!
In der Zwischenzeit extrem wichtige Therapieergänzung.
Bei Hunderten von Anwendungen erhebliche Verbesserungen, Einsparung von anderen Therapieformen und Arzneimitteln.

Insektenstiche

H.B.
Meine Tochter wurde von einer Biene gestochen. Am Abend war die Einstichstelle angeschwollen und hat gejuckt. Sie hat 21 Min. mit dem PQZ (Goldfolie; Hand) therapiert. Nach 2 Stunden war die Schwellung weg. Am nächsten Tag nochmals 21 Min. und ihr Bein war wieder in Ordnung.

Karzinom

D.W.
Beschwerden: Mamma-Karzinom, Rückenschmerzen, Hüftgelenkbeschwerden, Heuschnupfen, etc.
Befinden nach Anwendung: besser; einfach unglaublich - immer konnte ich bei mir und/oder anderen Personen eine Heilung oder zumindest eine Besserung (nachweislich) herbeiführen.

C.F.
Beschwerden: Rezitiv bei Mamma carz.
Januar 02 war ich für 5 Wochen im Haus der Gesundheit, dort habe ich 3x täglich (3x7 Minuten) meine Rezetiven in der Brust behandelt. Beim Verlassen der Klinik konnte ich die Knoten nicht mehr tasten. Sie waren weg. Ich habe einen Befund, dass ich die Rezetiven gehabt habe, aber keinen Befund, dass ich keine mehr habe, da ich die Untersuchungen nicht mehr durchführen lasse! Ich benutze den QuickZap mindestens 1 x die Woche, wenn Krankheiten vorliegen, öfter. Habe ich Bauchweh oder sonst irgendwelche Beschwerden wende ich es direkt an. Besserung kommt eigentlich sofort.

M.Z.
Im Verlaufe des Sommers 05 hatte ich vermehrt Magenprobleme und Durchfall, nicht immer, nicht regelmäßig, aber doch so, dass es mich bewog, meinen

Hausarzt zu konsultieren. Bei der Darmspieglung sei er jedoch nicht ganz sicher, erklärte der Arzt. Einige Polypen wurden entfernt und einer davon zur näheren Abklärung ins Inselspital eingeschickt. Der Bericht bestätigte anschließend den Verdacht auf ein Karzinoid im Enddarm. Am 25. Oktober 05 bestätigte der Magen-Darm-Spezialist des Spitals Langenthal diesen Verdacht und riet mir, dieses Karzinoid (der Beginn einer bösartigen Tumorbildung) welcher sich im Dickdarm, 8 cm vor dem Anus-Ausgang befindet, operativ zu entfernen. Bei diesem Eingriff könne jedoch die Darmwand verletzt werden, da sich diese Geschwulst an der Darmwand ausgebreitet habe und nicht so einfach abgeschnitten werden könne. Der Operationstermin wurde auf den 16. November 05. also 3 Wochen nach der letzten Untersuchung festgelegt.

Bereits seit der Bekanntgabe des ersten Untersuchungsergebnisses Ende September 05. habe ich begonnen, die Powertube regelmäßiger und intensiver anzuwenden. Täglich habe ich den Unterleib, die Füße und Ganzkörper mit jeweils 3x5 therapiert.
Der Op Termin rückte näher und so war es dann soweit. Am 16.11.05 wurde ich unter Narkose gesetzt, um dieses Karzinoid rektal entfernen zu lassen. Knapp aus der Narkose erwacht, hörte ich den Chirurgen meinen Namen rufen: „Hallo, Frau Z., hallo, können Sie mich hören? Es ist ein Wunder geschehen, ich habe nichts gefunden das rausgeschnitten werden könnte, alles ist so wie es sein sollte! Was haben Sie getan?" Nebst dem Chirurg, waren noch weitere Ärzte anwesend insgesamt deren drei. „Sechs Augen haben das gleiche Ergebnis gesehen wie ich; habe meinen Augen nicht getraut. Sie können morgen nach Hause gehen. In 3 Monaten bitte ich Sie nochmals vorbeizuschauen, dann wollen wir sehen, ob das Ergebnis weiterhin so ist."
„In meiner ganzen Arztkarriere ist mir so etwas noch nie passiert", sagte der Chirurg abschließend und nochmals nachfragend: „was haben Sie getan?" „Nichts", sagte ich noch halbabwesend, die Narkose noch nicht richtig „verdaut".

Bin fest davon überzeugt, dass die Nachuntersuchung für mich positiv ausfallen wird. Der Powertube sei Dank!

3 Monate später, es war mittlerweilen April 2006 wurde ich erneut zu einer Untersuchung aufgeboten. Diese zeigte dann, dass sich am gleichen Ort wie zuvor wieder etwas gebildet hatte, welches einer genaueren Untersuchung bedarf. So wurde ein weiterer Termin vereinbart mit der Auflage, falls etwas Geschwürartiges gefunden werden sollte, das als Vorstufe eines Karzinoms identifiziert werden sollte, dieses dann rektal sofort zu entfernen, diesmal ohne Vollnarkose. Ich willigte hierzu ein und kaum zu Hause angelangt, intensivierte ich erneut die Behandlung

mit der Power-Tube mit Ganzkörperbehandlung und speziell wieder rektal (täglich 3x5, diese hatte ich nach dem ersten Erlebnis dann ausgesetzt).
Am 26. Juni 06 war es dann wieder soweit. Ich begab mich ins Spital Langenthal zu einer erneuten genaueren Untersuchung. Das Ergebnis war verblüffend, weniger für mich als für den Chirurgen. „Es ist wie verhext“ sagte er nach der Untersuchung. „Wir haben wieder nichts gefunden; es ist unglaublich, kann’s einfach nicht verstehen!“
Bin fest davon überzeugt, dass insbesondere die rektale Anwendung dieses positive Ergebnis brachte. Die Powertube wende ich weiterhin regelmäßig, das heißt ca 3 Tage pro Woche an (jeweils 3x5) für Unterleib, Füße und Ganzkörperbehandlungen.

Kniegelenksarthrose

E.S.
Beschwerden: Kniegelenksarthrose - Spondylose - Osteoporose - Halswirbel-Syndrom, verschiedene Wirbelblockaden plus 3 verknöcherte Wirbel in der Lendengegend.
Ich habe seit 2001 ein künstliches Kniegelenk links und sollte auch rechts eines bekommen. Die Diagnose lautete: schwere arthrotische Veränderungen, ein Meniskusschaden und eine massive Entzündung im Kniegelenk. Ich konnte ohne Stock keinen Schritt tun, so massiv waren die Schmerzen. Dabei erfuhr ich vom QuickZap und Gesundheitsversand Heine und vom Vortrag durch Herrn Frischknecht, welchen ich 2 x besuchte und mir die Power Tube erwarb. Täglich mit wenigen Ausnahmen wurde nun gezappt. Der Erfolg war erstaunlich. Ich machte vor einigen Tagen eine Kulturreise durch die Türkei, mit intensivem Programm über 8 Tage und dies ohne Schmerzen. Die Power Tube nahm ich mit zur täglichen Behandlung. Ich werde sie jederzeit weiterempfehlen!

Lebererkrankungen

R.D.
Mein Ehemann lag zuletzt nur noch schlafend mit grau-weißer Gesichtsfarbe, auf Haut und Knochen abgemagert im Bett. Es sei eine sehr bösartige Bakterienart (Blutbild) in der Leber in sehr großer Anzahl (CT Röhre).
Nach der 2. CT nach 14 Tagen war die Leber zwar sehr stark zerklüftet, aber es waren keine Bakterien mehr da.
Schon am 3. Tag des Therapierens (der PQZ war uns von meiner Schweizer Freundin dringend empfohlen worden, die bei M. Frischknecht Seminare macht) bekam der Patient Farbe ins Gesicht, es ist wie ein Wunder.
Mein Mann ist schon 78, trotzdem wurde er gesund ohne ein Medikament.
Orte: Leber, Leisten, Wange, später die angegriffene Bauchspeicheldrüse.

Leukämie-Behandlung

Brief von R.F. vom 15.Dezember 2002
nach 4 monatigem Therapieren mit Power-QuickZap

Lieber Martin, Ende Mai 2002 lernten wir uns anlässlich einer Fotoaufnahme für eine CD-Produktion der Blaskapelle Eigenamt kennen. Dabei kamen wir beide zufällig auf Gesundheitsfragen und in der Folge im Speziellen auf meine seit bald 7 Jahren bestehende Haarzellleukämie-Erkrankung zu sprechen. Dabei hast Du mir in Aussicht gestellt, mit einer Behandlung durch den von Dir entwickelten und vertriebenen Power-QuickZap könne diese Krankheit bekämpft und aller Voraussicht nach sogar geheilt werden.

Am gleichen Abend hast Du dann bei mir mit diesem Gerät eine erste, kurze Behandlung vorgenommen. Gegen Ende Juni 2002 musste ich zur 3-monatigen Routinekontrolle zu meinem Krebsspezialisten nach Zürich. Dabei stellte dieser mit Erstaunen fest, dass sich meine Blutwerte seit der letzten Kontrolle stark verbessert hatten. Meinem Arzt hatte ich davon nichts erzählt. Angesporнt durch diese sehr positive Erfahrung habe ich bei Dir dann einen solchen Power-QuickZap gekauft und diesen regelmäßig für die Selbstbehandlung gemäß Instruktion angewendet.

Bei der nächsten Kontrolle am 31.10.2002 erklärte mein Arzt, dass sich meine Blutwerte wiederum verbessert hatten und jetzt praktisch den Werten eines gesunden Menschen entsprechen. Als Folge dieser ausgezeichneten Blutwerte konnten wir die Medikamentendosis auf ein sehr tiefes Maß senken. Bevor ich mich allenfalls entschließe, die Medikamente ganz abzusetzen, warte ich den nächsten Kontrolltermin im Februar 2003 ab.

Ich danke Dir recht herzlich für Deine Bemühungen um meine Gesundheit. Selbstverständlich werde ich Dich über die weitere Entwicklung bei mir auf dem laufenden halten. Kathrin und Dir wünsche ich frohe Festtage und ein gutes neues Jahr.
Mit freundlichem Gruß R.F.

J.B. war 4 Wochen im Krankenhaus und hatte nach schulmedizinischr Behandlung keine große Bessereung bei Leukämie. Nach Anwendung des Power-QuickZap ab Freitag lt. Anleitung Buch ist er am folgenden Montag bereits Rad gefahren. Zwischenzeitliche Blutwerte wieder normal. Er will noch etwas abwarten, damit er seine Erfahrungen mit klinischen Ergebnissen und Untersuchungen unterlegen kann.
Seine Mutter war zu Besuch bei ihm. Sie sollte an der Hüfte operiert werden, Rein zufällig arbeitete sie ein paar Tage mit dem Power-QuickZap. Es geht ihr wieder gut, der OP-Termin wurde abgesagt.

Magenentzündung

H.-R. J.

Beschwerden: chronische Magenentzündung, Arthrose im Handgelenk andere Behandlungsformen: Einnahme und Umschläge mit Ajona.
Gute Erfahrungen; keine Magenbeschwerden mehr, deutliche Verbesserung im Handgelenk. Befinden nach Anwendung besser; allgemeines Wohlbefinden.

M.F.

Es wurde bereits ein Magengeschwür wegoperiert, das zweite war im Anmarsch. Er hat zwei Wochen täglich therapiert (Leiste/Hand) und direkt aufs Geschwür. Danach konnte bei Untersuchungen nichts mehr festgestellt werden.

Migräne

F.D.

Ich möchte Ihnen herzlich danken für das wunderbare Gerät. Mein Mann ist nach Krankheit und schwerem Gedächtnisverlust wieder voll zurechnungsfähig, und meine Migräne hat sich von mir verabschiedet.

Multiple Sklerose

A.B.

Beschwerden: Multipe Sklerose
Die ersten zwei Tage Kopfschmerzen und Müdigkeit. Nach ca. 5 Wochen Anwendung hat sich der Allgemeinzustand verbessert. Nervenstress wird besser vertragen. Verdauung funktioniert einiges besser.
Eine Hörerin schreibt an die Fliege-Sendung „Sanfte Medizin“
„Durch diesen neuen Zapper - genannt QuickZap - werden zum einen Krankheitserreger eliminiert - dadurch wird das Immunsystem entlastet - und zum anderen werden Energieblockaden gelöst und die körpereigenen Regenerationskräfte mobilisiert. Dieser QuickZap hat - und dabei übertreibe ich nicht - auch lebensrettende Funktion, denn er erhöht nachweislich die Körperenergie, die in BOVIS-Einheiten gemessen wird.
Meine Cousine, die an MS leidet, hat durch die Anwendung des QuickZap eine wesentliche Verbesserung ihres Gesundheitszustandes erreicht. Sie konnte nicht mehr gehen und es bestand keine Aussicht, dass sie sich jemals wieder allein fortbewegen kann. Heute fährt sie wieder mit dem Fahrrad.“

Muskelverspannungen

G.Z.-M. (Therapeut)

Beschwerden: Fremdbakterien, Körperschmerzen, Energiemangel, Muskelverspannungen, Warzen, Pilze, Parasiten, Stärkung des Immunsystems, Entzündungen, Erkältungen. Sehr gute Erfahrungen, Befinden nach Anwendung besser.

Muskelzerrungen - Muskelübersäuerung

S.Sch.

Erfahrungsbericht über Anwendung während der Senioren Leichtathletik Weltmeisterschaft in Linz: War dort selbst Teilnehmer. Ging mit Zerrung nach Linz. 2 x therapiert - ok! Belegte Pl. 8 im Kugelstoßen, Pl. 6 im Speerwerfen. Viele bekannte Sportler waren dort. Sie wussten, dass ich 2 Geräte dabei hatte. Guido Müller, der erfolgreichste Altersklassensportler, guter Freund von mir, bekam eine Zerrung, Nach Behandlung zweifacher Sieger. Andreas Hermann, oftmaliger österreichischer Meister, hatte Zerrung, nach mehreren Behandlungen, 2maliger Goldmedaillengewinner. Klaus Müller, Graz - Starke Schulterschmerzen, erfolgreich im Stabhochsprung. Beide Sportler bestellten bei mir sofort PQZ-Geräte. 2 Frauen aus unserer Deutschen Mannschaft, eine wollte schon aufgeben, nach mehrfacher PQZ-Behandlung, Medaillengewinnerin.
Erstaunlich, nach zu viel an Training bekommt man Muskelübersäuerung. Das Gerät baut diese sehr schnell ab. Bin voll des Lobes für das Gerät.

Nasenprobleme

C.E.

Beschwerden: allgem. Beschwerden, Schleim in der Nase,
gute Erfahrungen Befinden nach Anwendung gleichbleibend - besser.

Osteomyelitis

Dr. P.C.

Sehr gute Erfolge bei: Osteomyelitis, Zapper und Akupunktur, Wurmerkrankungen bei Kindern, therapieresistente Infektionen. Nicht nach Akupunktur zappen.

Parkinson

Herr M. hat parallel zu Power-QuickZap über einen Sportmediziner zur Behandlung von Parkinson ein Rüttelgerät (ähnlich ZhenDong) erworben. Parkinson sei ein Ergebnis von Gleichgewichts-störungen. Er behandelt täglich einmal 5x5x5 mit PQZ plus 2 x steht er auf sein Rüttelgerät - Ergebnis: er kann wieder freihändig Radfahren! Durch PQZ hat sich seine Einnahme von Tabletten deutlich verringert und sein Zustand hat sich verbessert.

Pilze

M.R.

Meine Schwester (47) hatte Pilze o.ä., das sich in den Lymphen der Beine festsetzte, sie bekam Gelenkschmerzen und dicke Beine (Wasser). Die „normalen Mediziner“ konnten bei ihr keinen Befund erstellen. In Zusammenarbeit mit einem

Heilpraktiker, dem Power-QuickZap, div. Orgonraten und einigen homöopathischen Mitteln war sie in ca. 2 Wochen beschwerdefrei.

Dr. med. H.Sch.
Zur Anwendung kamen der Photonen-Resonanz-Test und der QuickZap. Untersucht wurden unter protokollarischer Aufsicht von Fr. Dr. E.Z. vier Patienten mit viralen, bakteriellen und Pilzinfektionen. Das Photonen-Resonanz-Gerät diente vor und nach Anwendung des QuickZaps als diagnostische und therapeutische Kontrolle. Mit dem Photonen-Resonanz-Gerät können virale, bakterielle, parasitäre und fungiforme Infektionen bis in den DNS-Bereich getestet werden.
Bei allen vier Patienten konnte eine starke, zum Teil auch vollständige Reduktion der mikrobiellen Infektion mit dem Photonen-Resonanz-Test festgestellt werden. Somit kann der QuickZap zur adjuvanten Therapie bei mikrobiellen Infektionen erfolgreich eingesetzt werden. Eine ausreichende Drainagetherapie von Leber, Gallengängen und Nieren nach Anwendung des Zappers wurde diskutiert und sollte regelmäßig durchgeführt werden.

Im Zeitalter vermehrter Pilzinfektionen, Vireninfektionen sowie therapieresistenten bakteriellen Infektionen kann der QuickZap eine wertvolle therapeutische Hilfe sein, ohne dass Nebenwirkungen bei richtiger Anwendung zu erwarten sind.

G.S.
Scheidenpilz: alleinige Anwendung des Power-QuickZaps, nach 5 Tagen 1 x täglich 18 Minuten, war der Scheidenpilz weg.

R.K.
Meine Familie und ich (5 Erwachsene und 2 Kinder 1 1/2 und 5 Jahre alt) haben gezappt mit bestem Erfolg bei Fußnagelpilz, Knie- und Fußgelenkschmerzen, Handgelenkverstauchung (nach Sturz), Knochenschmerz unteres Schienbein (Osteoporose) bei Erkältung, Zeckenstich, Mückenstich, Ohrenschmerz bei Erkältung, verstopfte Nase u.ä. Der QuickZap ist unser Hausmittel.

S.J.
Beschwerden: Fußpilz, Zähne. Sehr gute Erfahrungen; schnelle Heilung. Befinden nach Anwendung besser.

H.P.
Dies ist eine Zusammenfassung von mehreren Menschen die ich gezappt habe, auch meine Familie und mich.
Beschwerden: Bauchschmerzen - Lymphe - Schwäche - Zeckenbiss - Tumore -

Pickel - Pilze - Husten - zu hohes Fieber - Lungenentzündungen usw.
Im Durchschnitt habe ich sehr gute Erfahrungen gemacht. Bis auf ein paar wenige Ausnahmen. Bei einer Frau, die Pilze hatte, konnte ich mit dem Zapper den Zustand so herstellen, dass es alles normal wurde. Sie hatte die Pilze ca. 4 Jahre. Ein Mädchen mit 8 Jahren kam zu mir mit der Mutter mit Verdacht auf Blinddarmentzündung, soll OP anstehen. 1x Bauch 3x4 Minuten 1x Hand-Leiste 3x3 Minuten, die Schmerzen waren weg. Das Mädchen kam vom Arzt, der die Leukozyten gemessen hatte und es war klar, als sie bei mir war und anschließend ins Krankenhaus fuhren, da sie eine Überweisung hatte. Eine Stunde später rief mich die Mutter an, die Leukozyten sind super, der Arzt verstand nichts mehr. Die Mutter mit Tochter flogen den Tag drauf nach Borgyl.
Eine andere Frau hatte Verhärtungen in der Brust. Sie kam 3x zu mir und alles ist vorbei. Das ist super und ich bin voll überzeugt vom Zapper.

Dr. B.G.
Beschwerden: Bakterielle Infektionen, Candida (oft), Sinusitis
Sehr gute Ergebnisse zeigen sich bei Pilzbelastungen, insbesondere bei Vaginalpilzbelastungen. Hier genügen meistens 3-4 Anwendungen. Die Ergebnisse bei akuter Sinusitis sind beachtenswert; weitere Therapien, wie Akupunktur oder Homöopathie, werden wirkungsvoll unterstützt. Der PQZ sollte auch bei Muskelschmerzen eingesetzt werden. Dazu die Goldfolie auf die schmerzende Stelle halten und mindestens 12 Min. therapieren. Die Schmerzen lassen meistens innerhalb weniger Stunden nach.

Somit sollte der PQZ versuchsweise bei Fibromyalgie eingesetzt werden!
Bei allen meinen Patienten war innerhalb von wenigen Tagen eine spürbare Besserung zu verzeichnen.

Prostata

B.Z.
Mein 81-jähriger Schwiegervater, bei dem Prostata-Krebs diagnostiziert wurde, hat sich den QuickZap vor 8 Wochen gekauft. Das Krebswachstum ist seitdem zum Stillstand gekommen, die Blutwerte sind hervorragend! Bekannte haben sich auf unsere Empfehlung den QuickZap zugelegt und sind ebenso begeistert. Eine Allergie gegen Insektenstiche ist damit verschwunden, bei Zahnschmerzen hilft der QuickZap sofort. Der Familienvater, der wegen seiner Asthma-Anfälle nicht mehr ohne Spray aus dem Hause ging, kann auf dieses inzwischen total verzichten. Im Namen aller Familienangehörigen und Bekannten, die durchweg positive Erfahrungen mit dem QuickZap haben, sagen wir Ihnen Dank für die QuickZap-Entwicklung und hoffen, dass Ihr Gerät noch vielen Menschen helfen wird.

Rückenschmerzen

A.K.-E.

Ich möchte Ihnen herzlich danken für die Herstellung des Power QuickZap-Gerätes. Seit der Anwendung des QuickZap am Rücken, sind die Schmerzen in Kreuz und Beinen weg. Heute kann ich die tägliche Einnahme von Tabletten einstellen und brauche auch keine Therapie mehr.

Schilddrüsenentzündung

B.G.

Beschwerden: Schilddrüsen-Entzündung.

Sehr gute Erfahrungen; kurz nach Einsatz von Zapper sofortige Besserung.

Befinden nach Anwendung besser; Sofortiger Rückgang der Entzündung, kein Fieber mehr, Drüsen-Anschwellung zurück.

Schmerzen

R.M.

Seit einer Grippe 1998 leide ich ständig an Schmerzen. Im Jahr 1999 wechselte ich meinen Hausarzt, weil ich immer die Antwort bekam, das sei noch alles von der Grippe. Diese großen Schmerzen hielt ich einfach nicht mehr aus. Beim neuen Hausarzt bei der ersten Untersuchung hat er mir erklärt, dass ich schon nicht mehr ein Fall für ihn sei! Da ich meine Beine schon nicht mehr ganz strecken konnte, und schon Lähmungen in meinen Beinen hatte. So meldete mein zweiter Arzt mich sofort bei einem Rheumatologen an, um festzustellen, von wo diese Schmerzen überhaupt kommen. Er erklärte mir, dass ich eine unheilbare Arthrose habe, in beiden Hüftschalen und im Rücken.

Auch sagte er mir, dass ich nie eine Chance hätte für eine Operation, da ich auch noch Osteoporose in den Knochen habe. Für mich ist an diesem Tag eine Welt zusammengebrochen, weil der Arzt mir sagte „unheilbar“. So beschloss der Arzt mit mir, dass er Cortison in die Hüfte spritzen müsse. Dazu erhielt ich noch diverse Tabletten, weil ich ja ziemlich 1/2 Jahr nie mehr eine volle Nacht schlafen konnte.

Auf einmal hatte ich in einem Ohr ziemlich Schmerzen, so meldete ich mich beim Ohrenarzt an, um zu kontrollieren, was das sei. Der Ohrenarzt erklärte mir, dass es etwas ganz Schwieriges sei, weil vermutlich die Medikamente im inneren Ohr die Haut vom Knochen weggefressen haben. So ging alles 1/2 Jahr bis ich im Dezember 03 einen Zusammenbruch hatte. Das Gedächtnis schaltete nicht mehr, Kopfschmerzen, nicht mehr zum Aushalten, mit Erbrechen, gehen konnte ich nicht mehr alleine. So fuhren mein Mann und die Tochter Notfall mit mir zum Arzt. Die

Diagnose: das komme alles nur vom inneren Ohr, Gleichgewichtsstörungen. Dank QuickZap eine Viertelstunde auf einer Seite am Kiefer, eine Viertelstunde auf der anderen Seite vom Kiefer, plus 15 Minuten an der linken Niere, plus einer Behandlung von H. Frischknecht, lebe ich seit Februar 04 ohne Schmerztabletten.

Nehme jeden Tag noch eine Messerspitze Calzium-Magnesium plus ein hochwertiges Naturprodukt aus Soja, Braunhirse, Blütenpollen und Bierhefe, fermentiert. Die Arthrose ist leider unheilbar, aber meine großen Schmerzen quälen mich nicht mehr Tag und Nacht!

S.E.
Ich konnte z.B. meinen rechten Arm vor Schmerzen kaum mehr bewegen. Nach 3 Tagen Therapie mit dem PQZ waren die Schmerzen weg und sind nicht wieder gekommen (ich habe noch ein paar Tage weitergezappt zur Sicherheit). Verletzungen und Entzündungen heilen schnell bzw. klingen schnell ab. Mein Mann benutzt den Zapper u.a. bei Verspannungen mit gutem Erfolg. Wichtig scheint mir eine regelmäßige Anwendung (wie ja auch im Buch beschrieben) über mehrere Tage.

L.L.
Beschwerden:
Magenbeschwerden, starke Schmerzen in den Knien, Schmerzen in den Zähnen. Ich zappe bei Bedarf morgens vor dem Frühstück, damit ich genügend Wasser trinken kann. Zur örtlichen Behandlung benutze ich die Goldflächen und zappe am Nachmittag nochmals mit den Handgriffen. Anfangs musste ich mich an das viele Wassertrinken gewöhnen, aber das geht jetzt gut. Meine Arthrose in den Knien hat sich wesentlich gebessert, ebenso die Magenbeschwerden (ich hatte Helicobacter, es ist nicht nachgewiesen, dass er abgetötet ist, aber ich bin beschwerdefrei). Die Schmerzen im Unterkiefer bei jedem Luftzug sind weg. Der Zapper ist mir eine große Hilfe. Nach dem Zappen habe ich viel Energie, bin munter, gut gelaunt und froh. Ich habe dann Lust zum Arbeiten und erledige Dinge sehr rasch, die mir sonst schwerfallen.

K.G.
Obwohl ich das Gerät erst 3 Monate besitze und anwende, hat es mich restlos überzeugt. Beschwerden am linken Unterbauch, die durch eine unnötige Leistenoperation behoben werden sollten, wurden mit dem PQZ in kurzer Zeit geklärt (Dickdarmbehandlung). Gehbeschwerden mit der rechten Hüfte, die nach einer Tetanusauffrischungsimpfung mit einem kombinierten Diphterie Polio Impfstoff auftraten, wurden wesentlich gebessert. Selbst eine Nierenmeridianbehandlung brachte Verbesserung beim Wasserlassen.

Schuppige Hände

H.F.

Beschwerden: Bei mir offene, schuppige Hände, Müdigkeit, bei meinem Mann chronische Sinusitis (Nasennebenhöhlenentzündung), Augenbrennen und Kopfschmerzen - auch Migräne. Befinden nach Anwendung: besser. Meine Hände fast gut in 3 Wochen. Bei meinem Mann zuerst Verschlechterung und dann für den kurzen Anwendungszeitraum erstaunlich gut.
Meinen Nagelpilz habe ich ebenso fast weg - der Nagel ist seit Monaten nicht mehr gewachsen - jetzt wächst er wieder.

Schwächeanfall

M.D.

Schwächeanfall ihres 81 Jahre alten Mannes. Fiel Nachts aus dem Bett. Sie hat ihn dann mit 4-4-4 therapiert, umgehende Besserung trat ein und am nächsten Morgen stand er quietschfidel auf, hat sich rasiert und ihre Patienten in die Praxis gelassen. Ihre Tochter ist Schulmedizinerin und hat die Sache ungläubig mit angeschaut. Sie will sich jetzt auch ein Gerät beschaffen.

Tierkrankheiten

I.M.

Allgemein können wir eine gute Annahme des Gerätes bei den Tieren beobachten. Sie bestimmen selbst, ob und wie lange das Gerät angewandt wird.

E.K.

Ist von PQZ ganz begeistert. Der Hund wurde nach Barbesienbefall (von Zecken übertragen) wieder geheilt. Therapiert ihn regelmäßig. Wenn sie das Gerät in die Hand nimmt, legt er sich schon hin.
In der Praxis beste Erfolge bei Kieferhöhlen-, Blasenentzündung etc.

L.W.

Mein Hund war (12jährig) war sehr abgemagert, ohne Energie, er fraß nicht. Beim Laufen, was ihm sehr schwer fiel, verlor er blutigen Urin. Ich habe ihm 3 mal täglich zwei Minuten in den Weichen mit der Power-Tube behandelt. Nach einer Woche war er topfit. Er erfreut sich heute noch bester Gesundheit Sobald er eine Magenverstimmung hat, wird er ein- oder zwei Tage behandelt.

Meine Hündin hatte durch sehr viele Zecken mindestens 30 Beulen am Körper. 3 Tage Behandlung mit der Power-Tube, unvorstellbar, die Beulen waren weg.

Die Nachbarhündin (13 Jahre) hatte keine Energie mehr und eine tennisballgroße Geschwulst an der Seite. Eine Woche Behandlung mit der Power-Tube (immer

3-mal am Tag á 2 Minuten) und die Geschwulst war weg und die Hündin wieder lebensfroh.

Meine Katze kam nach der Kastration nicht mehr auf die Beine. Am 5. und 6. Tag nach dem Eingriff konnte sie sich nicht mehr bewegen, wir befürchteten das Schlimmste. Am 6. Tag abends behandelte ich sie zwei mal mit der Power-Tube am Ohr, ihre Haut am Körper gab trotz Rasur keinen Kontakt. Am nächsten Morgen kam sie mir laufend entgegen, fraß und von da an ging es bergauf.

Generell kann ich sagen, dass bei Tieren die Power-Tube ein „Wundermittel" ist. Es erfolgt eine Heilung ziemlich schnell, da bei ihnen die meisten Krankheiten durch Parasitenbefall hervorgerufen werden. Auch alte Tiere bekommen wieder Energie und Lebensfreude.

H.Sch.
Euter der Kühe, Bluterguss. Nach dem Entkalben konnte die Kuh nicht mehr aufstehen, erst nach der Behandlung mit dem Power QuickZap. Auch bei beschwerlichen Zahnentzündungen. Beide Nieren funktionieren nicht mehr 100 Prozent. Sofortige Besserung spürbar, auch gut bei Abfallen der Energie.

A.B.
Schlittenhunde (Deutscher Meister) werden mit PQZ behandelt. Misst nach Bovis Tabelle, riesiges Energiepotential, Regeneration nach einem Rennen (dauert 3 Tage) unwahrscheinlich gut.

Unwohlsein

M.M.
Im Allgemeinen ist nach der Anwendung des Power QuickZaps immer eine Besserung zu spüren. Er unterstützt den Genesungsprozess nachhaltig.

Virenerkrankungen

H.H.
Virenerkrankungen klingen schnell ab, eine eigroße Verhärtung im Unterbauch von M. verschwand innerhalb von wenigen Tagen. Die chronische Bronchitis meiner Freundin war in 3 Tagen geheilt, meine Wechseljahresbeschwerden verschwanden nach wenigen Anwendungen.
Die Besserung war immer erstaunlich. Der Zapper ist unser ständiger Begleiter, immer griffbereit.

Warzen

A.P.

Unsere 10-jährige Tochter hatte 2 Dornwarzen unter dem Fuß, die durch schulmedizinische Behandlung (Tinktur) nicht weggingen. Nach 11-tägiger Behandlung mit dem Zapper waren sie verschwunden.

Eine Bekannte nutzte den Zapper. Sie hatte verhärtete Unterkiefer-Speicheldrüsen. Auch sie wurde erfolglos schulmedizinisch behandelt und sollte letztendlich operiert werden. Auch hier hatten wir mit dem Zapper Erfolg. Allerdings auch erst nach 5-6 monatiger Behandlung. Aber die Schmerzen ließen schon früher nach und sie konnte wieder essen.

H.J.S.

Er habe jahrelang unter Flächenwarzen an der Fußsohle gelitten und auch die schulmedizinische Laserbehandlung habe nichts gebracht. Die Warzen kamen immer wieder. Dann hat er mit der Power Tube 1 Woche lang morgens nach dem Trinken eines halben Liters Wasser gesteigert bis 5-5-5, dann nach drei Wochen jeden Morgen 2-2-2, dann waren die Warzen weg und sind seither nicht mehr wieder gekommen.

Wirbelsäule

M.G.

Grund der Anschaffung war der katastrophale Zustand meiner Wirbelsäule mit entsprechenden Beschwerden. Zur Osteoporose fehlte nicht viel u. der Allgemeinzustand sah nicht viel besser aus, Magen, Darm, Herz, Kreislauf, viele Beschwerden u, viele Medikamente mit entsprechenden Nebenwirkungen.
Eine Besserung des Allgemeinzustandes war schnell erreicht, die massiven Rückenbeschwerden sind jetzt unauffällig bis beseitigt (natürlich ebenfalls täglich Pilates-Gymnastik), Zur Gewohnheit gewordene Zahnfleischentzündungen, vor allem an den Rändern von Kronen, sind Geschichte u. meine wackelnden Schneidezähne sind wieder fest.
Als die Sehschärfe wieder nachließ, ich brauchte alle zwei Jahre neue Gläser, habe ich wechselweise die Augen behandelt, jetzt sind die alten Gläser fast 5 Jahre alt u. ich sehe so gut wie mit neuen Gläsern. Mein Tinnitus ist unauffällig geworden. Die Energiegewinnung durch diese Technik ist enorm.
Die Anwendung erfolgt täglich, ich habe nie pausiert, immer „überdosiert“ ohne jegliche Unannehmlichkeiten, Die „Dosierung“ gestalte ich variabel, nach Befinden, punktuell, wenn nötig, allgemein immer. Auch mein Mann therapiert täglich mit Erfolg. Die Studie bei der Uni München bestärkt, wovon ich immer überzeugt

war, dass mit den Geräten eine hervorragende Entgiftung erreicht werden kann. Eigentlich wollte ich den PQZ in der Familie weitergeben und nur noch die Tube verwenden, mein Mann rückt ihn aber nicht raus, er liebt das „Maschinchen“, er findet es besonders handlich und leicht.

Die jüngsten meiner Enkelkinder behandeln unter Aufsicht selbst, sie mochten den PQZ sofort, Kinder haben ein unverbogenes Gefühl für etwas was ihnen gut tut. Summa summarum, ich fühle mich mit 66 besser als vor 35 Jahren und den größten Anteil daran hat der PQZ bzw. die Tube. Es ist ein sicheres Gefühl in unsicheren Zeiten, einen solchen Tausendsassa zu haben und ich bin sehr dankbar dafür.

Wundliegen (Dekubitus)

E.S.

Unser Sohn ist bettlägerig und ist des öfteren mit Dekubitus im Bereich des Po behaftet. Von der Mutter eines Bettnachbarn, die das Gerät von einer Heilpraktikerin leihweise für ihren Sohn hatte, konnten wir das Gerät mittesten. Bei ca. 5 maligem Test in den Lymphknotenbereichen (Hals, Achseln, Leiste) jeweils immer 12 Minuten ist unser Sohn Dekubitus frei. Kurzzeitige Rötungen am Po sind mit der Power-Tube bei unserem Sohn zu beseitigen.

Wurminfektion - Ascariden

E.S.

Hallo Herr Frischknecht - Ich habe meinen Bauch behandelt, wie Sie es mir angeraten haben. Ich bekam schlimme Schmerzen, hatte aber keine Ausscheidungen. Ich glaubte es sei ein Bandwurm.

Nach 7 Tagen habe ich die Behandlung ausgesetzt, habe 2 Tage Pause gemacht und dann wieder begonnen. Aber nur ein Durchgang an einem Tag, und zwar am linken oberen Darmabschnitt (da hatte ich ein Gefühl, als ob ich einen Fußball verschluckt hätte) und Hand-Hand und Unterleib.
Schon während der Behandlung bekam ich extremen Stuhldrang. Als ich danach zur Toilette ging, da sah ich die Bescherung. der vermeintliche Bandwurm waren Ascariden.

Das wollte ich Ihnen nur schreiben, Ihr Gerät ist der absolute Hammer! Besonders unfreundlich scheinen die Würmer die Stufe 3 zu finden.
Vielen Dank und freundliche Grüße

Zahnschmerzen / Zahnbeschwerden

W.H.

Das wochenlang anhaltende „Zahnwurzel-Problem“ im Oberkiefer wurde damals von Ihnen ca. 10 Minuten mit dem Zapper behandelt und war dann nach diesem Zeitablauf schlagartig weg und seither nie wieder aufgetreten. Also nochmals ganz herzlichen Dank!

E.R.

Zahnschmerzen, Brech-Durchfall, bei Grippe-Gefahr

Nach Zahnziehen durch Zappen keinerlei Beschwerden, Zahnarzt war erstaunt und interessiert. Ich gab ihm Prospekte.

Durchfallerkrankung mit Erbrechen innerhalb kurzer Zeit geheilt, ohne Medikamente.

Zwei Freundinnen kommen zum Zappen, wenn sie eine Erkältung befürchten, und sie diese im Keim ersticken wollen.

Mein Immunsystem wurde sehr gestärkt.

I.B.

Einige meiner Zähne im Oberkiefer wurden mit Kronen behandelt. Schon dreimal stellten sich sehr schmerzhafte Entzündungen und Zahnschmerzen ein. Schon nach dem ersten Mal Zappen gingen die Schmerzen zurück. Nach drei Tagen war auch die Entzündung abgeklungen. Die heftigen Zahnschmerzen waren gänzlich verschwunden. Erst nach ca. 5 Monaten wurde eine erneute Behandlung notwendig. (Nov. 2006)

K.P.

Beschwerden:

a) Zahnfleischtaschenentzündung,

b) Nagelbettentzündung am Fuß.

a) Nach etwa 36 Stunden Rückbildung der Schwellung, roter Saum war nach etwa der gleichen Zeit nicht mehr sichtbar (normal 3-5 Tage), bei wiederholtem Auftreten der Entzündung im gleichen Maße erfolgreich behandelt (direkt mit einem Kontakt am Zahnfleisch).

b) Alte Dame (80 J.) mit stark arthrotischen Füßen, einhergehend mit gelegentlichen Eiterungen. Seit 8 Monaten keine eitrigen Entzündungen mehr aufgetreten.

E.W.

Beschwerden: Zahnschmerzen

Immer wiederkehrende diffuse Zahnschmerzen unter einer neu aufgesetzten Krone, nachts schlimmer werdend bis zum nächtlichen Aufwachen wegen Schmer-

zen. 10 Sprühstöße SOJALL-Anolin direkt in den Mund. Hin- und Herbewegen der Flüssigkeit im Schmerzbereich.
Gleichzeitig Anwendung des Power-QuickZaps von Herrn Frischknecht. Dauer: 3-3-3 direkt an der Wange.

Danach SOJALL-Anolin Spülung erneut und mind. 5 Minuten im Mund belassen.
Die Power-QuickZap-Behandlung mit gleicher Dauer noch mind. 2 x innerhalb von 3-4 Stunden wiederholen mit gleichzeitiger SOJALL-Anolin Spülung.
Völlige Schmerzfreiheit nach einem halben Tag und ungestörter Nachtruhe.
Die desinfizierende, schmerzstillende und keimauflösende Wirkung von SOJALL-Anolin in Verbindung mit der entzündungsabbauenden, erregereliminierenden Wirkung des Power-QuickZap konnte die tiefsitzende und sonst schwer zu behandelnde Zahninfektion elegant, kurzfristig und dauerhaft beseitigen.

Zysten

A.S.
Also der Power-QuickZap ist genial, ich hatte vorher den LCD-Zapper von Dr. Hulda Clark und hatte nur begrenzt eine Besserung meiner Unterleibsgeschichte feststellen können. Nachdem ich den Power QuickZap nutze, sind die Zysten weg.
Ich bin begeistert.

Sojall-Anolin-M

Im vorletzten Erfahrungsbericht, auf dieser Seite wird erwähnt, dass neben der Anwendung von POWER-QuickZap oder POWER-TUBE auch Sojall-Anolin-M mit desinfizierender, schmerzstillender und keimauflösender Wirkung eingesetzt wurde und nach einem halben Tag völlige Schmerzfreiheit und ungestörte Nachtruhe möglich war.
Grundsätzlich kann empfohlen werden, dass nach der Anwendung von POWER-QuickZap oder POWER-Tube in das Trinkwasser 3 bis 4 mal ein Sprühstoß von Sojall-Anolin-M gegeben wird. Auf diese Weise kann Sojall-Anolin-M sowohl innerlich zur Ausscheidung und Entgiftung, als auch äußerlich zur Wundbehandlung eingesetzt werden.

Vielleicht ist es hilfreich, kurz auf die interessante Entwicklung von Sojall-Anolin-M einzugehen: Ausgangsprodukt von Sojall-Anolin-M ist eine aktivierte Salzsole mit Bionik-Vitalisierung. Es liegt ein elektrolytischer Prozess zugrunde, mit dessen Hilfe

Sojall-Anolin-M entsteht. Es werden keinerlei chemische oder künstliche Zusatzstoffe bei der Herstellung benutzt. Es gibt auch keine schädigenden Neben- oder Endprodukte, noch werden irgendwelche Belastungen ausgelöst.

In einen speziellen Reaktor wird mit sehr hohen Spannungen und Strömen das Natursolewasser in seine Bestandteile zerlegt und **dabei die Wasserstoffbrücken aufgebrochen**. **Dadurch wird das Redox-Potential des Wassers von 200 bis 400 Millivolt im Normalfall auf 800 bis 1200 Millivolt verändert.** (Die Redox-Potentiale sind messbar.) Zudem entstehen mindestens die Radikale Sauerstoff, Ozon, Hydrogendioxid und Chlordioxid, die in der analytischen Phase metastatisch gebunden sind. Sie gewährleisten eine hohe Aktivität.

Bei der „Aktivierten Salzsole" ist der Gasdruck sehr hoch, **so dass er durch die Zellwände dringen kann.** Im Reaktor entstehen durch das Aufbrechen der Wasserstoffbrücken Übergänge zwischen gasförmigem und flüssigem Zustand. Dadurch entstehen in einem Kubikzentimeter aktiviertem Wasser der Salzsole **bis zu 10 Millionen winzige Gasbläschen mit einer extrem hohen elektrischen Oberflächenladung**, wodurch sie via Osmose in die Körperzellen diffundieren.

Es stellt sich die Frage, welche Polarität die Bläschen und welche Polarität die köpereigenen Stoffe haben? Die nächste Frage ist, welche Polaritäten haben Bakterien, Viren und Pilze?
Es geht hier in erster Linie um elektrische Potentiale und erst in zweiter Linie um Chemie. Bei den körpereigenen Zellen und den Bakterien stellt man Polaritätsunterschiede fest.

Diese Wasserbläschen aber **haben die gleiche Polarität wie die körpereigenen Stoffe** und deshalb ziehen sie durch ihre elektrischen Potentiale die Fremdbakterien an. Auf diese Weise **werden nicht die körpereigenen Mikroorganismen zerstört, weil sie genauso gepolt sind, sondern nur die Fremd- bzw. pathogenen Organismen.** So setzt **die aktivierte Salzsole** Kräfte frei, **die wie die Phagozyten (körpereigene Polizei) wirken, jedoch schneller und stärker als diese reagieren.**

Es handelt sich hier also um einen optimalen Hygieneeffekt ohne Nebenwirkungen. Das Wasser ist in seiner aktiven Urform kein Arzneimittel. Die natürlichen Bestandteile der Salzsole werden so aktiviert, dass die im Wasser vorhandenen natürlichen Kräfte in Aktion treten können. Der pH-Wert der Lösung liegt im neutralen Bereich zwischen 6-7, was dem körpereigenen pH-Wert entspricht.
Das aktivierte Wasser der Salzsole reagiert sehr schnell mit anderen Stoffen. Wasser, das mit Sojall-Anolin-M versetzt wurde, kann auch für die Tiergesundheit mit Erfolg sowohl bei Haustieren als auch speziell bei Euterentzündungen bei Kühen, eingesetzt werden.

Neueste Erfahrungen mit Sojall-Anolin-M haben gezeigt, dass es noch weit über den Bereich eines Antibiotikas hinausgeht.

Sojall-Anolin-M besteht aus spezieller aktivierter Natursole, Silizium- und verschiedenen Mineral-Ionen sowie **Informationen von verschiedenen antibiotischen Pflanzenstoffen** wie Bohnenkraut, Lavendel, Bergamotte, Meerrettich, Lapachorinde, Oregano, Schwarzkümmel, Gewürznelken, Grapefruitkernextrakt, Teebaumöl, Thymian, Zwiebel, Knoblauch, Propolis usw.

Sojall-Anolin-M in Verbindung mit Bionik-Biophotonen Energie hat die Eigenschaft, dass man mit diesem Produkt eine höhere Wirksamkeit als mit einem Oxidanten (Chlor, Ozon, Hydrodioxid oder Sauerstoff) erreichen kann und dies bei einer derart geringen Konzentration.
Sojall-Anolin-M wirkt über das Milieu gegen Mikroorganismen wie Staphylococcus aureus, welche durch Einsatz von Antibiotika resistent geworden sind.

Laborversuche haben ergeben, dass man sowohl Schwermetalle als auch Salmonellen, Coli-Bakterien und selbst Polio-Viren eliminieren kann.
Sojall-Anolin M sollte man am Anfang in hoch verdünnter Form anwenden, damit man eine große Oberfläche hat und dadurch einen gleichmäßigen Abtrag der Schadstoffe erreichen kann.

Sojall-Anolin-M ist kein Medikament, sondern ein Hygieneprodukt, das der Gesundheit dient und die körpereigene Abwehr unterstützt.

Die Frequenzen von POWER-QuickZap und POWER-Tube bewirken eine Mikro-Vibration des Körpergewebes, welches eine Homogenisierung der molekularen Zellstrukturen zur Folge hat. Dadurch werden die Zellstrukturen und die Moleküle geordnet und es gibt keinen Raum mehr für Infektionen. Erreger werden aus dem Gewebe, aus der Nervenebene und aus der „DNS" „ausgesiedelt", da diese geometrisch keinen Platz mehr finden.

Sie werden durch viel Wasser, das getrunken werden soll, dann aus dem Körper ausgeschieden. Wenn in das Trinkwasser noch Sojall-Anolin-M eingesprüht wird, verstärkt sich die Wirkung der Ausscheidung enorm und es gibt Hoffnung, dass dadurch auch ernsthafte Belastungen überwunden werden können. Sojall-Anolin-M greift die körpereigenen Zellen nicht an, weil es die gleiche Polung hat.

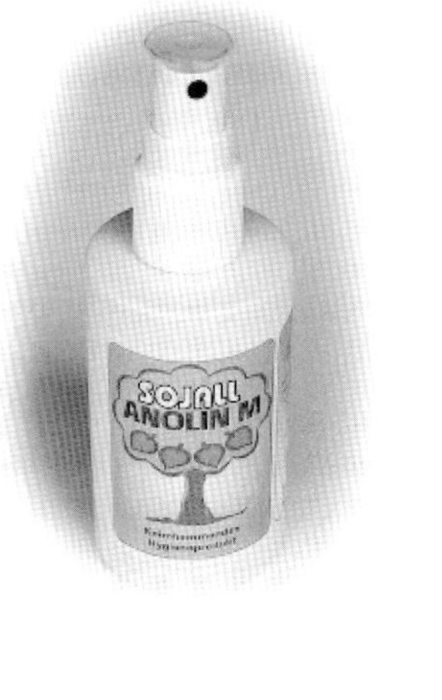

Sojall-Anolin-M

Erfahrungsberichte mit SOJALL-Anolin-M:

Aus der Erkenntnis heraus, dass man mit dem Körperhygienemittel SOJALL-Anolin-M in den letzten Jahren möglicherweise Antibiotika-Resistenzen durch eine natürliche Keimhemmung über das Milieu vermeiden konnte, sollte man in Zukunft dieser oft lebensgefährlichen Problematik mehr Augenmerk schenken.

Dr. Geza Lakos, der bekannte ganzheitliche Zahnarzt und Oralchirurg setzt SOJALL-Anolin-M bei der Behandlung von parodontalen Defekten erfolgreich ein, insbesondere bei der Nachbehandlung aller chirurgischen Maßnahmen. „Es treten kaum mehr postoperative Inflammationen auf, die Einheilphase von Implantaten ist deutlich reduziert und die Patienten sind quasi schmerzfrei. Somit wird die Gabe von Antibiotika weitgehend überflüssig.“

Dr. K.F.
So konnte ich während meiner Arbeit in Tansania bei zwei Jungen Asthma sehr stark lindern. Bei einer Frau konnte ich den Zungenpilz innerhalb von drei Wochen beseitigen. Eine Frau hat auf der Nase eine chronische Hautirritation (Sonnenbrand), welche mit keinem verfügbaren Medikament zu beseitigen war, aber durch das SOJALL-Anolin-M konnte kurzfristig eine markante Verbesserung erreicht werden. Weiters setzt ein Krankenhaus in Tansania SOJALL-Anolin-M in ihrer gynäkologischen Abteilung bereits als Versuchsprojekt zur AIDS Prävention ein. Es hat den Anschein, dass SOJALL-Anolin-M als Hygienemittel bei Infektionen eine große Erleichterung bringen kann, wenn man nicht sofort Antibiotika einsetzen muss.
Auch nach meiner Rückkehr nach Deutschland habe ich bei an Neurodermitis leidenden Menschen eine gute Verbesserung der Situation erkennen können.

Ein 21 jähriger Gärtner wurde am Arm von einem Insekt gestochen (er wusste nicht genau welches). Sein Arm schwoll binnen Minuten an, war stark gerötet und heiß. Die Einstichstelle konnte man nicht sehen. Seine Mutter sprühte die Stelle reichlich mit SOJALL-Anolin-M an und legte einen festen Verband an. Schmerzen und Rötung gingen innerhalb eines Tages zurück. Am nächsten Tag beim Verbandswechsel kam der Stachel, den man vorher nicht sah, deutlich zum Vorschein und er ließ sich mühelos entfernen. Nochmals wurde der Arm mit reichlich SOJALL-Anolin-M besprüht, sowie Puder draufgegeben, fester Verband drüber und am dritten Tag war der Gärtner frei von Beschwerden.

Eine andere Person hatte sich beim Holzhacken den Daumen arg verletzt, ein Stück von der Daumenkuppe hing weg, es blutete sehr stark. Schnell wurde SOJALL-Anolin-M Spray aufgesprüht. Innerhalb einer Minute wurde die Blutung gestoppt. Am nächsten Tag wurde das gleiche gemacht und am dritten Tag war die Wunde sehr schön verheilt und sie hatte außerdem kaum Schmerzen.

Halsschmerzen: Abends haben wir und auch Freunde von uns einfach nur mit SOJALL-Anolin-M 1:10 verdünnt, gegurgelt, und die Halsschmerzen waren noch in der gleichen Nacht, spätestens am anderen Morgen weg.

Beschwerdefreiheit:
Seit drei Wochen verwende ich SOJALL-Anolin-M mit gutem Erfolg. Nach drei Wochen Einnahme sind folgende Beschwerden verschwunden:
Entzündung mit Blutungen und Bakterien und Schmerzen in der Speiseröhre. Auch verschwanden Übelkeit und Durchfall.
Umschläge mit SOJALL-Anolin-M brachten Linderung bei Gichtanfällen in Finger, Zeh und besonders schlimm im Knie, das dick und rot entzündet war.
Meine Nasennebenhöhlenentzündung war nach drei Spülungen weg. Sie war ebenso chronisch wie die Speiseröhrenentzündung (seit 20 Jahren).

SOJALL-Anolin-M kann auch ohne Probleme bei Augenentzündungen angewendet werden, sowie auch bei Spülungen. Augenentzündungen wurden mit 3x täglichen Sprühungen mit SOJALL-Anolin-M erfolgreich ohne Nebenwirkungen behandelt.

SOJALL-Anolin-M kann ohne Probleme auch als Nasenspray benutzt werden, die Schleimhäute sind nach mehrmaliger Applikation abgeschwollen, ohne Nebenwirkungen. Auch eine Herpesbehandlung ist durchaus möglich. Weiters wurden auch Candidosen (Candida albicans) positiv behandelt.

SOJALL-Anolin-M hat auch eine positive Wirkung bei Hautinfektionen, sowie auch bei Pilzerkrankungen, Wunddesinfektionen, hierdurch erfolgt auch eine schnellere Wundheilung. Bei einer Hauterkrankung war fast der ganze linke Unterleib eines 6-jährigen Mädchens befallen, mit dicken Blasen übersät, aus denen ein honiggelbes Sekret sickerte. Die Haut in der Umgebung der Blasen war feuerrot und juckte höllisch. Die Mutter ist Reiterin und ließ ihr Pferd wegen einer starken Phlegmone mit SOJALL-Anolin-M behandeln. Sie war von den Heilerfolgen beim Pferd verblüfft und setzte SOJALL-Anolin-M auch bei ihrer Tochter ein. Es wurde ihr empfohlen, Anolin-M 1:10 mit Leitungswasser verdünnt, dreimal täglich vor den Mahlzeiten, also 7 ml auf ein Glas Wasser anzuwenden.
Nach drei Tagen berichtete sie, dass das Betupfen anfing, weh zu tun und neue Flecken entstünden. Die Konzentration wurde verändert, so dass mit Leitungswasser im Verhältnis 1:3 verdünnt wurde. Inzwischen ist der Hautausschlag vollständig abgeklungen, und zwar ohne Narbenbildungen.

Wenn SOJALL-Anolin-M kombiniert wird mit der Behandlung von POWER-QuickZap oder Power-Tube, kann eine Sanierung, Regenerierung und Harmonisierung in unserem Körper erfolgen und damit auch eine Möglichkeit der Gesundung, allerdings muss auch die Ernährung und das Umfeld darauf abgestimmt werden.

Apfel-Therapie

3-Tage Reinigungsprozess zur Entgiftung, Entschlackung und Entschleimung

Eine der besten Früchte und Blutreiniger überhaupt stellt der Apfel dar. Aufgrund seiner reichhaltigen Bestandteile und Oxydantien ist er ein ausgezeichnetes Nahrungsmittel, ein Blutreiniger und eine Unterstützung bei vielen Krankheiten. Es empfiehlt sich, die folgende Apfelreinigungskur jährlich mindestens drei mal durchzuführen.

Was benötigt man dazu?

- Frischen, unverdünnten Apfelsaft, wenn möglich selber gepresst, oder frischen Apfelsaft ohne jegliche Zugaben.
- Reines Trinkwasser, auch destilliertes Wasser ist gut, jedoch kein Mineralwasser oder Sodawasser.
- Pflaumensaft = Verdauungsförderer zum Start des Reinigungsprozesses (Biotta Digest, Biotta AG, CH-8274 Tägerwilen, Schweiz).

Starten Sie mit 2-4 dl Pflaumensaft als Verdauungsförderer, gleich am Morgen nach dem Aufstehen. Trinken Sie 30 Minuten später 2 dl Apfelsaft. Wichtig dabei ist, den Apfelsaft eine gewisse Zeit im Mund zu behalten und ihn quasi zu kauen, damit sich der Saft gut mit dem Speichel vermischen kann. Auf diese Weise nehmen wir alle wichtigen Nährstoffe auf. Dies ist auch der Grund, wieso grundsätzlich alle Nahrung genügend lange gekaut werden sollte, um eine richtige Speichelvermischung zu erreichen, was das Tor zur optimalen Verdauung öffnet. Der Reinigungsvorgang hat auch positive Auswirkungen bei Pankreas-Problemen, d.h. zu hohem, oder zu tiefem Blutzuckerwert. Bei korrekter Speichelvermischung mit dem Apfelsaft kann man eine Erhöhung der Reinigungswirkung erreichen.
30 Minuten nach der Einnahme des Apfelsaftes trinken Sie 2 dl reines Wasser - besser destilliertes Wasser - und weitere 30 Minuten später wieder 2 dl Apfelsaft. Von nun an wechseln Sie alle 30 Minuten ab zwischen Wasser - Apfelsaft - Wasser - Apfelsaft - Wasser .... konsequent drei Tage lang. Den Pflaumensaft benötigen Sie nur am Anfang zum Einstieg in den Reinigungsprozess.

Wichtiges zum Wasser:

Mineralwasser ist eine gesättigte Flüssigkeit und hat reduzierte Fähigkeit, Giftstoffe aufzunehmen und auszuleiten wie das ungesättigte Flüssigkeiten tun. Ungesättigte Flüssigkeiten sind normales Leitungswasser oder destilliertes Wasser. Man kann

sich dies sinngemäss vorstellen, wenn ein Lastwagen, der bereits voll mit Schutt geladen ist herfährt, auf den Sie noch etwas aufladen möchten. Er ist schon beladen und nützt Ihnen nichts. Es kann sogar passieren, dass er Ihnen mehr zuführt, als was er abführt. Dies ist beispielsweise bei allen Sodagetränken, bei Tee, Kaffee, Milch etc. der Fall.
Am vierten Tag nach Abschluss der Reinigung beginnen Sie mit der Einnahme von Gemüsesäften, Gemüsen und Früchten, vorzugsweise in rohem Zustand.

Zum Frühstück :
nehmen Sie Saisonfrüchte in Scheiben geschnitten oder geraspelt, nach Bedarf mit Honig gesüsst und mit 1-2 Esslöffel geriebenen Mandeln darüber. Zudem trinken Sie zwei Gläser Frucht- oder Gemüsesaft entweder 30 Minuten vor, oder nach dem Essen der Früchte.

Zum Mittagessen:

fügen Sie dem obigen Vorschlag etwas Salat dazu.

Eine gewisse Müdigkeit während der Reinigungsphase sollte uns nicht beunruhigen. Die Energie wird körperintern zur Reinigung verwendet und wir werden uns innerhalb Kürze stärker und vitaler fühlen aufgrund des gesünderen und sauberen Körpers. Wie bereits erwähnt, ist es empfehlenswert, diese Drei-Tage-Reinigung monatlich, aber mindestens drei mal jährlich durchzuführen.

Zusammenfassung:

Fruchtsaftart während den drei Tagen nicht wechseln. Apfelsaft ist äußerst geeignet. Die Therapie kann auch mit anderen Säften gemacht werden. Man muss aber dem eimal pro Therapie gewählten Saft treu bleiben.
Nur Apfelsaft trinken und nichts anderes essen während der Therapie - eine Ausnahme kann bei starkem Hunger ein Apfel sein.
Apfelsaft «kauen» und nicht runterschlucken - Speichelvermischung unbedingt erforderlich!
Verstopfung kann nach der Reinigung durch zusätzliche Einnahme von Pflaumensaft und / oder **Fen LB** behoben werden (Fen LB mit viel Wasser, einnehmen).
Nach Therapie langsam mit Gemüse- und Fruchtsäften, rohen Gemüsen und Früchten starten.

Schwäche verspüren Sie aufgrund der Energie, die der Körper innerlich zur Reinigung benötigt.
Entzündung des Blinddarmes: **POWER-TENS-Technik** am Unterleib einsetzen.
Reinigungssymptome wie Schmerzen sind ein Zeichen einer wirksamen und schnellen Reinigung während der Therapie.

Abnehmen und Entgiften mit Reis

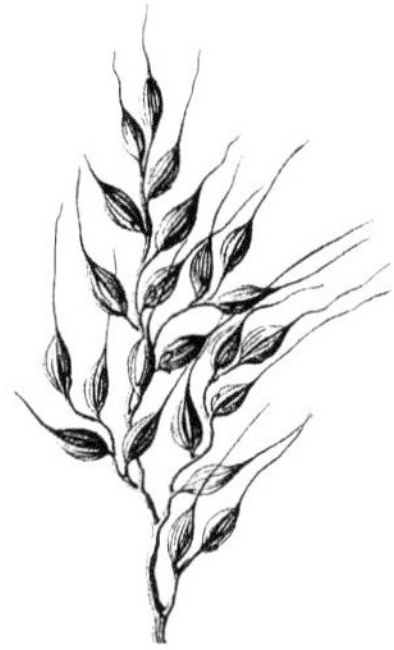

Trotz aller Bemühungen und vielen angebotenen Diäten, so belegen Untersuchungen, hat der Anteil der Übergewichtigen in allen Teilen der Welt drastisch zugenommen. Vier von zehn Deutschen sind zu dick. Jeder sechste ist fettsüchtig („adipös“) und benötigt deshalb ärztliche Hilfe, mahnen Experten der Deutschen Adipositas-Gesellschaft.
Viele Menschen sind auf der Suche nach neuen Patentrezepten. An Vorschlägen für Diäten fehlt es nicht. Allein in der Zeitschrift „Focus“ werden 25 verschiedene Diäten besprochen und beurteilt. Doch die wohl älteste und gesündeste Diät, nämlich die Reisdiät, fehlt dabei.

Die ältesten Reisfunde und schriftlichen Aufzeichnungen kommen aus China. Sie stammen aus der Zeit um 3000 v. Chr. Die Inder kannten bereits schon etwa 1000 v. Chr. verschiedene Reissorten.

Gesundheitlich hat der Reis, vor allem der Vollreis, einiges zu bieten. Er enthält 6-8% Eiweiß, 1% Fett und 70% Kohlenhydrate. Der Eiweißgehalt ist im Vergleich zu anderen Vollwertgetreiden eher gering, dafür aber ist der biologische Wert des Reis-Eiweißes höher als derjenige des Weizens. So enthält der Reis beispielsweise 50% mehr von der lebenswichtigen Aminosäure Lysin. Einen höheren Eiweißgehalt und einen sehr hohen Lysingehalt hat auch der sogenannte Wildreis, der an sich mit dem Reis nicht verwandt ist, sondern ein bis zu 2,50 m langes Wassergras ist, das in Kanada wächst und traditionell von den Indianern vom Kanu aus geerntet wird. Er kann auch als Zugabe mit normalem Reis gemischt werden.

Im vollwertigen Naturreis befinden sich die Vitamine B1 (Thiamin), B2 (Riboflavin), Niacin und Vitamin E. Außerdem hat Reis wenig Natrium und viel Kalium, auch Kalzium, Phosphor, Magnesium, Schwefel, Jod und Fluor. Reis hat durch seine Inhaltsstoffe eine überzeugende Wirkung auf die Darmfunktion und eine stark entwässernde Wirkung. Deshalb wurde schon früher der Reis in der Diätetik für Nieren- und Herzkranke eingesetzt. Der hohe Gehalt an schleimbildenden Substanzen wird besonders für die Ernährung von Säuglingen sowie von Magen- und Darmkranken geschätzt.

Reis ist glutenfrei und deshalb auch ein wichtiges Lebensmittel für Menschen, die unter Zöliakie leiden.

Ganz wichtig aber ist im Reis der Gehalt an Glukuronsäure. Sie kommt aus dem Zucker, der Glukose - daher auch Zuckersäure genannt - und kann im Organismus eine Reihe von Stoffwechselumsetzungen auslösen, die zur Entgiftung der Leber von körperfremden Stoffen führen. Sie verbindet und paart sich mit Substanzen, die im Organismus in Alkohole umgewandelt werden wie Salicylsäure, Kampfer, Menthol, Chloralhydrat, Pregnandiol, Morphin, oder in Phenole.

Sie paart sich auch mit dem Carboxyl aromatischer Carbonsäuren (Benzoesäure, Phenylessigsäure) und mit Gallenfarbstoffen. Durch diese Paarung der Glukuronsäure mit Giftstoffen, wie sie auch durch Medikamente in Form von Antibiotika, Cytostatika usw. eingesetzt werden, wird der Körper weitgehend von schädlichen Nebenwirkungen solcher Medikamente verschont.

Dazu kommt noch die Wirkung der Glukuronidase, die auch in Milz, Leber und in den inneren Drüsengeweben vorkommt. Dieser Entgiftungsvorgang spielt sich völlig ungiftig ab. Zusammenfassend kann man sagen, der Reis kann den Blutdruck senken, den Durchfall bekämpfen, Nierensteinen und Krebs vorbeugen, Schuppenflechte bessern und reinigend auf die Haut wirken.

Der Reis hat also eine hohe diätetische Wirkung. Mit Reis kann man vor allem, ohne direkt zu fasten, sein Gewicht reduzieren. Reis hat auch eine besondere Wirkung auf die Psyche. „Die Seelenhaltung der Asiaten im Durchhalten bei Naturkatastrophen und Hungersnot" schreibt der bekannte Ernährungsphysiologe Renzenbrink der Reiskost zu. Mit einer Reiskur nimmt man nicht nur ab, sondern man wird auch leistungsfähiger und schöner.

Die Reiskur

Wenn Sie Ihren Körper auf eine gesunde Weise entgiften möchten, können Sie dies mit einer Reiskur tun. Es gibt allerdings verschiedene Rezepte und Variationen, wie Sie eine solche Reiskur durchführen können.

Essen Sie über den Tag verteilt 180 bis 250 g Vollreis (Rohgewicht). Der Vollreis wird in Wasser gekocht und auf die Mahlzeiten verteilt. Den gekochten Reis mischen Sie nach Belieben zum Frühstück mit 100 g Früchten, oder mittags und abends mit ca. 200 g gedünstetem Gemüse. Ein Teil des Gemüses kann auch als Frischkost mit 1 TL kaltgepresstem Pflanzenöl und wenig Obstessig als Salat gegessen werden. Die Zubereitung erfolgt mit frischen Kräutern und Gewürzen, jedoch ohne Salz und Zucker.

Die Diät eignet sich auch bei Übergewicht, es muss dann aber um ca. die Hälfte reduziert werden.
Wichtig ist, dass Sie die Entschlackung durch das Trinken von genügend Flüssigkeit unterstützen.
Dazu eignen sich vor allem kohlensäurefreies Wasser und speziell die Ausscheidung anregende Tees (z.B. Brennessel, Nierentee, Grüntee). Streng meiden sollten Sie während der Kur schwarzen Tee, Kaffee und Alkohol.

Kochen Sie aber den Reis nicht mit reichlich Wasser. Denn wenn Sie das Wasser ohne weitere Verwendung abschütten müssten, dann gingen viele Wertstoffe, insbesondere die Glukuronsäure, verloren.

Eine Reiskur ist im Gegensatz zu zahlreichen „Radikalkuren" auch für berufstätige Menschen bestens geeignet. Bei einer Kurdauer von 5 Tagen ist ein Gewichtsverlust von 1 bis 3 kg möglich.

Die Kurwirkung kann durch Einnahme von natürlichen Nahrungsergänzungsmitteln wie Blütenpollen, Gelee Royal usw. noch gesteigert werden.

Auch Personen, die unter Schuppenflechte leiden, können oft mit dieser Kur eine Besserung ihrer Beschwerden erreichen. In einer chinesischen Studie wurde dem Vollreis sogar eine Schutzwirkung bei der Verhütung von Herzleiden sowie eine krebsvorbeugende Wirkung zugesprochen.

Energie-Gleichgewichts-Diät:

Sie ist eine vier bis sieben Tage dauernde Reiskur nach Gertraud Radke: Zum Frühstück und als Zwischenmahlzeit trinken Sie entweder Grüntee, grünen Hafertee, Pai-Mu-Tan-Tee oder einen anregenden Heiltee und essen dazu Dinkelvollkorngebäck oder ungesüßten Vollkornzwieback.

Zum Mittagessen gibt es Vollreis, den Sie in einer mit kaltgepresstem Pflanzenöl ausgestrichenen Pfanne 10 Minuten leicht rösten. Der fertige Reis wird mit ein wenig Gomasio (Sesamsalz) und einigen Tropfen Tamari gewürzt. Sie können auch noch zusätzlich leicht geröstete Zwiebeln zugeben.
Der Reis wird in kleinen Löffeln zu sich genommen und jeder Bissen mindestens 30 x gekaut.

Sie können noch zusätzlich einen Schluck PK-Strath (Strath-Labor) nehmen. Nach dem Essen individuell noch einen beruhigenden oder anregenden Entschlackungstee oder grünen Hafertee.

Zum Abendessen: Reis wie mittags oder eine Dinkelcreme. Zur Herstellung der Dinkelcreme wird der Dinkel in einer Pfanne bis zur leichten Bräunung geröstet. Dann werden die abgekühlten Körner in einer Mühle zu grobem Mehl gemahlen. Drei- bis fünf mal soviel Wasser dazugeben, 10 bis 20 Minuten kochen, hie und da umrühren. Mit etwas Gomasio oder Tamari würzen und mit einem Dinkelbrötchen oder geröstetem Brot dazu essen.

Wichtig ist bei dieser Reisdiät, die zu einem Energie-Gleichgewicht in den Körperzellen führen soll und zugleich eine Regenerierungsdiät ist, dass Sie eine halbe Stunde vor dem Frühstück eine Bittersalzlösung trinken, die Sie bereits schon am

Abend vorher angesetzt haben. Ein Teelöffel Bittersalz in ein ¼-Liter-Glas geben und zu 2/3 auffüllen. Am Morgen dann noch mit einem Schuss warmem Wasser auf ein volles Viertel ergänzen und trinken.

Am Schluss ist noch darauf hinzuweisen, dass der weiße, polierte Reis, der zum großen Teil entwertet wurde, zu einer Diät nicht geeignet ist, sondern typische Mangelerscheinungen dadurch auftreten können. Verwenden Sie also nur den vollwertigen Naturreis.

Wer nicht direkt eine Reiskur machen will, der kann auch einmal wöchentlich einen Reistag einlegen. Auf alle Fälle kann auch dadurch der Organismus entgiftet werden, was äußerst dienlich sein kann.

Eine wertvolle Verbindung mit Reis und Sojabohnen - MISO:

Reis, der mit Sojabohnen fermentiert wird, ähnlich wie das Sauerkraut, durchläuft eine völlige biochemische Umwandlung und wird zu einer äußerst bekömmlichen Eiweiß- und Energiequelle. Der Reifeprozess von Miso dauert je nach Sorte und Qualität Monate bis Jahre.
Der Tag kann mit einer Misosuppe begonnen werden, wie es in Japan eine alltägliche Tradition ist.

Ein bis zwei Teelöffel Miso werden in eine Suppentasse gegeben und etwas Wasser dazu. Miso mit der Gabel verrühren und mit heißem Wasser auffüllen und dies als Miso-Bouillon genießen.

Miso sollte nicht mitgekocht, sondern mit etwas Wasser angerührt und dann nach dem Kochen zugegeben werden, damit die maximalen Vitalstoffe erhalten bleiben und die Kulturen nicht durch Kochen zerstört werden.

Es sollte also stets verdünnt und nur sparsam verwendet werden.
Miso ersetzt weitgehend Salz, Brühe, Sojasauce und andere Würzmittel. Die Einsatzmöglichkeiten in der Küche sind vielfältig. Fast allen warmen Gerichten verleiht Miso eine pikante Note.

Miso hat eine breite Wirkungspalette: Miso senkt den Cholesterinspiegel und fördert die Elastizität der Blutgefäße. Miso ernährt die Haut, unterstützt die Bildung von Bindegewebe und bremst den Alterungsprozess. Miso beugt Ermüdungserscheinungen und Arterienverkalkung vor und erhält das Blutgleichgewicht. Es erwärmt nicht nur den Körper, sondern erhöht auch die Lebensenergie. Miso ist in der Tat eine Quelle der Energie und der Gesundheit.

Leberreinigung

Es muss angenommen werden, dass Behörden, Pharmaindustrie und Ärzte entweder bewusst oder unbewusst den Menschen die einfache Art zur Entfernung von Gallensteinen vorenthalten.
Dieses Wissen soll der breiten Öffentlichkeit zugänglich gemacht werden. Eine Reinigung der Leber kann auch eine Reinigung des Hirns bewirken, was dringend notwendig wäre, sind doch alle Übel dieser Erde in kranken Gehirnen entstanden. Frau Dr. Clark gilt ein besonderer Dank, dass sie viel dazu beigetragen hat, diese ausgezeichnete Leberreinigung bekannt zu machen.

Vorgehensweise bei einer Leberreinigung:

Ein Schritt zur Erhaltung einer stabilen Gesundheit ist die Leberreinigung, ein Ausscheiden der Gallensteine aus der Leber. Dies wird in etwa monatlichen Abständen wiederholt. Das Vorgehen ist sehr einfach, schmerzlos und erst noch kostengünstig!

Was braucht es pro Person dazu:
4 Esslöffel Bittersalz (Magnesiumsulfat), 125 ml Olivenöl und 3 Grapefruits (Pampelmuse).

Vorteilhafte Voraussetzungen:
Erregerfrei nach Parasitenprogramm oder Behandlung mit POWER-QuickZap, bei abnehmendem Mond.

Vorbereitungen am Vortag:
Keine schwere und fettige Kost zu sich nehmen. Ab 14.00h nichts mehr essen, nur bei Bedarf ein wenig Wasser trinken.
4 Esslöffel Bittersalz (Magnesiumsulfat) mit 800 ml (0.8 Liter) Wasser mischen und kühl (nicht kalt) bereit stellen.

18.00h und **20.00h** je 2 dl Bittersalzlösung trinken (Flasche zuvor schütteln).
Vorbereitung des **22.00h-Drinks:**
190 ml Grapefruitsaft: Früchte auspressen und nur Saft ohne Fruchtfleisch verwenden. Fruchtsaft mit 125 ml kaltgepresstem Olivenöl mischen (Schüttelbecher).

21.50h alles bereitstellen:
Alle Vorbereitungen für's Zubettgehen abgeschlossen, Toilette erledigt und Wecker auf **06.00h**, oder **07.00h** richten, dann um 22.00 Uhr:

22.00h-Drink schütteln, rasch trinken und sich sofort flach auf den Rücken ins Bett legen. Möglichst 20 Min. bewegungslos liegenbleiben und einschlafen.

Am anderen Morgen:
Beim Aufwachen (entweder 06.00h, oder 07.00h) 2 dl Bittersalzlösung trinken.

Ab jetzt wird der Toilettengang zunehmend häufiger sein. Der Darm wird bei belasteten Menschen Unmengen an grünen und braunen Gallensteinen ausscheiden. Es kann sich um grünes Gries handeln, oder um große Steine. Die Gallensteine sind nicht hart.

Wichtig: 2 Stunden nach dem Aufstehen die letzten 2 dl Bittersalzlösung trinken.
Die Ausscheidung der Steine kann sich über etwa 3 Stunden oder länger erstrecken.
Häufiger Toilettengang am Vorabend ist kein Grund zu Besorgnis.

10.00h erstes leichtes Frühstück einnehmen.
Das Leberreinigungsprogramm - wie beschrieben - sollte alle Monate so lange wiederholt werden, bis keine Steine mehr ausgeschieden werden, dann ca. einmal pro Jahr als Prävention. Sie werden neue Kräfte generieren, seltener erkranken und sich auch im hohen Alter einer guten Gesundheit erfreuen.

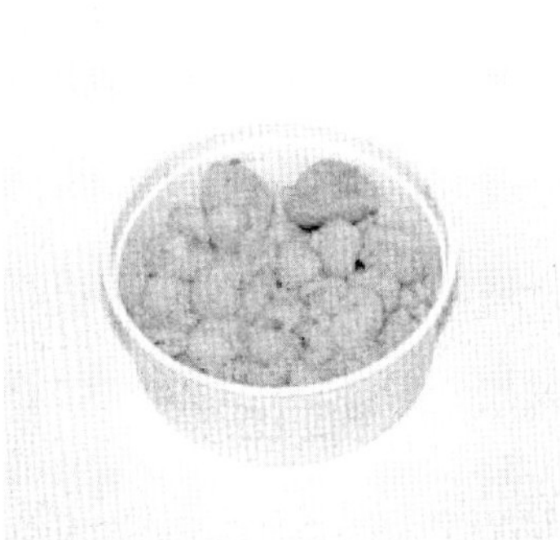

90 Gramm Gallensteine mit Durchmesser bis 2.5 cm und viel Gries als Resultat einer einzigen Leberreinigung!

«Operation Gallensteine» auf DVD:
Wer sich unsicher fühlt, hat die Möglichkeit, den Ablauf auf der DVD «Operation Gallensteine» anzuschauen. Der Film dauert 12 Minuten.

Erhältlich:
In Deutschland beim:
Günter Albert Ulmer Verlag D-78609 Tuningen
und in der Schweiz bei:
Fritonex AG, CH-3636 Forst

Produkte: Bittersalz, oder Magnesiumsulfat genannt, in Drogerien und Apotheken, Olivenöl und Grapefruits (Pampelmuse) im Einkaufsladen.

Schwermetallausleitung
nach Martin Frischknecht

Bei vielen Schwermetall-Ausleitungsverfahren werden keine, oder nur teilweise Erfolge erzielt. Eine zuverlässige Art zur Ausleitung von Schwermetallen ist nach Erfahrungen von Martin Frischknecht die folgende Methode:
Diese Methode gilt - nach einer längeren Testphase - als eine sehr wirksame. Schwermetalle verursachen eine Pilzbelastung und eine Schwächung des gesamten Körpers und des Immunsystems. Diese Pilzbelastung hat einen steten Abbau und eine zunehmende Reizung aller Schleimhäute vom Kopf bis zu den Ausscheidungsorganen zur Folge.

Ist beispielsweise die Magenschleimhaut abgebaut, kann die Magensäure Vernarbungen an der Magenwand verursachen und Magengeschwüre bilden. Pilze haften auch an Adernwänden und können bei deren Ablösung in unglücklichen Fällen einen Herzinfarkt auslösen. Schwermetalle und Pilze bilden eine Symbiose und haben fast immer Nervenreizungen und damit psychische Störungen zur Folge. Der Patient fühlt sich tagsüber dauernd müde und kann nachts oft nicht richtig schlafen. Bei gereizten Schleimhäuten treten Entzündungen und Infektionen in der Form von Erkältungen, Stimmproblemen, Heiserkeit, Darmproblemen, Nierenleiden, Magenbrennen etc. wesentlich häufiger auf. Der Blutdruck kann stetig steigen. Hautreizungen, Hautausschläge, Fuß- und Nagelpilze, Scheidenpilze, Allergien und eine Vielzahl von scheinbar zusammenhanglosen Erscheinungen können Indikatoren einer möglichen Schwermetallbelastung sein.

Leider ignorieren noch heute viele Ärzte die Belastung von Schwermetallen aus Zahnplomben. Einige Universitäten betreiben immer noch einen Lehrstuhl für Amalgam.

Eine Schwermetallausleitung soll mindestens 3 Monate (noch besser 6 Monate) durchgeführt werden, um die besten Resultate zu erzielen. Ist es nicht möglich, Zahnamalgam-Plomben zu entfernen, ist trotzdem eine Ausleitung empfohlen, da nur das im Körper freie - also nicht fest gebundene - Schwermetall von ausschlaggebender Bedeutung für den Patienten ist. Beabsichtigen Sie eine Zahnsanierung im Falle von Amalgam-Plomben, so wird dringend eine vorhergehende 3-monatige Schwermetallausleitung zur Bildung einer Belastungsreserve empfohlen. Nach drei Monaten werden dann alle Zähne saniert und anschließend folgt nochmals eine 3-monatige Ausleitung. Der Grund liegt darin, dass bei einer noch so vorsichtigen Entfernung des Amalgams, eine Zusatzbelastung an Schwermetallen auftritt, was bei einer vorhergehenden 100%-igen Belastung ernsthafte Konsequenzen nach sich ziehen kann.

Was benötigen Sie zur Schwermetallausleitung:

1. Spezial-Vitamin C-1000 mit 50% Bioflavonid (ca. 360 Tabletten für 6 Monate = 2 Dosen) der Firma NOW-Foods USA
2. Spezial-Multivitamin Special One (180 Tabletten für 6 Monate = 1 Dose) NOW
3. Spirulina (ca. 1100 Tabletten für 6 Monate = 2 Dosen) NOW

Vorgehensweise der Schwermetallausleitung mit NOW-Foods Produkten:

- morgens **1 Tablette C-1000 Bioflavonid**,
  gleichzeitig oder etwas verzögert:
  3 Tabletten Spirulina

- vormittags **1 Tablette Special One** Multivitamin

- 14.00h **1 Tablette C-1000 Bioflavonid**,
  gleichzeitig oder etwas verzögert:
  3 Tabletten Spirulina

Behandlungsdauer mindestens 3 Monate, besser 6 Monate. Wichtig dabei: Genügend Wasser trinken! Eine Kontinuität der Behandlung ist Voraussetzung.

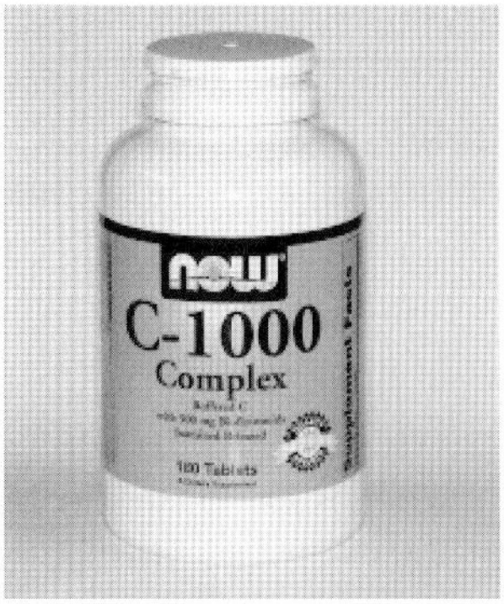

C-1000 mit
Bioflavonid
180 Kapseln 1000 mg

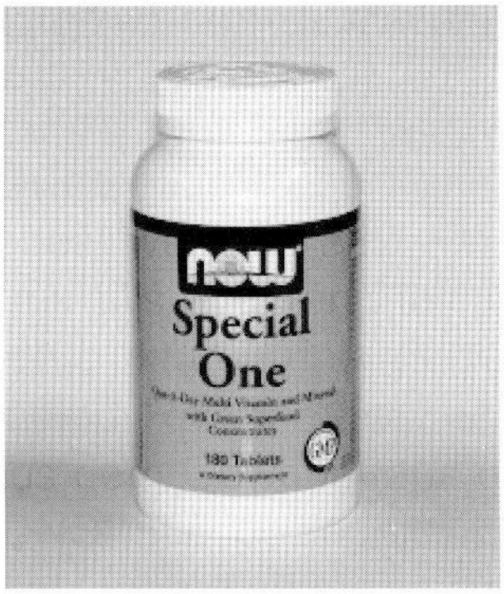

Special One
Multivitamin
180 Kapseln

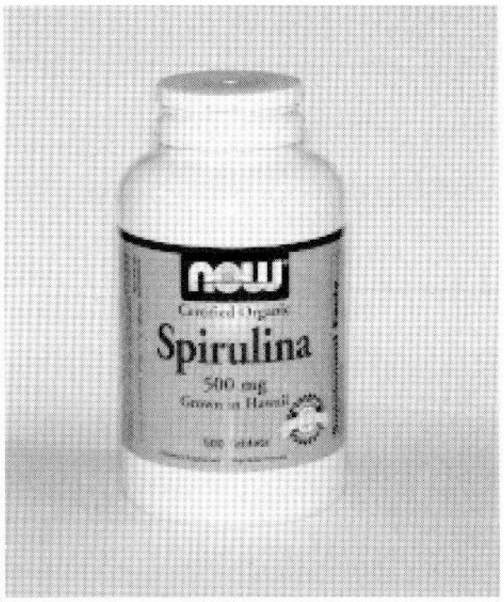

Spirulina
Algenprodukt
500 Kapseln 500 mg

Andere Ausleitungsverfahren:

- Organisches Germanium, sehr wirkungsvoll, wurde zum Verkauf «verboten»
- Ausleitungsverfahren nach Dr. med. Dietrich Klinghardt:
  Koriandertinktur - Bärlauchtinktur - Chlorella

Bezugsquelle des beschriebenen Ausleitungsprogramms siehe Produkte.

BOVIS-Lebensenergie

Das Leben und die Gesundheit bestehen aus Energie. Auch eine Krankheit ist eine Form von Energie. Man kann die Krankheit als eine negative Energie betrachten und dennoch hat sie einen positiven Energieanteil. Bei richtiger Anwendung dieser vermeintlichen negativen Energie kann sie quasi umgesetzt werden, um in Form einer positiven Energie den Heilungsprozess einzuleiten. Es kommt alleine darauf an, wie man mit dieser Energie umzugehen versteht.
Im Krankheitsfall ist die Krankheit die beherrschende Energie. Sie liegt energetisch über der Körperenergie, welche sich als schwächere Komponente der stärkeren zu beugen hat. Der Körper unterliegt und folgt den «Anweisungen» der stärkeren Energie, also der Krankheit. Als Reaktionen dieses Prozesses sind Fieber, Schmerzen, Blockaden, Schwellungen etc. zu nennen. Bei normalem Gesundheitszustand ist es die Körperenergie, welche über die Krankheiten herrscht. Das Immunsystem ist in der Lage, unterschwellige Infektionen beispielsweise zu unterdrücken respektive auszumerzen. Das pathogene Geschehen spielt sich quasi unterhalb des Immunsystems unbemerkt ab. Als Vergleich könnte man sich einen robusten Menschen vorstellen, den nicht sogleich etwas umhaut. Im Gegensatz dazu denke man sich einen schwächlichen Menschen, der wegen dem kleinsten Geschehen gleich mit Fieber oder Schmerzen im Bett liegt.
Ein energetisierter Körper kann mit mehr Belastungen zurecht kommen als ein schwacher. Hat also die Krankheit die größere Energie als das Immunsystem, beherrscht die Krankheit den Patienten. Bringt man es zustande, die Körperenergie eines Patienten über die Schwelle der Krankheitsenergie zu heben, tritt ein Selbstheilungsvorgang ein. Wir sprechen hier folglich von aufbauender- und abbauender Energie. Aus dem untenstehenden BOVIS-Diagramm ersehen Sie den Energieverlauf von Gesundheit und Krankheit:

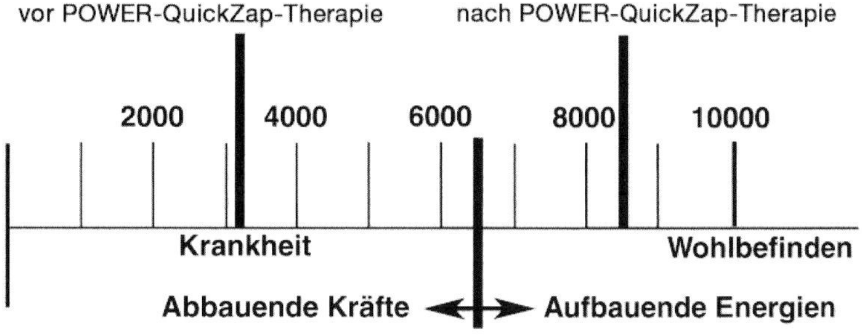

BIOMETER nach BOVIS

Wie verliert und gewinnt ein Körper an BOVIS-Energie?

Energiegewinne:
Gesunde, vitaminreiche, natürliche Ernährung - viel reines Quellwasser trinken - vegetarische Ernährung - gesunder Schlafplatz - harmonische, soziale Lebensverhältnisse - harmonische Musik / Ruhe - naturverbundenes Leben - maßvollen Sport betreiben - Atemübungen (Atem ist Leben) - passende, interessante Erwerbstätigkeit anstreben - Sensationsgelüste eliminieren (Fernsehen und Tageszeitungen maßvoll konsumieren) - Energieorte aufsuchen z.B. Wasserfälle, Bergwelt, Wälder, Sonnenlicht, frische Luft - Psyche stärken - Mit der POWER-TENS-Technik Bovis-Einheiten (Lebensenergie) erhöhen.

Energieverluste:
Falsche Ernährung - generelle negative Lebenseinstellung - Lärm - Übersäuerung - Kummer und Sorgen - Infektionen - schwarze Kleider - schwarze Magie - Luftdurchzug - flacher Atem - Lichtmangel. Weitere Energieräuber sind:

Der Schlafplatz:
Ein Bett sollte möglichst gegen Norden ausgerichtet sein. Der Kopf liegt demnach im Norden und die Füße im Süden. Ein Austesten der Schlafstelle mit Pendel, Tensor, Feder, Bioantenne oder mit Kinesiologie bringt Erfolg. Durch leichtes Verschieben (z.B. 40 cm links oder rechts) eines Bettes, können oft bei Störzonen und Wasseradern gute Resultate erzielt werden.

Ein ungeeigneter Arbeitsplatz:
Überforderung, schlechte Luft, Lärm, unpassende Mitarbeiter.

Elektrosmog (Handy, Funkantennen, Hochspannungsleitungen, Magnetfelder, Ultraschall, Fernseher, Computer...).

Schwermetallbelastung (Zahnmetall, belastete Meeresfrüchte, Pearsing, ungeeigneter Metallschmuck, arbeitsplatzbedingte Metalldämpfe...). **Gifte** (Alkohol, Nikotin, Drogen, chemische Medikamente, Kosmetika, falsche oder schlechte Ernährung, Rauchen, Drogen...).

Musik: Jede Art von Musik hat ab einer bestimmten Lautstärke eine energieverzehrende Wirkung. Das gilt auch für Ihre Lieblingsmusik. Je nach Art der Musik liegt die Schwelle höher oder tiefer. Die Musik hat verschiedene Zwecke: Beruhigend, unterhaltend, zur Meditation, zur Erhöhung der Spannung (Krimi-Film), zur Aufreizung oder zur Verschönerung eines Bildes / Filmes.

Zur wirksamen Energiegewinnung lesen sie das Kapitel «POWER-TENS-Technik» ab *Seite 26*.

Austestungen mit Tensor und Feder

Viele arbeiten mit ihren eigenen Feinheiten, mit speziellen Tensoren, Federn, Ruten. Die einen interpretieren ein Linksdrehen als JA, die andern als NEIN. Auch bei dieser Methode ist eine Definition sehr wichtig nach dem Motto:
Was gilt für mich und welche Schlüsse ziehe ich aus dem Ergebnis!

Martin Frischknecht misst mit einer speziellen Feder (beim Gesundheitsversand A. Heine GmbH, 78609 Tuningen, erhältlich) und stellt folgende Versionen vor:

A) JA - NEIN - Test:
Als Rechtshänder halten Sie die Feder in der rechten Hand, halten den Unterarm 90° Grad angewinkelt nach vorne und schwingen die Feder in einer Rechtsdrehung ein. Dann lassen Sie die Feder ausschwingen und beurteilen das Endresultat in der Form einer:

Horizontalschwingung = NEIN (analog dem Kopfschütteln), oder einer
Vertikalschwingung = JA (analog dem Nicken des Kopfes)
Stillstand = nützt nichts, schadet nichts (neutrale Antwort)

Diese Anwendung gilt für Frage-Tests wie: Darf ich dem Patienten helfen? Soll ich dies oder jenes essen? Brauche ich diese Nahrungsergänzung, dieses Medikament? etc.

B) Bezugstest zu sich selbst: (Wie reagiere ich auf...?)
Das zu prüfende Objekt (Medikament, Wasserprobe, Frucht, Getränk) halten Sie gegenüber Ihrer Thymusdrüse im Abstand von ca. 40 cm vor Ihren Oberkörper. Mit der rechten Hand halten Sie die Feder horizontal quer dazwischen. Dann schwingen Sie dieselbe in einer Rechtsdrehung ein und lassen sie ausschwingen. Das anschließende Resultat ist folgendermaßen zu bewerten:

Horizontalschwingung von Testobjekt zum Oberkörper (also eine Verbindung) = brauche / befürworte / vertrage.
Vertikalschwingung zwischen Oberkörper und Objekt (also eine Trennung) = lehne ab, schadet, benötige nicht.
Feder steht still zwischen Oberkörper und Objekt = neutral, nützt nicht, schadet nicht.

Diese Methode setzt man beim Test einer Wirkung von Objekten auf Ihren Körper ein. Wenn Sie jemanden austesten wollen, gehen Sie folgendermaßen vor:

C) Bezugstest zu Personen: (Wie reagiert eine Testperson auf...?)
Man stellt sich mit der Feder oder dem Tensor in der rechten Hand seitlich quer auf die linke Seite der zu testenden Person. Mit der linken Hand hält man das Testobjekt im Abstand von 40 cm horizontal gegenüber der Thymusdrüse der Testperson. Die Feder wird zwischen Objekt und Oberkörper gehalten. Schwingen Sie die Feder nun

rechtskreisend ein und erwarten Sie kurz danach das Resultat. Die konzentrierte Frage muss lauten: Wie wirkt das Objekt, die Messprobe, ein Medikament auf die Testperson. Die Resultate sind analog (B) zu bewerten.

D) Allgemeiner Bezugstest: (Resultierender Eindruck auf mich?)
Mit der Feder haben Sie eine zusätzliche Messmöglichkeit. Wenn Sie z.B. eine Person - sie kann sich auch in einer Gruppe befinden - genau mit den Augen und Gedanken fixieren und die Feder vor Ihre Thymusdrüse rechtsdrehend einschwingen, können Sie eine Zuneigung oder Ablehnung erkennen. Schwingt die Feder horizontal, ist eine positive Übereinstimmung festzustellen. Schwingt die Feder jedoch auf und ab, zeigt Ihnen das Resultat eine Ablehnung und Sie sollten sich vor der Person in Acht nehmen, oder diese ganz einfach meiden. Es bestünde auch die Möglichkeit, verloren gegangene Gegenstände zu suchen, in einem Laden Nützliches aufzustöbern etc. Es ist dabei aber sehr wichtig, sich die richtige Frage sehr konzentriert zu stellen: Wie wirkt dies oder jenes auf mich beim Bezugstest, oder was sagt mein Körper dazu beim JA-NEIN-Test.

Für Anfänger empfiehlt sich folgende Übung mit der Feder:
Man halte die Feder in der rechten Hand (für Linkshänder linke Hand) und schwinge dieselbe abwechselnd rechts und links, auf und ab. Dies erzeugt ein lockeres Handgelenk. Anschließend beginnt man, der Feder Befehle zu erteilen: Drehe links, links, links..., drehe rechts, rechts, rechts..., schwinge auf und ab..., schwinge horizontal... Dabei sollte sich die Feder innerhalb kurzer Zeit der befohlenen Drehrichtung oder Bewegung anpassen. **Erst wenn Sie diese Befehlsmethode im Griff haben, wenden Sie die eigentliche Befragungsmethode an.** Wie bereits erwähnt, ist die volle Konzentration für befriedigende Resultate unbedingt notwendig.

Eine weitere Anwendung der Feder entnehmen Sie dem nächsten **Kapitel Blut.**

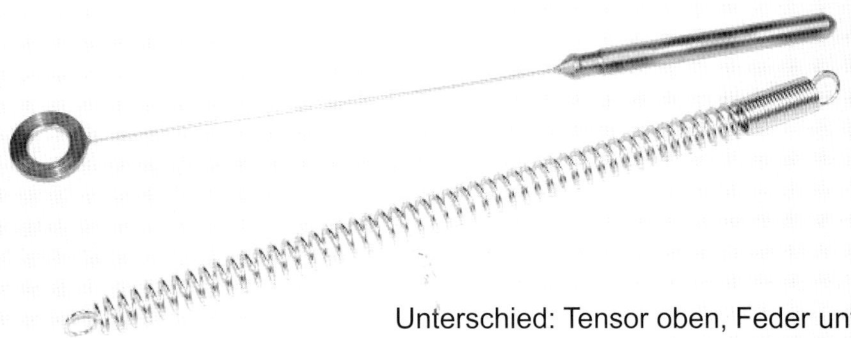

Unterschied: Tensor oben, Feder unten

Bilder zum Test mit der Feder oder dem Tensor:

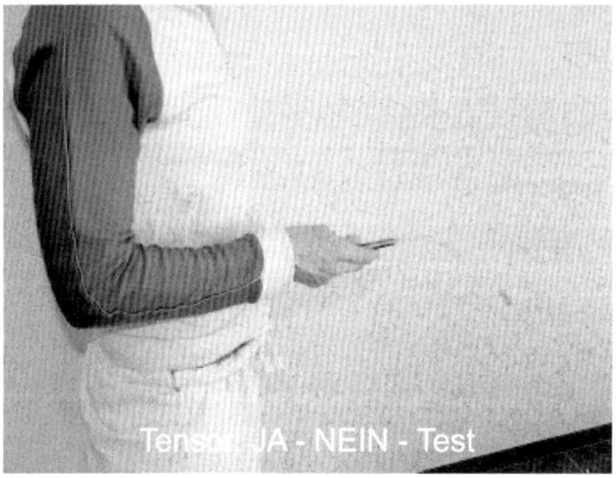

Tensor: JA - NEIN - Test

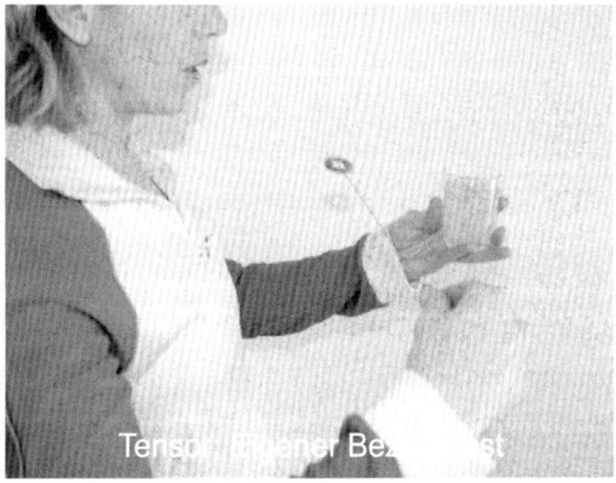

Tensor: Eigener Bezugstest

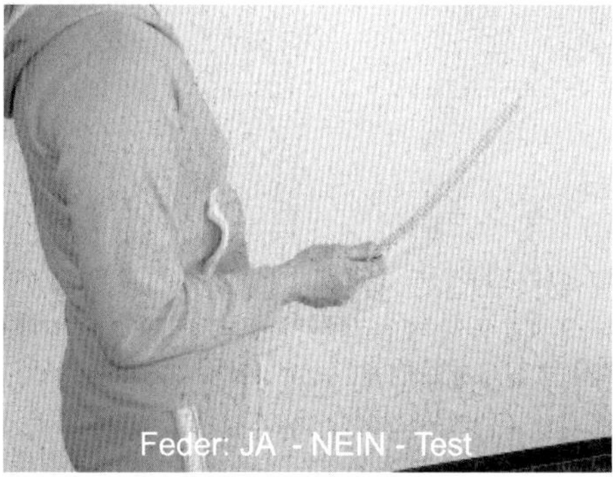

Feder: JA - NEIN - Test

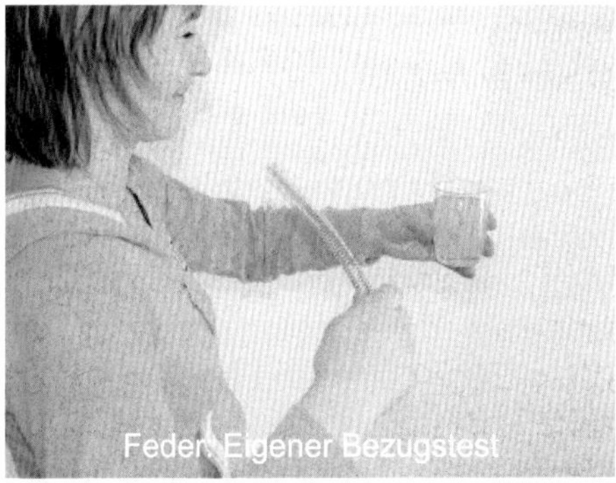

Feder: Eigener Bezugstest

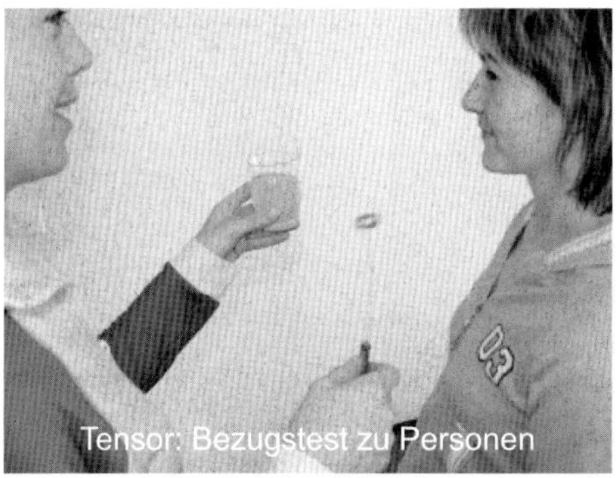

Tensor: Bezugstest zu Personen

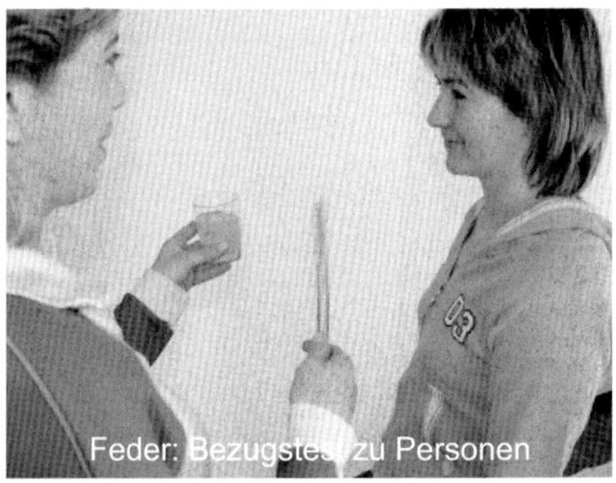

Feder: Bezugstest zu Personen

Tensor oder Feder einschwingen, dann Verträglichkeit gegenüber Thymusdrüse messen: Schwingung horizontal d.h. von Körper zu Messprobe = verträglich / Schwingung vertikal d.h. zwischen Messprobe und Körper auf und ab = unverträglich / Schwingung stoppt = neutrales Resultat (nützt nicht, schadet nicht).

BLUT und BLUTSPIN

Blutspenden risikolos?

Haben Sie gewusst, dass ein Mensch beim Eintritt des Todes um 8-15 Gramm leichter wird und dass der Tote «sein Blut mitnimmt»? Ich darf daher annehmen dass das Blut die Seele darstellt, oder mindestens ein Teil davon ist. So muss man demnach auch in Betracht ziehen, dass persönliches Blut, unabhängig ob innerhalb oder außerhalb des Körpers, ein Teil der persönlichen Seele ist.

Folgende Tatsache ist erwiesen: Sie spenden eine bestimmte Menge Blut Ihres Körpers und dieses Blut wird fachgerecht gelagert. Bei der Spende waren Sie in gesundheitlich optimaler Verfassung, also kerngesund. Monate später infiszieren Sie sich mit einem Erreger und prüfen nach, wie Ihr damals gespendetes Blut zum gegenwärtigen Zeitpunkt ausschaut. Sie werden mit großem Erstaunen feststellen, dass Ihr Konservenblut ohne materielle Übertragung die gleiche Infektion aufweist. Auf diese Weise erklären sich auch Übertragungen von Krankheiten auf unerklärliche Art, selbst bei absolut fachgerechter Handhabung einer Blutentnahme und Lagerung des Blutes. Wir kommen nicht um die Tatsache herum, dass unser Blut unser Blut bleibt, gleich wo es sich befindet und dabei folglich eine gegenseitige unkontrollierte Beeinflussung von Seelen bewirkt.

Blut-Spin:

Der «Blutspin», die richtige molekulare Drehrichtung des Blutes ist eine Notwendigkeit. Dabei ist nicht die physikalische Fließrichtung des Blutes zu verstehen, sondern ein molekularer «Wirbel» oder eine molekulare «Rotation» des Blutes. Diese molekulare Linksdrehung des Blutes hat die Eigenschaft, dass sich Blutkörperchen verkleben und eine sogenannte Geldrollenbildung bewirken. Wir wissen, dass nur rechtsdrehendes Blut sich erst optimal mit linksdrehender Nahrung vereinen kann.

Linksdrehendes Blut wird heute vorwiegend durch elektromagnetische Einflüsse wie Funkantennen etc. hervorgerufen. Molekular betrachtet stellen Blutmoleküle einen Wirbelwind dar, der sich immer heftiger zu drehen beginnt. Dieser «Mikro-Tornado» hat in seinem Zentrum eine starke Kraft, welche Zellwände durchbrechen kann. Anzeichen davon kann häufiges Nasenbluten sein. Bei Leukämieerkrankung muss unbedingt das Blut öfters nach rechts gedreht werden. Ein Linksdrehsinn des Blutes ist vergleichbar mit einem Korkenzieherhaselstrauch. Die umgekehrt aufgezweiten Äste möchten sich stets umdrehen, kippen dann wieder und beginnen den hoffnungslosen Versuch erneut. Das erzeugt dieses unnatürliche, verwundene Wachsen des Gebüsches.

Analog ist der Vorgang im menschlichen Organismus, ein unter schlechten Verhältnissen hoffnungsloser Versuch, seinen Blutspin nach rechts zu korrigieren. Das durch Geldrollenbildung verklumpte Blut verhält sich zudem sehr ungünstig beim Durchfluss durch den Organismus. Hoher Blutdruck kann die Folge davon sein, da sich Blutklumpen weniger gut durch die Adern und durch das Filtersystem der Milz bewegen können, als unbelastetes gesundes Blut.

Eigene Blutspinkorrektur:

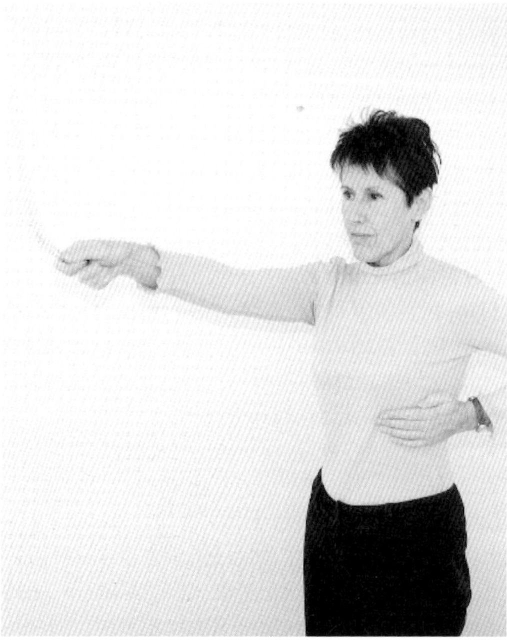

Die Spezialfeder in der rechten Hand und die linke Hand flach auf die Milz halten. Diese befindet sich oberhalb des untersten linken Rippenbogens. Die Feder schwingt man kräftig in einer Rechtsdrehung während etwa 30 Sekunden. Dabei soll die Konzentration voll auf die Blutspinkorrektur gerichtet sein. Man denke sich: «Ich drehe meinen Blutspin nach rechts». Es ist wichtig, die Feder im eigenen Energiefeld zu drehen, d.h. vor seinem Körper - Arm ausgestreckt halten.

Blutspinkorrektur anderer Person:

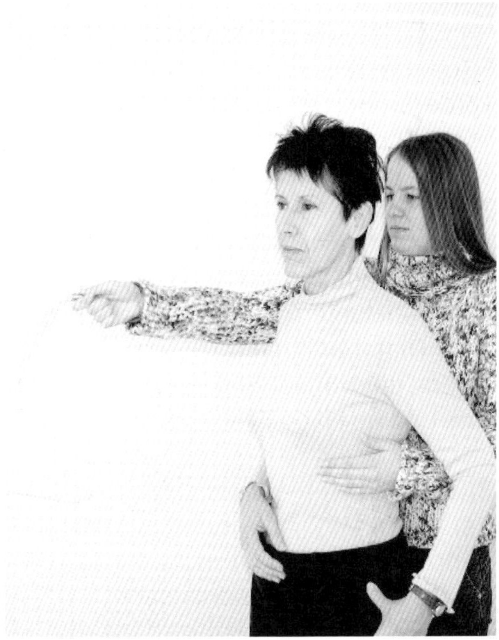

Stellen Sie sich hinter die zu behandelnde Person. Während Sie Ihre linke Hand flach auf die Milz der Person halten, strecken Sie Ihren Arm mit der Spezielfeder nach vorne ins Energiefeld der zu behandelnden Person. Nun schwingen Sie die Feder analog der Selbstbehandlung 30 Sekunden kräftig nach rechts mit der erwähnten Konzentration auf das, was Sie tun: «Ich drehe den Blutspin der Person nach rechts».

Literatur: Rechtsdrehende Blutmoleküle - ein Beitrag zur Gesundheit
Günter Albert Ulmer Verlag D-78609 Tuningen ISBN 978-3-932346-30-9

Muskeltest - Kinesiologie

Diese Messmethode kann bei richtiger Anwendung als sicher und zuverlässig bezeichnet werden. Professionelle Anwender haben diese Methode seriös erlernt. Trotzdem ist es auch für Laien möglich, mit dem sogenannten Muskeltest gute Resultate erzielen zu können. Dabei ist eine absolute Konzentration, eine klare Fragestellung sowie ideale Voraussetzung notwendig. Als Ausgangslage für eine korrekte Messung muss der Blutspin nach rechts gedreht werden (siehe Kapitel Blutspin). Linksdrehende Blutmoleküle verfälschen den kinesiologischen Testvorgang. Bei einem Linksspin des Blutes, also einer Elektrosmogbelastung, reagiert die Testperson beispielsweise auf Eisen stark und nach der Blutspinkorrektur schwach, also richtig. Für Kinesiologen ist eine Blutspinkorrektur ein Muss! Auch spielt der geeignete Standort eine Rolle.

Wie gehe ich vor beim Testen eines Patienten?

Der Patient stellt sich aufrecht hin und streckt den rechten Arm mit ausgestreckten Fingern mit einer leichten Schräglage nach oben aus. Sie stellen sich seitlich links zum Patienten hin, Ihr Blick ist quer zum ausgestreckten Arm. Halten Sie die rechte Hand auf die linke Schulter des Patienten und Ihre Finger der linken Hand auf den Arm direkt hinter das Handgelenk des Patienten. Sagen Sie zum Patienten: Sprechen Sie ein deutliches «JA» aus. Ihre Frage während dem Test lautet: Wie wirkt dieses Wort «JA» auf den Patienten.

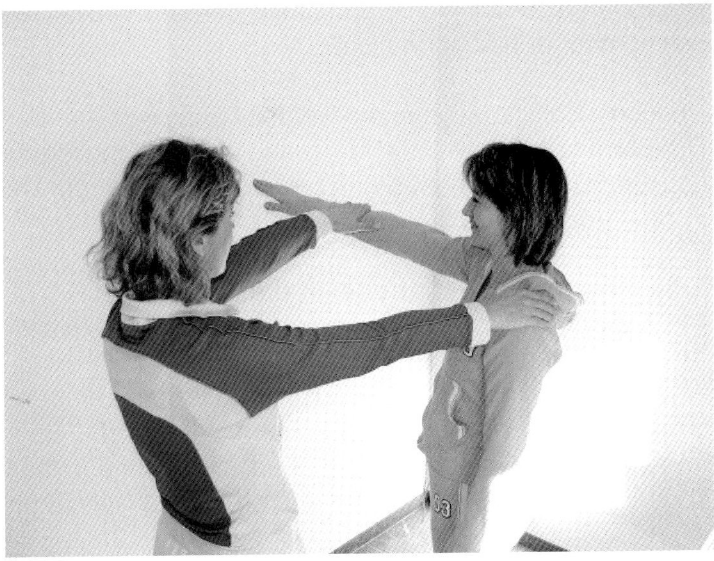

Dann prüfen Sie mit einem symmetrischen Druck auf Handgelenk (Arm) und Schulter die Reaktion auf den Armmuskel. Bleibt der Arm fest in Position, war der erste Schritt erfolgreich. Spricht die Testperson dann ein «NEIN» aus, muss diese schwach reagieren und der Arm lässt sich dann leicht herunterdrücken. Machen Sie weitere Tests indem Sie den Patienten nach dem Namen fragen. Sagt er den richtigen, ist der Arm stabil, nennt er einen falschen, lässt sich der Arm leicht runterdrücken. Beginnen Sie interessante Fragen zu stellen und staunen Sie, was Sie herausfinden! Nun können Sie Messproben jeglicher Art einsetzen. Eine Messampulle kann nun in Ihrer rechten Hand auf die linke Schulter des Patienten gehalten werden. Reagiert er schwach auf die Ampulle - es kann eine Testampulle eines Erregers sein - so muss man von einer Belastung (Infektion) des Patienten ausgehen. Ist der Armmuskel stark, besteht keine Infektion der speziellen Art. Messen Sie danach weiter, bis Sie fündig werden.

Grundstellung beim Muskeltest:
Richtige Positionierung eines Patienten oder Testperson und entsprechende Haltung der testenden Person.
Denken Sie daran: Vorher Blutspin-Korrektur ausführen!
Bei Personen mit Schulterschmerzen empfehle ich einen Test mit der Feder, dem Tensor, oder mit dem Pendel. Bei Ablehnung (Arm schwach) kann ein Schmerz in der Schulter spürbar werden; bei Annahme (Arm stark) sollte kein Schmerz auftreten. Die Testperson soll nicht versuchen, den Arm gewaltsam hochzuhalten. Entweder hält er, oder er hält eben nicht.

Übrigens: Schulterschmerzen werden häufig von Darmentzündungen ausgelöst. Der Dickdarm reagiert über die Meridiane auf die Schultermuskulatur. Häufiger Joghurtkonsum, Darminfektionen und schwermetallbedingte Darmreizungen sind drei von vielen Gründen von Schulterverspannungen.

Eine abweichende Methode ist die folgende:
Die Testperson hält z.B. ein Nahrungsergänzungsmittel mit der linken Hand auf die Thymusdrüse (Mitte Oberkörper). Sie als testende Person prüfen - wie oben beschrieben - die Stabilität des Armes, d.h. rechte Hand auf linker Schulter der Testperson und linke Hand mit den Fingern hinter dem Handgelenk. Bevor Sie nach unten drücken, fragen Sie sich, wie die Person auf die Testprobe / Medikament etc. reagiert. Dann sagen Sie deutlich «HALTEN» und drücken anschließend nach unten.

Alternative Messvorgänge:
Zum Testen von Produkten jeglicher Art. Der Patient hält das Messobjekt selber an die Thymusdrüse, oder Sie als testende Person halten die Messprobe in Ihrer rechten Hand, welche gleichzeitig auf der linken Schulter des Patienten aufliegt.

Nun haben Sie die Möglichkeit, zwei Fragen zu stellen: „Braucht die Person z.B. dieses Medikament“ und „wie reagiert die Person auf einen Verzicht des Medikamentes.“

Atmung

«Ohne die Atmung zu beherrschen, lässt sich nichts beherrschen»
G. I. Gurdjieff

Natürliche Atmung wirkt sich förderlich auf die gesamte Gesundheit aus. Sie verbessert die Funktion und die Leistungsfähigkeit von Herz, Lunge und anderen Organen. Sie bestimmt unsere emotionale Ausgeglichenheit und versetzt uns in die Lage, Stress und eine negative innere Einstellung in Lebenskraft umzuwandeln. Wir können uns dies für Selbstheilung und Selbstentfaltung dienlich machen.

«Es besteht keinerlei Zweifel daran, dass
oberflächliche Atmung und
oberflächliche Erfahrung des eigenen Selbst,
Hand in Hand gehen»

Aus voller Kraft zu atmen bedeutet, das Leben voll auszuschöpfen, das heißt, beim Denken, Fühlen und Handeln die angeborene, im Innern schlummernde Vitalität voll auszunützen.
Wir haben unsere Fähigkeit, «natürlich» zu atmen eingebüßt, eine Fähigkeit, die wir als Baby und Kleinkind besaßen. Gewohnheitsmäßige flache Atmung senkt die Leistungsfähigkeit unseres Atemapparates auf ein klägliches Niveau von einem Drittel unseres Potentials und vermindert den Gasaustausch und damit die Energiegewinnung in den Zellen.

Wir machen über 15'000 Atemzüge im Wachzustand. Ungefähr alle 40 Minuten wechseln wir beim Atmen zwischen den beiden Nasenflügeln hin und her. Mit jedem Atemzug nehmen wir rund 10^{22}(entspricht einer 10 mit 22 Nullen) Atome in uns auf. Während des Ausatmens geben wir diese Atome wieder in die Atmosphäre ab. Atmosphäre ist gleichbedeutend wie eine Sphäre, in der wir atmen. Mit jedem Atemzug nehmen wir Sauerstoff in uns auf, der von Pflanzen dieser Erde als «Abfallprodukt» in die Atmosphäre abgegeben wird. Und mit jedem Atemzug gelangt Kohlendioxyd als unser «Abfallprodukt» in die Atmosphäre, das wiederum von denselben Pflanzen aufgenommen wird. Die Natur kennt keine Verschwendung!
Hier kommt die Wichtigkeit des Atmens als Schlüssel zu einer stabilen Gesundheit zur Geltung. Viele Erkrankungen basieren auf dem Mangel an Sauerstoff und dem Mangel an entsprechender Bewegung. Zum richtigen Stoffwechsel unserer Nahrung, zur Massage unserer Organe, zur Durchblutung und zur Aktivierung des Kreislaufes und speziell des Hirns, brauchen wir genügend Sauerstoff. Merke für immer: «Atmen heißt Leben»!

Nach Dr. Heinrich Egenolf ist die Ausatmung der wichtigste Arbeitsakt des Atmens. Wer richtig, d.h. tief ausatmen kann, atmet zu 80 Prozent richtig. Die Ausatmung ist bei den meisten Menschen zu kurz, deshalb bleiben Schadstoffe im menschlichen Körper, bzw. im Blut. Wir können uns der Gifte nur entledigen, wenn wir richtig ausatmen lernen.
Nach einer richtigen Ausatmung sollte stets eine Atempause folgen. Sie ist der Ausdruck wesentlicher Entspannung. Dann folgt die Einatmung. Grundsätzlich sollte durch die Nase ein- und ausgeatmet werden.

Im Laufe unseres Lebens werden unzählige Staubteilchen im Lungengewebe abgelagert. Mit zunehmendem Alter nimmt die Zahl der Lungenbläschen ab, weil die Wände zwischen den Lungenbläschen abgebaut werden. So wird die Fläche, die für den Gasaustausch zur Verfügung steht, kleiner. Das ist eine wesentliche Ursache für die geringere Atemleistung älterer Menschen.

Dabei ist zu bedenken, dass in den meisten Fällen nur jedes 20ste Lungenbläschen beatmet wird und meistens eine große Restluftmenge in der Lunge zurückbleibt, die den Zellen nichts bringt. Gerade hier ist es wichtig, tiefer und bewusster zu atmen.

Dann weiten sich die Atemwände und ziehen sich wieder elastisch zusammen. Bisher ungenutzte Lungenbläschen werden aktiviert und sind dadurch auch weniger krankheitsanfällig.

Atmen wir in rechter Weise, schöpfen wir Kraft aus der uns über den Atem zur Verfügung stehenden Lebensenergie.
Wichtig für das richtige Atmen ist auch die Bewegung. Die Ausführung auch der kleinsten Bewegungen hilft, die Tiefenmuskulatur anzuregen und die Beweglichkeit zu fördern. Regelmäßige Spaziergänge oder Wanderungen in frischer Luft sind für die Verbesserung der Atemleistung eine einfache und gute Möglichkeit.

Schon zehn Minuten täglich bewusst frische Luft ein- und auszuatmen, kann auch eine Blutübersäuerung neutralisieren. Frequenz und Tiefe der Atmung steuern dabei den pH-Wert und durch den Rückkopplungseffekt das zentrale Nervensystem. Tiefes und gleichmäßiges Atmen ergibt ein besseres Sauerstoffangebot. Dadurch kann der Abbau von Fettzellen beschleunigt werden. Sauerstoff ist der Motor für den Fettstoffwechsel. Wo Sauerstoff ist, bildet sich auch weniger Fett.

Alle Bemühungen um eine Besserung sind letztlich abhängig davon, ob es gelingt, den entgleisten Sauerstoffhaushalt wieder in Ordnung zu bringen.

Eine ausreichende Versorgung mit Sauerstoff ist eine Grundvoraussetzung für unsere Gesundheit und ein effektives, schmerzfreies Alter.

Ernährung und Gesundheit

Wenn es uns gelingt, durch die POWER-QuickZap-Behandlung unseren Organismus in die interne Zellordnung zu bringen und damit ein positives Milieu zu schaffen, so gilt es, diese Ordnung auch zu erhalten durch eine bewusste biologische Ernährung. Gerade unsere Ernährung ist maßgeblich an der Bildung unserer Körpersäfte, insbesondere an der Zusammensetzung unseres Blutes und unserer Lymphe beteiligt und kann die Heilkräfte unseres Körpers unterstützen.

Hippokrates stieß in seiner Suche nach den Ursachen der Krankheiten auf eine bedeutenswerte Feststellung: **„Die Gesundheit kann nur durch eine richtige Mischung der Körpersäfte, die natürlich von der Ernährung und einer natürlichen Lebensweise abhängen, erhalten werden.** Eine fehlerhafte Mischung der Körpersäfte stört die Lebensharmonie und damit das Gleichgewicht im Körper. Zur Abwehr einer gestörten Lebensharmonie entwickelt der Körper die Krankheit."

Wenn also Krankheit durch eine fehlerhafte Mischung der Körpersäfte, das heißt durch eine gestörte Harmonie im Körperhaushalt ausgelöst werden kann, dann sollten wir uns doch eingehend insbesondere mit den „Körpersäften" beschäftigen und ihre Zusammenhänge mit unserer täglichen Ernährung besser erforschen.

Als Arzt sah Hippokrates seine Hauptaufgabe darin, die Kräfte des Körpers durch eine natürliche Ordnung und eine günstige Ernährungsweise zu erhalten und zu stärken. Vehement trat er für eine richtige Ernährung ein, da er in einer falschen Ernährung eine der Hauptursachen der körperlichen Disharmonie sah.
Er kleidete seine Erkenntnis in die uns allen wohlbekannte Empfehlung: „Eure Nahrungsmittel sollen eure Heilmittel sein."

Jeder Mensch verbraucht zu seinem Aufbau, zu seiner Erhaltung und zu seiner Leistung Energie. Selbst wenn wir 24 Stunden in völliger Ruhe blieben, bräuchten wir doch zur Aufrechterhaltung unserer Lebensvorgänge (z.B. Erhaltung der Körpertemperatur, Atmen, Nierenfunktion usw.) einen gewissen Grundumsatz an Energie.

Sobald wir arbeiten, verbrauchen wir mehr Energie als der Grundumsatz. **Unser Körper holt sich die Energie, indem er Kohlenstoff- und Wasserstoff-Atome aus der Nahrung mit Hilfe des Sauerstoffs verbrennt, wobei Kohlensäure und Wasser frei werden.**

Laufend ist unser Körper auf die Zufuhr von Bau- und Energiestoffen angewiesen. Unsere Mahlzeiten ähneln dem Auftanken eines Betriebstoffes wie bei einem Auto.

Doch es ist nicht immer der gleiche Betriebsstoff, den wir aufnehmen, sondern unsere Nahrung setzt sich aus unendlich vielen Stoffen zusammen. Damit sie in körpereigene Substanzen und Energien umgewandelt werden können, ist ein „Stoff-Wechsel" notwendig. Dies erfolgt nicht nur innerhalb des Magens und des Darmkanals, sondern auch in den inneren Organen, in den Geweben und in jeder einzelnen Zelle des Körpers. Zuweilen läuft dieser Prozess auch in mehreren Zwischenstufen ab. Ein geregelter und gut funktionierender Stoffwechsel ist für uns von grundlegender Bedeutung. Eine Störung oder Entgleisung des Stoffwechsels kann zu Krankheiten führen.

Sobald die Speise zur Verdauung in den Magen gelangt, **wird sie in ihre kleinsten Teile zerlegt,** bevor sie durch die Darmwand ins Blut aufgenommen wird. Die Stoffe gelangen mit dem Blut in die Leber oder an andere Stellen, **wo sie zu ganz neuen, körpereigenen Substanzen zusammengestellt werden.**

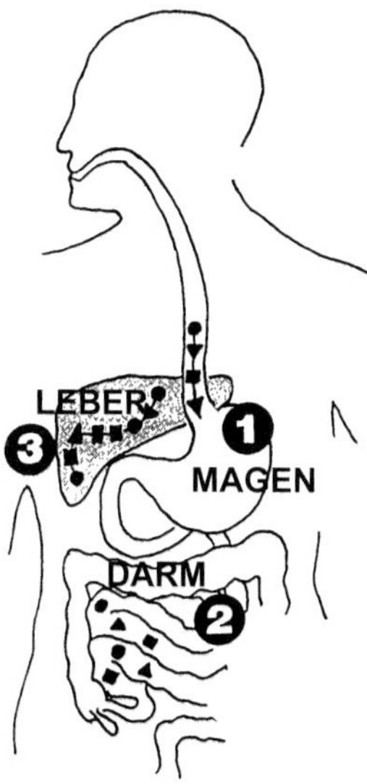

Stoffwechsel

Die Speisen (hier durch Symbole gezeichnet) gelangen vom Mund durch den Kauprozess über die Speiseröhre zur Verdauung in den Magen.

***1.** Während der Verdauung wird die Speise, z.B. die Eiweiße, in ihre kleinsten Teile (Aminosäuren) zerlegt. Die Protease des Magens, das Pepsin, leitet den Eiweißabbau ein.*

***2.** Der entscheidende Abbau geschieht jedoch unter dem Einfluss der verschiedenen Proteasen (Trypsin, Chymotrypsin, Caboxypeptidasen) der Bauchspeicheldrüse im Darmlumen. Die Resorption der wasserlöslichen Spaltprodukte geschieht im oberen Dünndarm. Durch die Darmwand werden sie dann in das Blut aufgenommen*

***3.** Die Teile gelangen mit dem Blut in die Leber oder an andere Stellen, wo sie zu ganz neuen, körpereigenen Substanzen zusamengesetzt werden.*

Kohlenhydrate	Eiweiße	Fette
Abbau von Vielfachzuckern u. Zweifachzuckern zu Einfachzuckern	Aufspaltung in Peptide und Aminosäuren	Mit Hilfe von Gallensäuren Aufspaltung in Fettsäuren und Glycerin
Abbau im basischen Milieu	Abbau im sauren Milieu	Abbau im neutralen – basischen Milieu

Bei den **Kohlenhydraten** geschieht der Abbau von Vielfachzuckern und Zweifachzuckern zu Einfachzuckern und dies in einem basischen Milieu mit Hilfe von Mineralien (z.B. Kalzium) und B-Vitaminen.

Bei den **Eiweißen** geschieht die Aufspaltung in Peptide (Eiweißketten) und dann in die kleinsten Einheiten der Eiweiße, in Aminosäuren. **Dies geschieht im Gegensatz zu den Kohlenhydraten im sauren Milieu.** Nur die Säure bringt die Eiweiße zum Quellen, damit sie aufgespaltet werden können. Dabei sind auch wieder die B-Vitamine beteiligt.

Fette werden mit Hilfe von Gallensäure und B-Vitaminen in Fettsäuren und Glycerin im neutralen-basischen Milieu gespalten. Für eine richtige Fettverbrennung sind u.a. auch Vitamin C, Vitamin E sowie auch Q 10 beteiligt.

Hier ist zu bemerken, wie wichtig die B-Vitamine sind, die sich auch im Vollkorn-Keim befinden. Leider sind heute nur 33 Prozent der Familien ausreichend mit Vitamin B1 und nur 22 Prozent mit dem Vitamin B2 versorgt.

Ein Organismus befindet sich im Stoffwechsel-Gleichgewicht, wenn gleichviel chemische Elemente in Form von Nahrung aufgenommen und als Stoffwechselendprodukte wieder abgegeben werden. Wir unterscheiden den Gesamtstoffwechsel und den Intermediärstoffwechsel in den Zellen.

Fehlen einzelne, insbesondere lebenswichtige Nahrungsbestandteile, die der Körper selbst nicht aufbauen kann, kann es zu Stoffwechselfunktionsstörungen kommen.

Der hochgeachtete Wissenschaftler, Herzarzt und Universitätsprofessor Dr. Mendelsohn schrieb schon 1928 in seinem Buch: „Das Herz, ein sekundäres Organ“: **„Jede Krankheit hat ihre Ursache in einem gestörten Stoffwechsel.** Erkrankte Organe sind die sekundäre Folge, niemals die Ursache. Das Wesen jeglichen Lebens ist der Stoffwechsel und die ganze Einrichtung des Blutkreislaufes dient nur dem Zweck, diesen Stoffwechsel zu vollziehen.“

In der Hochleistungs-Medizin unserer Tage sieht man die Ursache der Krankheit im geschädigten Organ. Dieses Organ wird eventuell sogar mit einem Aufwand von ungeheuren Kosten ausgetauscht, obwohl die Ursache, nämlich der gestörte Stoffwechsel, nicht behoben ist.“

Gesundheitswunder im grünen Blatt

Es ist leider den Menschen nur schwer klarzumachen, **dass nur eine Kostform mit einem Übermaß an grüner Blattsubstanz uns eine optimale Sauerstoffverbindung garantiert.** Was nützen alle Atemübungen, ohne die richtige Kost?
Die Missachtung des frischen Grüns ist in der Hauptsache verantwortlich zu machen für das ungeheure Krankheitselend von heute. Das grüne Blatt sollte eigentlich im Zentralpunkt allen Lebens stehen.

Chlorophyll ist sicher das faszinierendste Wunder der Natur. Es ist die Basis unserer Nahrungskette. Magnesium ist eines der wichtigsten Mineralien, und Chlorophyll setzt Magnesium frei und absorbiert Eisen. Es hat die Fähigkeit, zu alkalisieren.

Die verschiedenen Teile des Körpers, die basisch sein sollten, sind das Blut, der Mund und der Dünndarm. Wenn unser Blut nicht genügend Alkalität bekommt, um ein basisches Milieu zu halten, wird es sich Basenpotential von anderen Körperbereichen holen.

Der erste Bereich, den es bei Chlorophyllmangel berauben wird, ist der Mund. Wenn der Mund übersäuert ist, entstehen eine Vielzahl von Problemen, wie Zahnlöcher, Paradontose, Zahnfleischbluten und Mundgeruch. Wenn durch Übersäuerung den Speicheldrüsen im Mund Basen fehlen, kann sich auch der Geschmackssinn verändern und deswegen Salz, Fett und Zucker besser schmecken, **und Lebensmittel, die gut für uns sind, nicht mehr schmecken, weil der pH-Wert in unserem Mund sauer ist.** Nicht nur der Mund sollte basisch sein, sondern auch der Dünndarm.
Jeder kann die wunderbare Wirkung des grünen Blattes bzw. des Chlorophylls selbst erleben. Es wirkt heilend auf Herz und Nerven und wirkt insbesondere durch seinen hohen Basenwert gesundend auf die Darmflora, **die durch die säureüberschüssige Zivilisationskost heute meist ins Krankhafte verändert wird.** Chlorophyll schafft überhaupt erst die Voraussetzung für ein gesundes Blut und eine gesunde Lymphe.

Das Chlorophyll wäre auch ein ideales Mittel zur Verhütung von Infektionskrankheiten, wenn man es in der täglichen Nahrung in Form von Rohsalaten essen würde. Dann würden keine besonderen Schutzstoffe mehr gegen krankmachende Bakterien benötigt werden.

Deshalb ist es zu verstehen, dass Are Waerland sozusagen eine Hymne an das grüne Blatt verfasst hat in seinem bekannten Vortrag: **„Der Triumph des grünen Blattes“,** in dem er unter anderem sagt: „Das Chlorophyll-Molekül hat eine verblüffende Ähnlichkeit mit dem Hämoglobin-Molekül. Es wurde nämlich untersucht, was geschieht, wenn das Chlorophyll des grünen Blattes durch den Verdauungsapparat des Menschen oder des Tieres geht und hat dabei gefunden, dass ein

Zersetzungsprodukt des Chlorophylls **eine noch größere Verwandtschaft mit dem Farbstoff des Blutes aufweist, als das Chlorophyll selbst.**

Hier stehen wir vor einem der großen Mysterien des Lebens. Das Leben entschleiert vor unseren Augen einige seiner wunderbarsten Geheimnisse. Nun verstehen wir, warum es heißt: Im Grün wohnt Gesundheit! Im Grün wohnt Befreiung von unzähligen Leiden und Krankheiten!

Wenn wir nur besser verstehen würden, das zarte, grüne Blatt in Form von Kopfsalat, Spinat, Kresse, Radieschen, Blättern, Schnittlauch, Dill, Petersilie usw. in unsere tägliche Kost aufzunehmen und nach deren Umwandlung in unserem Verdauungsapparat sich vereinigen zu lassen mit dem Hämoglobin in unserem Blut zu des Lebens wunderbarster Medizin auch für winterkranke Gewebe und frühlingsmüde Glieder."

Der Mensch benötigt aus der Nahrung nicht nur Kalorien, sondern in erster Linie auch „Lichtinformationen". Der Lichtstrahl gibt seine Energie an das Chlorophyllmolekül ab und setzt einen biochemischen Prozess in Bewegung. Am Ende sind Kohlenstoff, Wasserstoff und Sauerstoff zusammengefügt. Auf diese Weise wird die Sonnenenergie in Zellenergie übertragen.

Insbesondere durch die Grünnahrung gelangt Lichtenergie in unseren Körper und steuert gemeinsam mit den körpereigenen Informationen die biochemischen Abläufe.

Neuere Forschungen über das „Licht" in unserer Nahrung, die sogenannten „Biophotonen", deuten darauf hin, auf welche Weise Lebensmittel einen Einfluss auch auf unser Bewusstsein nehmen können. Biophotonen-Entdecker Dr. Fritz-Albert Popp hat festgestellt, **dass dieses innere Licht der Zellen der eigentliche „Regisseur" unseres Stoffwechsels ist.** Die Biophotonen werden von spiralförmigen Molekülen in den Zellen - der DNS (der Desoxyribonukleinsäure, dem stofflichen Träger unserer Erbinformation), von Hormonen, Enzymen und dem Hämoglobin (dem roten Blutfarbstoff) - gespeichert und abgegeben.

Da jede fünfte Zelle im Körper am menschlichen Immunsystem beteiligt ist, wird verständlich, dass ein allgemeiner Lichtmangel in den Zellen sofort auch Auswirkungen auf die Abwehrkräfte hat. **Für die Gesunderhaltung des Menschen ist es also unerlässlich, den inneren „Lichtvorrat" immer wieder aufzufüllen.** Neben den Photonen, die der Körper über Augen und Haut aufnimmt, ist die Hauptquelle für dieses Licht unsere Nahrung - genauer gesagt jene Lebensmittel, die viele Biophotonen enthalten.

Chlorophyll ist eine Haupteiweißquelle für die Menschen. Sie enthält synthetisierten Sonnenschein und die für die Wiederbelebung des Körpers erforderlichen Biophotonen. Chlorophyll ist Heilkost erster Ordnung.

Gut gekaut ist halb verdaut

Die Verdauung beginnt bereits im Mund. **Dieser Prozess ist die Grundlage für das gesamte Stoffwechselgeschehen.** Die Speicheldrüsen im Mund - man könnte den Mund auch als Vormagen bezeichnen - liefern auf die Art der Nahrung abgestimmte, verschiedene Verdauungssäfte, die am Tag 1 bis 2 Liter betragen, je nach der Nahrung und vor allem nach der Kautätigkeit. Bei schlechtem Kauen kann diese Menge auf ein Drittel sinken.

Die bedeutendsten Erzeugerstätten der Verdauungsenzyme sind die Speicheldrüsen, außerdem die Magenschleimhaut, die Dünndarmschleimhaut, die Leber und die Bauchspeicheldrüse.

Beim Kauen werden die Speicheldrüsen, die an sechs Stellen im Mund vorhanden sind, mobilisiert, um den Speichel zum Fließen zu bringen. Außerdem sind die Schleimhäute des Mundes mit Hunderten kleiner Drüsenzellen besetzt, die eine schleimige Flüssigkeit herstellen.

Der Schleim, auch Mucus genannt, hat einen hohen Gehalt an Polysacchariden, ist stark wasseraufnahme- und quellfähig und ist zähflüssig mit klitschigen oder klebrigen Substanzen unterschiedlichster Zusammensetzung. **Dem Schleim kommt sowohl eine Schutzfunktion als auch eine Transportfunktion zu und er dient als Gleitschicht.** Der Schleim im Speichel hat die Funktion, die Nahrung anzufeuchten, sie zu verdünnen, schlüpfrig zu machen und das Schlucken zu erleichtern. Er dient auch zur Selbstreinigung der Mundhöhle.

Der Schleim, den die Magendrüsen produzieren, **dient also sowohl als mechanischer wie auch als chemischer Schutzschild.**

Die pathologisch wichtigste Schleimabsonderung ist der Auswurf, der in der Regel alkalisch ist, aber durch Gärungsvorgänge auch eine saure Reaktion annehmen kann. Staubpartikel der Atemluft bleiben am zähen Schleim hängen und die Flimmerhärchen transportieren den Schleimbelag zum Nasenausgang. Bei allen katarrartigen Entzündungen ist die Schleimbildung als Abwehrmaßnahme vermehrt. **Eine weitere Eigenschaft des Schleimes ist, dass mit seiner Hilfe eine gewisse Anzahl von Giften aus dem Körper ausgeschieden werden.**

Wenn der Körper ungenügend abgebaute Stoffwechselrückstände, wie tote Materialien und andere Abfallstoffe aus dem Körper ausscheiden will, **produziert er große Mengen an Schleim.**

Da die Stärke wasserunlöslich ist, kann sie in dieser Form im Magen nicht verdaut werden. Es ist deshalb notwendig, dass sie bereits im Mund durch gutes Kauen von den Fermenten des Speichels, insbesondere dem Ptyalin (L-Amylase), in die wasserlösliche Vorstufe der Glukose umgewandelt wird. Findet dieser Vorgang nicht statt und wird die Stärke in der Mundhöhle nicht abgebaut, **gerät sie als wasserunlöslicher Kleister in den Magen und beginnt dort nach einer gewissen Zeit zu gären,** wobei Kohlensäure entstehen kann, welche die Magenschleimhaut angreift und reizt. (Symptome: belegte Zunge, Mundgeruch, Sodbrennen.)

Der vergärende, **säuernde Speisebrei** fließt nunmehr in die Därme und führt zu Kalkentzug (Säure-Basen-Spiegel) aus den Geweben, Knochen und Zähnen, zu einer Schädigung der gesunden Bakterienflora und zu einer Lähmung der Darmnerven. So kann in der falschen Mundverdauung, bedingt durch ungenügende Zerkleinerung, Lösen und Temperierung der Speisen **ein ganz wesentlicher Faktor für die Entstehung von Stoffwechselstörungen liegen.**

Besonders flüssige Speisen wie Milch, Suppen, Obstsäfte, sollten nur in kleinen Mengen in den Mund genommen werden, gewissermaßen nur genippt werden, um ebenso wie die feste Nahrung durch Vermischung mit dem Speichel vorverdaut zu werden. Gerade flüssige Speisen benötigen besonders die Aufbereitung durch die Speichelflüssigkeit.

Normalerweise kann die Verdauung von Stärke im menschlichen Organismus unproblematisch ablaufen, wenn man reichlich Salate und Gemüserohkost isst, da diese die Stärke in weniger konzentrierter Form enthalten. Außerdem sind in dieser Nahrung auch genügend Vitamine enthalten, insbesondere das Vitamin B1, das für den Kohlenhydratstoffwechsel gebraucht wird.

Problematisch wird es allerdings, wenn neben den stärkehaltigen Nahrungsmitteln, die im Kohlenhydratstoffwechsel im neutralen pH-Milieu abgebaut werden, **auch reichlich Eiweißstoffe (Fleisch) gegessen werden.** Dann werden saure Magensäfte für den Eiweißabbau notwendig **und die Verdauung der Stärke wird gestoppt. Wird die Stärke nicht voll gespalten, wird sie als klebrig zähe Masse ausgeschieden.** Vor der Ausscheidung aber absorbiert der Darm laufend Stoffe dieser klebrig zähen Masse.

Sind die Stoffe einmal im Blut angelangt, können sie Lymph- und Filtersysteme verstopfen und dadurch einen flüssigen Blut- und Säftestrom verhindern. Das Blut wird schwerflüssig, in den feinen Kapillaren der Blutbahnen kommt es zu Stauungen, insbesondere beim Rückfluss des verbrauchten Blutes in den Venen. Das kann dann zu Krampfadern mit Geschwüren und Entzündungen, offenen Beinen und Wasseransammlungen führen.
Wenn die Überreste aus ungenügend verdauten Stärkestoffen aufgrund ihres Phosphatgehaltes auch noch sauer reagieren, können sie zu einer wahren Last für den Organismus werden.

An sich sollte unser Körper nicht mehr Schleim bilden, als er ausscheiden kann. Durch falsche Ernährung, insbesondere durch zuviel Eiweiß und auch durch vermehrte Abfall- und Giftstoffe in der Nahrung, produziert der Körper, um die Stoffe auszuscheiden, vermehrt Schleim. Auch zu rasches Schlucken und folglich zu kurzes Kauen (mangelnde Einspeichelung) bewirkt ebenfalls eine zusätzliche Verschleimung und eine Art „Leimbildung", welche den ganzen Organismus „verkleben" kann.

Folgende verarbeiteten organischen und anorganischen Nahrungsmittel können schädlich und schleimbildend wirken:
Raffiniertes Salz, also Natrium Chlorid, Zucker und alle Zuckerprodukte, Fleisch und Wurstwaren, Milch, Weißmehl. Gekauftes Brot enthält vielfach das jodierte Salz und andere Zusatzstoffe wie das hochgiftige Fluor. Wer selber Brot backt, weiß dann auch was drin ist.

Der Schweizer Naturheilkundler Bertrand Heidelberger, mit über 50-jähriger Erfahrung, war der Auffassung, dass es in erster Linie die Entwicklung des Schleims sei, welcher bei der Aufnahme der Nahrung den Magen und die Nieren zuerst verunreinige, dann aber nach und nach alle inneren Organe in Mitleidenschaft ziehe. Dann gehe der Schleim in das Blut über und die Blutzirkulation werde beeinträchtigt, die Nerven würden geschwächt und dadurch entstünden dann die Krankheiten.

Er stellte 7 Kräuter zusammen - Wermut, Bibernell, Schafgarbe, Fenchel, Kümmel, Anis und Wacholder - die Magen und Nieren von dem gefährlichen Schleim reinigen und dafür sorgen, dass die tägliche Nahrung naturgemäß verarbeitet wird, dass es täglich frisches, gesundes Blut gibt. Obwohl er in seiner Jugend sehr krank war, konnte er sich mit über 80 Jahren bester Gesundheit erfreuen, bedingt auch durch die ständige Einnahme seines Kräuterpulvers.

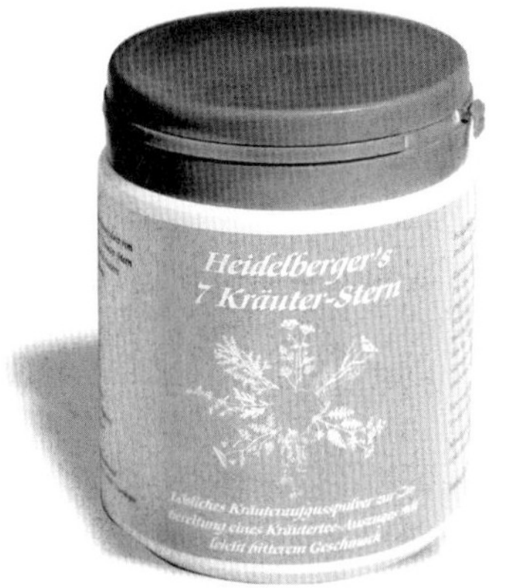

Original Heidelberger's 7 Kräuter-Stern

Literatur: Das Sieben-Kräuter-Erbe von Bertrand Heidelberger
ISBN 978-3-932346-08-8, Günter A. Ulmer Verlag, 78609 Tuningen

Fleischgenuss und seine Auswirkungen

„Der übermäßig angewachsene Fleischgenuss, insbesondere durch die damit verbundene Eiweißmast, sei die wichtigste Krankheitsursache überhaupt.“ Dies brachte Dr. med. Hans Gottfried Schmidt zum Ausdruck (siehe Seite 15). Deshalb ist es sicher nützlich, noch einmal auf die verschiedensten Auswirkungen des Fleischgenusses einzugehen.

Der Mensch an sich ist, seiner biologischen Verlanlagung nach, Vegetarier, denn er hat gegenüber einem Fleischverzehrer **einen viel längeren Darm.** Der Darm eines Hundes beispielsweise misst zweimal seine Körperlänge. **Der Darm des Menschen jedoch ist siebenmal so lang wie seine Körpergrösse.**

Fleischfresser sind auch mit **einer viel stärkeren Magensäure ausgestattet als der Mensch**. Das Fleisch wird bei Tieren durch die stärkere Magensäure **viel schneller zersetzt** und dem Darm zugeführt, bevor die Toxine frei werden. **Fleisch unterliegt einem Verwesungsprozess,** Gemüse und Früchte jedoch einem Gärungsprozess. Menschen mit einer schwachen Magensäure und einem viel längeren Darm als derjenige fleischfressender Tiere sind nicht auf einen Verwesungsprozess eingestellt.
Tierische Eiweiße sind sehr nahe dem menschlichen Eiweiß verwandt und bewirken auch eine starke Reaktion des Immunsystems. Es ist ähnlich wie eine Disharmonie von zwei Tönen, welche in der Tonhöhe nahe beieinander liegen.

Muskelfleisch enthält wohl vollwertiges Eiweiß, **jedoch in einem Übermaß, das leicht zu Eiweißüberschuss führt** und damit zu Stoffwechselstörungen, hervorgerufen durch die giftigen Zerfallprodukte des Eiweißes, vor allem durch die Gicht und Rheumatismus hervorbringende Harnsäure.

Vollwertiges Eiweiß bekommen wir Menschen in weit besserer Form und ohne schädliche Zusätze aus dem Gemüse, den Kartoffeln, den rohen Zwiebeln, aus Sauermilch, Quark usw. Das beste Eiweiß ist im grünen Blatt, im Spinat, im grünen Salat, im Grünkohl, im Schnittlauch u.a.m.

An sich ist es unmöglich, nur von Muskelfleisch zu leben. Völker, die sich überwiegend von animalischer Kost ernähren, wie Eskimos und Kirgisen, werden schwer von Krankheiten heimgesucht und haben ein durchschnittliches Lebensalter von unter 30 Jahren, während vegetarisch lebende Völker durchschnittlich mehr als doppelt so lange leben.

Empfindliche Fäulnisprozesse finden bei reichlicher Fleisch-, Fisch- und Eierdiät im Darmkanal des Menschen statt. Sie tragen die Hauptverantwortung für die so weit verbreitete Verstopfung und den oft widerwärtigen Geruch der menschlichen Ex-

kremente, welcher nachweislich bei laktovegetabiler Kost verschwindet, aber sofort zurückkommt, wenn man Fleisch, Fisch und Ei wieder in die Kost einführt.
Auch kleinere Mengen an Fleisch, Fisch und Ei können binnen kurzem die Funktionen eines an sich gut und regelmäßig arbeitenden Darmes mit geruchfreien Abführungen sehr schädigen. Das hat seinen Grund in den enormen Mengen von Fäulnisbazillen, die die animalische Kost enthält.

Untersuchungen des amerikanischen Instituts für Volksgesundheit (Public Health Service) in den USA haben gezeigt, dass ein einziges Gramm Beefsteak nicht weniger als 1 1/2 Millionen Fäulnisbazillen enthält, Schweinefleisch fast 3 Millionen, Rinderleber 31 Millionen und Schweineleber 95 Millionen. Ein Gramm Frischfleisch enthält noch mehr, nämlich 120 Millionen, und ein Gramm eines mehrere Tage alten Eis - und wann ist ein Ei nicht einige Tage alt? - schlägt alle Rekorde mit 150 bis 220 Millionen Fäulnisbazillen!

Im Vergleich zu der großen Menge aasfressender Bazillen, die der zivilisierte Mensch mit seiner Kost ohne Bedenken seinem Magen- und Darmkanal zuführt, darf man wohl anführen, dass Pferdemist nur 25 Millionen und Kuhmist 80 Millionen Fäulnisbazillen pro Gramm enthalten.

Ein weiterer Nachteil des Fleisches ist, dass dies das am stärksten säuernde Nahrungsmittel darstellt und bei seinem Abbau nicht wie Fett und Kohlenhydrate in Wasser und Kohlensäure, sondern zum Teil in belastende Harnsäure zerfällt.

Es ist heute allgemein bekannt, dass bei Gicht und Arthritis Harnsäureablagerungen als mitauslösende Ursache eine große Rolle spielen. Da dauernder normaler Fleischgenuss zur Übersäuerung führt, sind Stoffwechselschädigungen, die ihrerseits zu verschiedenen Organerkrankungen führen, namentlich zu rheumatischen Erkrankungen, mit der Zeit nicht zu vermeiden.

Doch neben der Harnsäure haben wir beim Fleisch **auch mit der Arachidonsäure zu rechnen.** An sich ist die Arachidonsäure Bestandteil der Membranen der menschlichen Zellen. Muskelzellen enthalten relativ wenig von der Fettsäure, während der Gehalt in den Nervenzellen und in sehr stoffwechselaktiven Zellen wie der Leber und anderen Organzellen sehr hoch ist.

Doch der Bedarf, den unser Körper an Arachidonsäure hat, ist sehr gering, er liegt täglich bei 0,1 Milligramm. **Mit der üblichen Fleischkost werden aber rund 200 bis 400 Milligramm aufgenommen,** das ist etwa die zweitausend- bis viertausendfache Menge. In Schweineleber befinden sich 870 Milligramm, in Kalbsleber 350 Milligramm, im Eigelb 300 Milligramm und in Thunfisch 280 Milligramm Arachidonsäure auf 100 Gramm.

Die Zufuhr an Arachidonsäure sollte 50 Milligramm nicht überschreiten. Vegetarische Kost enthält keine Arachidonsäure und kann deshalb bei Rheumaleiden hilfreich sein.

Dr. Barry Sears schreibt in seinem Buch „Optimum“: „Überschüssige Arachidonsäure ist der schlimmste biologische Alptraum. Sie ist der Baustein für schlechte Eicosanoide (Gewebshormone), einschließlich Thromboxan A2 (das die Thrombozyten-Aggregation stimuliert), PGE2 (das Schmerz verschlimmert und das Immunsystem unterdrückt) und Leucotriene (die Allergien und Hautkrankheiten fördern). Arachidonsäure ist dermaßen stark und gefährlich, dass Kaninchen, denen es ins Blut injiziert wurde, innerhalb von drei Minuten starben.“

Aus der Arachidonsäure, die hauptsächlich in tierischen Nahrungsmitteln zu finden ist, bildet der Körper Gewebshormone (Prostaglandine E2), **die entzündungsfördernd sind.** Arachidonsäure ist also mitbeteiligt am Entzündungsgeschehen, das selbst auch wieder die **Freisetzung freier Radikale auslöst.** Neue Forschungsergebnisse lassen erkennen, dass rheumatische Erkrankungen, insbesondere Polyarthritis, durch Arachidonsäure ausgelöst werden können.

Nicht der Genuss sollte im Mittelpunkt unserer Ernährung stehen, sondern auch unser persönliches Bewusstsein der gesundheitlichen, der ökologischen, der ökonomischen und der sozialen Wirkungen. Eine Ernährung kann nur zukunftsfähig sein, wenn sie allen Menschen ein hohes Maß an Gesundheit und Lebensqualität vermittelt und auch die kollektive Verantwortung für alle Menschen auf der Erde mit einschließt.

Dr. Claude Pasquini schreibt in seinem Artikel: „BSE und der Untergang des Abendlandes“: „Die quantitätsorientierte Fleischwirtschaft beansprucht schon heute 64 Prozent der gesamten landwirtschaftlichen Nutzfläche für die Tierhaltung und Futterproduktion. Dabei fressen die Masttiere 49 Prozent der Getreide-Welternte und mehr als 90 Prozent aller geernteten Sojabohnen. Umweltökonomisch und ökologisch ist die intensive Fleischwirtschaft eine schwerwiegende Fehlentwicklung.
Nach der FAO (UN-Organisation für Landwirtschaft und Ernährung) sollen im Jahr 1998 für den weltweiten Verbrauch mehr als 43 Milliarden Tiere geschlachtet worden sein. In dieser Zahl sind weder das Wild noch die 10 Prozent Tiere enthalten, die vor dem Schlachten sterben.
Sollten wir uns deshalb nicht die Zeit nehmen, unseren Gewohnheitskonsum von Fleisch und anderen tierischen Produkten in Frage zu stellen? Uns die lebenslänglichen Tierquälereien in den Tierfabriken und beim Viehtransport und die anonymen Gewaltakte in den Schlachthöfen vor Augen zu halten? Die gesundheitlichen und ökologischen Konsequenzen unserer Ernährung auf tierischer Basis zu überdenken?

Mikrowellenherde - Gefahrenherde?

Wenn über Kochen und Garen gesprochen wird, dann muss auch der Mikrowellenherd erwähnt werden, der ja heute in vielen Küchen zu finden ist. Diese Kochtechnik erscheint neuartig und fortschrittlich. Wie aber verhält es sich tatsächlich?

Bei der herkömmlichen Kochmethode wird über Gas, Holz, Kohle oder Strom Wärme erzeugt, die an die Kochplatte oder an die Backofenwärme abgegeben wird. Das Kochgeschirr mit Fett oder Wasser usw. als Medium wird durch die Energie erhitzt, die dann zum Garen von außen an die Speise eindringt.

Das Mikrowellenkochgerät arbeitet ganz anders: Die Mikrowellen, als elektromagnetische Wellen, gelangen von allen Seiten in die Speise und erzeugen so die Wärme unmittelbar. Durch die hochfrequenten Wellen wird in allen Nahrungsmitteln bewirkt, **dass die kleinsten Speisenbestandteile, die Moleküle, in Schwingung geraten und sich aneinander reiben.**

Wie die hochfrequenten Mikrowellen dauernd ihren Plus- und Minuspol (Polarität) wechseln, so versuchen die Plus- und Minuspole von Speisemolekülen auch diesem Richtungswechsel zu folgen, und zwar **cirka 2,5 Milliarden mal in der Sekunde! Sie geraten dabei in unvorstellbar schnelle Schwingungen und erzeugen im Nahrungsmittel eine hohe Reibungswärme.**
Jedem Naturwissenden ist klar, dass bei dieser Schwingungsgeschwindigkeit die natürlichen Lebensschwingungen der Lebensmittel auf der Strecke bleiben müssen. Ein hoher Wassergehalt (viele Dipole) begünstigt eine schnelle Mikrowellenerwärmung.

Kritisch ist der Gefrierpunkt des Wassers. Eiskristalle verhalten sich anders als ungefrorenes Wasser: sie absorbieren weniger Mikrowellenenergie als bereits aufgetautes Wasser. Der Wasseranteil an der Oberfläche teilweise aufgetauten Gefriergutes kann so schon den größten Teil der Mikrowellenstrahlung absorbieren, während tiefere Schichten nicht mehr erreicht werden können. Dies führt unter Umständen zu Überhitzungserscheinungen an der Oberfläche, gleichzeitig ist das Innere noch weitgehend gefroren.

So haben britische Wissenschaftler festgestellt, dass in gesalzenem Kartoffelbrei nach dem Erwärmen im Mikrowellenherd noch kalte Stellen waren, in denen Krankheitserreger überlebten. Die Wissenschaftler führten dies auf das in vielen Fertigprodukten enthaltene Natriumchlorid (Kochsalz) beziehungsweise zugesetztes Natriumglutamat zurück, **das elektromagnetische Wellen abschirmt.** Demnach brauchen gesalzene Speisen (z.B. Fertiggerichte) im Mikrowellengerät längere Erhitzungszeiten, wenn sie frei von Krankheitserregern sein sollen. Besonders für Säuglinge und Kleinkinder sind Keime im Essen gefährlich.

Ein weiteres Problem ist, dass die „schnelle Welle“ die Zellstruktur der Speisenstoffe zerrüttet und es dadurch zur Denaturierung von Wirkstoffen kommt. Die Harmonie zerfällt, und damit auch das ausgeglichene Säure-Basen-Verhältnis.

Die schwerwiegendste Beobachtung haben Dr. I. Lubec und seine Mitarbeiter (Pädiatrische Universität Wien) gemacht. Sie fanden heraus, dass Mikrowellen Milcheiweiße **in Bausteine (Aminosäuren) zerlegen, die in der Natur nicht vorkommen. Dabei können diese Aminosäuren so verändert werden, dass ein Teil von ihnen sogar eine giftige Wirkung bekommt.** Die Trans-Hydroxyproline, die in der normalen Milch vorhanden sind, wurden durch eine zehnminütige Mikrowellen-Erhitzung in cis-Isomere und in rechtsdrehendes D-Prolin (Prolin ist ein wichtiger Eiweißbestandteil, eine ringförmige Aminosäure) umgewandelt; in biologischem Material ist hingegen L-Prolin üblich. **D-Prolin wirkt giftig sowohl auf Nerven wie auch auf Nieren und Leber.**

Die Zellen des Gargutes werden durch die durch die Mikrowelle erzeugte gigantische elektrische Umpolung destruktiv polarisiert, **dabei können freie Radikale entstehen.** Alle Radikale können zellfremde und zellfunktionsstörende Verbindungen eingehen. Freie Radikale können auch Bausteine der Zellen unmittelbar angreifen. Durch die Bildung giftiger Moleküle oder durch Reaktivierung von Enzymen kann eine Fehlsteuerung biologischer Prozesse bewirkt werden.

Prof. Bernard Blanc von der Universität in Lausanne und der bekannte Biologe Prof. Dr. Ulrich Hertel haben Versuche durchgeführt. Diese Versuche ergaben, dass im Mikrowellenherd verstrahlte Nahrungsmittel im Blut von Menschen pathogene Veränderungen erzeugen, wie sie auch bei einem beginnenden Krebsprozess vorliegen.

Die in der Bundesrepublik geltenden Grenzwerte gewährleisten keinesfalls das Ausschließen von thermischen Effekten. Die Grenzwerte für die „Leckstrahlung“ richten sich nicht nach der individuellen Verträglichkeit der Benutzer, sondern nach den technischen und wirtschaftlichen Möglichkeiten der Hersteller. Die Leckstrahlung, insbesondere der älteren Geräte ist eine große Gefahr. Wer das Gerät zum Herausnehmen der Speisen öffnet, wird zusätzlich unmittelbar bestrahlt.

So gibt es keine Garantie dafür, dass alle Geräte während ihrer gesamten Einsatzdauer störungs- und leckstrahlungsfrei arbeiten. Die Abschirmung der Geräte mag anfangs hervorragend sein. Aber wie bemerken Sie ein Leck in der Abschirmung? Da der Mensch keine Sinnesorgane für Mikrowellenstrahlung hat, können derartige Störungen somit nicht bewusst erfasst werden.

Die beste Vorsorge ist, auf einen Mikrowellenherd zu verzichten und diese Strahlungsquelle aus dem Haus zu schaffen.

Literatur: Sind Mikrowellenherde Gefahrenherde?, ISBN 978-3-934191-32-3

Salz des Lebens

Natürliches Ur-Kristallsalz kann man auch als Salz des Lebens bezeichnen. Es ist nicht zu vergleichen mit Kochsalz. **Unser Speise- oder Kochsalz hat mit der eigentlichen Bedeutung des Wortes „Salz“ nichts zu tun,** denn unser Speisesalz besteht heute nur noch aus Natriumchlorid. Für die Rieselfähigkeit sind chemische Stoffe, die teils gesundheitsschädlich sind, z.B. Aluminiumhydroxid, dazugegeben. Das natürliche Salz besteht immer aus einer Symbiose aller Bestandteile von Salz.

Nach einer neuen Studie wurde festgestellt, **dass Kristallsalz im natürlichen Zustand immer 84 Elemente enthält.** Es sind dieselben 84 Elemente, die den Planeten Erde aufgebaut haben und die auch in unserem Körper vorhanden sind. **Unsere Körperflüssigkeiten enthalten die gleichen Salze im fast gleichen Mischungsverhältnis wie das Meerwasser, das eine Sole ist.** Bei Natursole handelt es sich förmlich um ein messbares Energiemeer, welches unseren Körper ernährungsphysiologisch wie auch in der therapeutischen Anwendung positiv beeinflussen kann. Es kann vom Körper direkt aufgenommen werden und **hat eine hohe Neutralkraft, um den Säure-Basen-Haushalt auszugleichen.** Es gibt kein schnelleres Mittel als das Kristallsalz, um in unserem Körper die Homöostase, also das Stoffwechselgleichgewicht anzuregen.

Unser Blut ist nichts anderes als verändertes Meerwasser mit all seinen darin enthaltenen 84 Elementen. Jedes dieser 84 Elemente hat wiederum **ein bestimmtes elektromagnetisches Feld mit einer bestimmten Schwingung** und das Zusammenspiel dieser natürlich vorkommenden Elemente im Salz ist für den Körper so wichtig, 72 Elemente davon sind lebensnotwendig. Daher auch die Redewendung vom **„Salz des Lebens“**.

Das heterogene Gemisch von Mineralien und Spurenelementen **in zellverfügbarer (kolloidaler-ionisierter) Form** fördert das Fließgleichgewicht des Blutes und ermöglicht dem Körper die notwendige Aufnahme der natürlichen Antagonisten (natürliche Gegenspieler) wie Magnesium, Kalium und Kalzium sowie aller daran beteiligten Spurenelemente. **Nur in kolloidaler-ionaler Form kann der Körper Mineralien in die Zelle aufnehmen. Was nicht in die Zelle gelangt, kann auch nicht verstoffwechselt werden.**

Heute werden beim Speisesalz von diesen ursprünglichen 84 Elementen 82 Elemente herausraffiniert, bis danach nur noch Natrium und Chlorid übrigbleiben. Man benötigt bis zu 200 Chemikalien in einem aufwändigen Raffinierungsprozess, um diese 84 Elemente aus dem ursprünglichen Salz herauszulösen. Das angebotene Salz wird zudem oft noch jodiert, obwohl bereits vielfach Nebenwirkungen dieser Zwangsjodierung aufgetreten sind. Auch die durch Jod hervorgerufenen Allergien sind sehr angestiegen. **Der Körper kann das Salz in dieser Form kaum aufnehmen**

und er versucht es als „Gift" gleich wieder über die Nieren auszuscheiden. Die Nieren können täglich nur 7 g Natriumchlorid ausscheiden und viele Menschen nehmen pro Tag über 12 g auf. Der Körper ist dann gezwungen, dieses abzulagern. **Natriumchlorid verbindet sich meist mit tierischem Eiweiß und die Kristalle reiben dann in den Gelenken und Muskeln.**

Kristallsalz ist durch die Austrocknung der Urmeere entstanden. Die für die Austrocknung verantwortliche Sonnenenergie **ist in jedem atomaren Salzgitterbaustein durch Biophotonen (Lichtteilchen) gebunden.** In Gegenden mit hohen Bergen kam bei der Salzbildung **ein hoher Druck hinzu und so konnte das hochwertige Kristallsalz entstehen. Die Druckverhältnisse waren entscheidend für die Entstehung von Kristallsalz.**

Im Kristallsalz hat sich im Laufe der Zeit **die Schwingungsenergie, die gleichbedeutend mit Leben und Information ist, in einer ganz bestimmten kristallinen Struktur aufgebaut und es verhält sich zu Steinsalz etwa so wie ein Kristall zu einem Stein.** Jeder Kristall ist ein Informationsträger. **Wird die Struktur des Kristalls zerstört, verliert er auch seinen Informationsgehalt. Die geometrische Ordnung bestimmt den Energie- bzw. Informationsgehalt.** Jede Energieform strebt gemäß ihrer Information danach, sich in einem Ordnungsprinzip zu manifestieren. **Es ist also nicht die Materie selbst, die für das Vorhandensein ihres Energiegehaltes verantwortlich ist, sondern ihre Geometrie.**

Raffiniertes Salz, das seiner Elemente beraubt wurde und seine biogene Struktur verloren hat, kann den Körper schwächen und kann zu gesundheitlichen Problemen führen.

Kochsalz kann hohen Blutdruck erzeugen und wegen seiner chemischen Aggressivität Schaden bringen. **Natriumchlorid ist in dieser Form für unseren Körper tatsächlich ein Gift.** Für jedes Gramm Salz, das im Körper zurückbleibt, braucht er die 23-fache Menge Wasser, um es zu binden und zu isolieren. Dafür benötigt unser Körper aber Zellwasser, d.h. den Zellen wird dieses Wasser entzogen. Dies kann zur Dehydration führen **und der Körper trocknet langsam aus.** Wenn der Wasserhaushalt der Zelle unter 60 Prozent sinkt, besteht Lebensgefahr. Durch die Isolation und Bindung von Natriumchlorid mit Zellwasser kommt es auch zur Bildung von Wassergewebe oder zur Auskristallisierung in den Knochen und Gelenken.

Wird dem Organismus nur anorganisches Natrium zugeführt, kann der Mensch unter chronischem, organischen Natriummangel leiden. Eine der wichtigsten Funktionen des natürlichen Salzes ist die Aufgabe, den Blutdruck, das Volumen, die Flexibilität der Blutgefäße zu regulieren.

Kolloidale Mineralien, wie sie im Kristallsalz zu finden sind, sind jeweils ganz kleine Stoffteilchen des betreffenden Elementes von weniger als 1 Tausendstel Millimeter.

Sie sind so klein, dass sie von der Zellmembran noch aufgenommen werden können. Kolloidale Teilchen haben auch ein elektrisches Potential an ihrer Oberfläche, das sogenannte negativ geladene Zeta-Potential. Kolloide sind nach Auffassung vieler moderner Biophysiker ein sehr wichtiges Bindeglied zwischen der anorganischen und der organischen Welt.

Bei einem Natursalz ist die Gefahr nicht gegeben, zu viel zu haben, weil sich jeder natürliche Prozess von selbst reguliert. Wasser und Kristallsalz geben dem Körper die Möglichkeit, sich selbst wieder zu regulieren und sich zu regenerieren.

Kristallsalzbrocken können angesetzt werden für flüssiges Salz (Sole): Man nimmt ein abdeckbares Glas, legt einen oder mehrere Salzkristalle hinein und gibt stilles Wasser dazu. Nach etwa 45 Minuten hat man eine ca. 26%ige gesättigte Sole. Die Kristalle haben sich dann zu etwa einem Viertel aufgelöst. Das Glas kann immer wieder aufgefüllt werden, bis sich die Salzkristalle komplett aufgelöst haben. Die Sole kann jederzeit abgefüllt werden und ist unbegrenzt haltbar. Sie sollte aber nur im Glasgefäß aufbewahrt werden.

Am Morgen kann auf nüchternen Magen ein Teelöffel Sole in einem Glas Wasser getrunken werden. Die Sole kann auch zum Zähneputzen verwendet werden. Außerdem ist es auch möglich, mit der Sole zu inhalieren. Dazu nehmen Sie 2-3 Teelöffel von der Sole und kochen diese mit etwas Wasser auf.

Das Kristallsalz kann vom Körper direkt aufgenommen werden. Aufgrund seiner biophysikalischen, feinst kristallisierten Struktur ist es weit über 90 Prozent zellverfügbar.
Es kann auch zur Soleinhalation bei chronischen und spezifischen Krankheiten der oberen und unteren Luftwege und zu Soletrinkkuren bei Störungen der Verdauungsorgane und von Kreislauf- und Stoffwechselerkrankungen angewendet werden.
Das natürliche Kristallsalz kann auch als Badesalz verwendet werden. Die Temperatur sollte 37 Grad Celsius betragen und in der Regel sollte das Bad 15-20 Minuten dauern. Während dieser Zeit erreicht der Körper ein Innen- und Außenverhältnis der gegebenen Salzkonzentrationen. Die Mineralien dringen in Form von Ionen in die Haut ein. Dies kann hilfreich sein bei Hauterkrankungen, Psoriasis, Neurodermitis, Akne, Rheuma und Gelenkerkrankungen sowie zur allgemeinen Stärkung des Immunsystems.

Die entschlackende Wirkung nach einem solchen Solebad ist vergleichbar mit einer viertägigen Fasten- und Verjüngungskur. Sehr geeignet ist das Kristallsalz auch als tägliches Fußbad zur Entspannung und Revitalisierung.

Natursalz aus Österreich: Rampler Pro Natura GmbH, A-5110 Oberndorf

Wasser - unser wichtigstes Lebens-Mittel

Immer wieder wird darauf hingewiesen, dass es vor und nach der Anwendung des POWER-QuickZap und der POWER-Tube ganz wichtig ist, genügend Wasser zu trinken. Wasser ist nicht nur ein Reinigungselement, es ist auch ein Informationselement, ein Energieelement und kurzum ein Lebenselement.

Unser Blut- und Lymphsystem, Hormon- und Immunsystem, unser Verdauungssystem und insbesondere unser Nervensystem sind abhängig von einem gut funktionierenden Wassersystem. Gerade dem Wasser sollten wir im Hinblick auf Gesundheit und Wohlergehen viel mehr Aufmerksamkeit und Bedeutung zumessen **als wichtigstes „Lebens-Mittel“.** Um dies nicht zu vergessen, wollen wir es uns aufs Neue ins Bewusstsein rufen.

Wasser wird auch als Heilmittel mit verschiedenen Zielsetzungen und Indikationen verwendet. Rund ein Viertel der Erde besteht aus Wasser. Auch der Mensch setzt sich zu 70 Prozent und mehr aus Wasser zusammen; unser Gehirn besteht sogar zu 90 Prozent aus Wasser. Der Körper wird im Fruchtwasser der Mutter geformt und geprägt.

Alle tierischen Lebewesen sind im Verlauf der Evolution aus dem Meer hervorgegangen. **Die Lebensumgebung aus Salz und Wasser war die Voraussetzung, dass sich Leben entwickeln konnte.** Auch wir, als Teil der Natur, haben noch das maritime Milieu in unserem genetischen Programm gespeichert. Das in unseren Adern pulsierende Blut besteht aus Farbstoffen und Plasma, dessen Bestandteile – Mineralien, Salze, Nährstoffe und Wasser – lebensnotwendig für den menschlichen Körper sind. **In unserem Körper sind 99 Prozent aller Stoffwechselvorgänge an das Vorhandensein von Wasser gebunden.**

Wasser hat neben seiner chemischen und physikalischen Lösungsfähigkeit auch die Eigenschaft, feinstoffliche Informationen aufzunehmen. Wir essen Nahrungsmittel nicht nur, weil wir ihre physischen Inhaltsstoffe brauchen, **sondern weil wir die Informationen benötigen. Der Träger der Informationen ist das Wasser.** Wir sollten uns ganz davon frei machen, dass die Chemie in erster Linie die Basis des Lebens ist: Nein; **es sind die Physik, die Schwingungen, die Energien, die Informationen, die unser Leben bestimmen.**

Die Wassermoleküle sind elektrisch polarisiert, das heißt, sie haben einen Plus- und einen Minuspol (= Dipol). **Sie verhalten sich daher wie lauter kleine Magnete**. Durch spektroskopische Untersuchungen ist die Bipolarität des Wassers als Materie und Energieträger belegt. Es kommt zwischen den Plus- und Minuspolen benachbarter Wassermoleküle zu Bindekräften und somit zur Zusammenballung von relativ großen Haufenmolekülen, englisch Cluster genannt (cluster = engl. Bündel).

Zwischen den positiv gepolten Bereichen um die Wasserstoffatome und den negativ gepolten Zonen um die Sauerstoffatome wirken feinste elektromagnetische Kräfte und bilden sogenannte Wasserstoffbrücken. **Diese verändern sich ständig, je nach Temperatur, Druck, Lichteinfall, Klang oder andere energetische Einflüsse.** Clusterstrukturen aus einigen Tausend Wassermolekülen sind dabei durchaus keine Seltenheit. Sie verketten sich durch diese sogenannten Wasserstoffbrücken.

Im Wasser gelöste Fremdstoffe, z.B. Salze, Säuren, Basen, Gifte usw. werden von den Wassermolekülen umlagert und es bildet sich eine sogenannte großclustrige Struktur. Je nach Struktur der Cluster ergeben sich eigene Schwingungscluster, die Informationen enthalten. Auf diese Weise findet sich in unserem Trinkwasser eine gewaltige Mischung aus Informationen.

Großclustriges Wasser

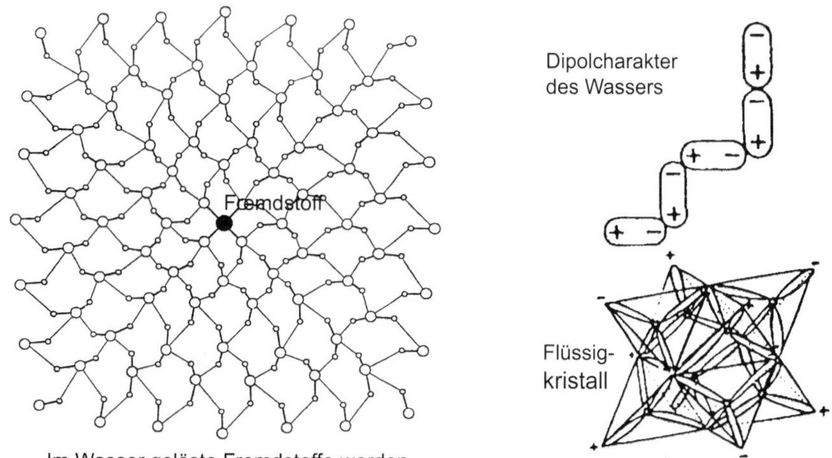

Im Wasser gelöste Fremdstoffe werden von Wassermolekülen umlagert und es bildet sich eine großclustrige Struktur.

Viel zu wenig bekannt ist, **dass die Struktur des Wassers damit seine Qualität bestimmt.** Es geht also im Wasser nicht nur um die Schadstoffe, sondern viel mehr **auch um schädliche Informationen, die trotz einer Reinigung im Wasser verbleiben können.**

Unser gesamter Stoffwechsel ist auf Wasser angewiesen. Aber damit Wasser am Stoffwechsel teilhaben kann, muss es ins Zellinnere gelangen können. Dazu muss es die Zellmembrane passieren. **Doch je größer die Clusterverbände sind, desto schwerer kommen sie durch die Lipid- und Proteinmoleküle hindurch, aus denen die Zellwände bestehen.** Den speziellen Lösungszustand, wie er in unseren Zellen besteht, nennt man „Kolloid“. **Man spricht auch von einer Oberfläche des Wassers, die um so größer ist, je kleiner die Clusterstrukturen sind.**

Auf der einen Seite hat das Wasser das Bestreben, stets neue, immer größere Clusterstrukturen aufzubauen. Unsere Zellen benötigen aber möglichst „kleinclustriges“ Wasser. So stellt sich die Frage, **wie kann das Wasser kleinclustrig und damit zellgängig werden?**

In der Natur geschieht dies durch drei elementare Prozesse. **Bei Verdunstung des Wassers durch Sonnenwärme werden die feinen Dunsttröpfchen immer kleiner und die Informationen werden gelöscht.** Das Wasser kehrt regeneriert zur Erde zurück. Allerdings werden heute durch Schadstoffe in der Umwelt schon **in großer Höhe wieder größere Clusterstrukturen aufgebaut und neue, schädliche Informationen ins Wasser geschrieben.**

Die zweite Regenerationsmöglichkeit besteht in der Erde, in der das Wasser **auf seinem Weg durch die verschiedenen Gesteinsschichten gefiltert und dann durch kleinste Hohlräume gesaugt wird.** Dabei passieren die winzigen Kapillaren nur die kleinsten Clusterverbände oder einzelne Wassermoleküle. Dadurch sind die aufgenommenen Mineralstoffe überwiegend physikalisch gelöst, also in sehr ähnlicher Weise wie im Blut oder im Zellwasser. So können sie vom Körper aufgenommen werden. Erst Wasser, das von selbst an die Oberfläche tritt, also Quellwasser, ist reif genug, denn es hat den ganzen Entwicklungszyklus hinter sich gebracht. **Grundwasser sollte etwa 100 Tage unter der Erdoberfläche verweilen, damit bakteriologische Verunreinigungen abgebaut werden. Es wird durch die Natur gefiltert.**

Eine dritte Art der Wasserregenerierung ist, **dass natürliches Wasser kleine, in sich verschlungene Wirbel ausbildet, die die Clusterstruktur zerreiben und immer mehr verkleinern und weitgehend auflösen, die Informationen löschen und energetisierend wirken.** Durch unzählige kleine, in sich verschlungene Wirbel **bringt die Natur „kleinclustriges“ Wasser hervor, das die Zellmembrane des Körpers passieren und so leicht in die Zellen eindringen kann.**

Wasser ist in der Lage, energetische Informationen in seinen Molekülketten abzuspeichern. **Dadurch kann es eine geordnete Struktur aufbauen, die jener eines Kristalls gleichkommt. Unordnung im Wasser kann durch Verwirbelung wieder aufgebaut werden.**

Der Körper hat die Fähigkeit, negative Wasserstrukturen zu neutralisieren. Da die Wasserstrukturen bei 37,5° aufbrechen, braucht er nur seine Eigentemperatur zu erhöhen. Es kann deshalb durchaus gesund sein, Fieber zu haben. **Fieber gibt dem Körper die Möglichkeit, sich neu zu ordnen.**

Der Biologe Beneviste hat nachgewiesen, dass Wasser über ein physikalisches Gedächtnis verfügt, das es ihm erlaubt, die Informationen in den Clusterstrukturen zu speichern.

Nach dem Nobelpreisträger Carrel ist die Voraussetzung für das Leben die Qualität des Wassers im Körper. **Je größer die geometrische Ordnung ist, desto besser sind die Stoffwechselfunktionen.** Unser Stoffwechsel und auch das Verhalten mineralischer Substanzen reagieren sehr empfindlich auf die im Wasser enthaltenen Informationen.

Gerade die innere „Ordnung“, die für das Leben so wichtig ist, zeigt sich auch in unserem Blut. Dr. Aschoff wies immer wieder auf die Bedeutung der magnetischen Ausrichtung des Blutes hin. **Bei allen Krebspatienten, die er untersuchte, hatte das Blut seine magnetische Ausrichtung verloren.**

Leider birgt gerade die einzigartige Fähigkeit des Wassers, Informationen zu speichern, große Gefahren, in einer von negativen Umwelteinflüssen und fast flächendeckendem Elektrosmog belasteten Umwelt. Auf diese Weise kann ein „äußerlich“ sauberes Trinkwasser eine krankmachende Wirkung haben, da der Informationsgehalt nicht gemessen werden kann.

Gerade durch den Mangel an Verwirbelung in den langen Leitungsrohren wird das Wasser zum toten Wasser. Wenn das Wasser durch die heutigen Rohrleitungen geführt wird, verliert es seine ursprüngliche, energetische Aufladung und die Gefahr der Verkeimung ist gegeben. Oft wird Wasser chloriert. **Chlor ist eines der stärksten Oxidantien und damit ein Elektronenräuber. Durch die Chlorierung fehlt dem Wasser das Wichtigste: die magnetische Kraft.**

Es ist allerdings möglich, Schadstoff-Informationen zu löschen und das Wasser zu regenerieren. Viktor Schauberger sagte: „Lasst das Wasser wirbeln und es kann sich von selber reinigen.“ Das einfachste Mittel ist die Verwirbelung.

Es wäre also durchaus lohnend, wenn die Schulwissenschaft gerade auf diesem Gebiet weiterforschen würde. Immerhin ist das Wasser der Hauptbestandteil eines jeden lebenden Organismus und der physische Informationsträger für alles Leben.

Viktor Schauberger: „Sterilisiertes und physikalisch zerstörtes Wasser führt nicht nur gesetzmäßig einen körperlichen Verfall herbei, sondern verursacht auch geistige Verfallserscheinungen und damit eine systematische Degeneration der Menschen und der übrigen Lebewesen.“

Gesundes Wasser soll rein und mineralarm sein; keine anorganischen Verschmutzungen enthalten. Es sollte Bioschwingungen und definierte Inhaltsstoffe enthalten, in denen die richtigen Frequenzen und Signale gespeichert sind. Es sollte eine rechtszirkulare Radialkraft aufweisen.

Nur mineralarme rechtszirkulare Wässer können linkszirkulare Mineralien, Schwermetalle, Schlacken und Schadstoffe binden und somit vom Körper ausschwemmen. Die vielen Millionen Zellen befinden sich in einer elektrolytischen Lösung.

Diese Lösung enthält aufeinander abgestimmte Mineralstoffe. Durch die gezielte Verteilung und ausreichende Versorgung mit Wasser können die darin transportierten Substanzen, Hormone, chemische Botenstoffe und Nährstoffe die lebenswichtigen Organe erreichen.

Die Information ist nicht an die Materie gebunden, sondern an das Schwingungsmuster, welches das Präparat aussendet. Reines, rechtsdrehendes Wasser ist ein besonderes Heilmittel. Alle Volkskrankheiten wie Arthrose, Herz- und Hirnschlag, Rheuma, Krebs, Osteoporose sind untrennbar mit Verschlackung, Übersäuerung und eingeschränkter Sauerstoffversorgung verbunden. Reines, hochohmiges, rechtsdrehendes Wasser ist unverzichtbar beim Abbau von Ablagerungen und vermag als Lösungs- und Transportmittel sehr viel zur Körperreinigung, besonders beim Fasten, bewirken.

Mineralarmes Wasser hat aufgrund des niedrigen Natriumgehaltes außerdem blutdrucksenkende Wirkung, was für Hypertoniker von großem Wert ist. Die weitere gesundheitlich wertvolle Diuresewirkung des Wassers ist für Nierenkranke, Blasenkranke und Harnsteinleidende von besonderem Wert. Wird der Körper durch linksdrehende Medikamente stark belastet, sollte der Patient viel rechtsdrehendes Wasser trinken, damit die entstandenen Schlacken besser abgebaut werden können.

Zur Ausschwemmung und Ausscheidung von Fremdstoffen benötigt der Körper auch reichlich Wasser. Fehlt dieses Wasser (Dehydrierung), fördert dies allergische und asthmatische Reaktionen und wirkt sich auch auf die Histaminproduktion aus. Durch eine bewusste Regulierung des Wasserhaushalts (etwa 2 Gläser vor jedem Essen) können sowohl Allergien, als auch Asthma gebessert werden.

Dehydrierung führt auch dazu, dass Tryptophan (essentielle Aminosäuren) aus dem körpereigenen Vorrat verloren geht.
Are Waerland hatte schon mit einem präzisen Weitblick diese Zusammenhänge erkannt und bereits vor über 50 Jahren in seiner Schrift: „Die Bedeutung des Wassertrinkens“ auf die ungeheure Wichtigkeit einer genügenden täglichen Flüssigkeitsaufnahme aufmerksam gemacht.

Darin sagte er: „Wenige Menschen sind sich darüber im klaren, welche bedeutende Rolle das Wasser in unserem Körper spielt: Das richtige Funktionieren aller unserer Organe, vor allem unserer Ausscheidungsorgane, ist von der Wassermenge abhängig, die wir täglich unserem Körper zuführen.
In einer laktovegetabilen Vollwertkost sind etwa 1½ Liter Flüssigkeit enthalten. Wir sollten im Laufe des Tages also noch 1½ bis 2 Liter zusätzlich Wasser trinken.

Fermentierte, enzymreiche Nahrungsergänzung

Bei der heutigen allgemeinen Lebensweise, den Umweltbelastungen, Bewegungsmangel sowie Unterversorgung an lebenswichtigen Vitaminen und Mineralstoffen wird der Körper nicht ausreichend mit Vitalstoffen versorgt. Außerdem verzehren viele Menschen denaturierte, minderwertige Nahrung, die automatisch zu Vitamin- und Mineralstoffmangel und damit zu Stoffwechselstörungen führt.

Im Kapitel „Ernährung und Gesundheit" wurde bereits erwähnt, dass heute leider nur etwa ein Drittel der Familien ausreichend mit B-Vitaminen versorgt sind. Doch gerade die B-Vitamine sind die Stoffwechsel- und Nerven-Vitamine. B-Vitamine befinden sich vor allem im Getreidekeim und im grünen Blatt (Rohkost).

Als Schatzkammer der Mineralien und als mineralstoffreichstes Getreide der Erde **bietet sich uns insbesondere die Hirse als Nahrungsergänzung an.** Sie enthält sehr viel Kieselsäure, die in unserem Körper ein unentbehrliches Ordnungselement darstellt und mit Kalzium in erster Linie Stützfunktion hat. Auch unser Bindegewebe benötigt Silizium. Hirse enthält aber auch Magnesium, Kalium, Fluor, Phosphor, Schwefel, Eisen, Zink usw. Besonders reichlich sind die Vitamine der B-Gruppe, wie B1, B2, B6, Panthotensäure und Nicotinsäureamid vertreten.

Bemerkenswert ist, dass in der Hirse die Mineralstoffe, Spurenelemente und Wirkstoffe in einer feinen, fast homöopathischen Form vorhanden sind, welche eine Wiedergesundung von Knochen und Knorpeln positiv beeinflussen können. Und gerade diese feine Form wird von unserem Organismus bzw. den Körperzellen in einzigartiger Weise aufgenommen. Er bedient sich ihrer, auch insbesondere, um einseitig bestehende schlackenartige Mineralstoffstauungen rückgängig zu machen und Mineralienverluste auszugleichen.

Nun ist es gelungen, insbesondere die Braunhirse, die an Mineralreichtum noch die Goldhirse übertrifft, nach einem besonderen Verfahren, dem sogenannten Fermenta-Food-Verfahren, zu fermentieren. Man könnte es ähnlich mit der Herstellung von Sauerkraut vergleichen.

Dieses Verfahren kann nach einigen Wochen durch eine anaerobe Vergärung (ohne Sauerstoff) durch Milchsäurebakterien eine Vielzahl an Mineralstoffen, Spurenelementen und Vitaminen (Vitamin B6 und B12) produzieren. Außerdem können sich die Milchsäurebakterien im Darm ansiedeln und die Darmflora günstig beeinflussen, das Immunsystem stärken und das Zellwachstum stimulieren.

Durch den Milchsäure-Fermentationsprozess entsteht auch die Aminosäure Lysin, welche eine antibiotische Wirkung im Körper auslösen kann. Durch die Fermentation ergibt sich noch eine höhere, ernährungsphysiologische Wertigkeit dadurch, dass die Braunhirse enzymatisch aufgeschlossen ist und vom Körper leicht aufgenommen und noch besser ausgewertet werden kann.

Die meisten übrigen Lebens- und Nahrungsergänzungsmittel sind entweder durch chemische Verfahren pasteurisiert, extrahiert oder in isolierten Konzentraten in Pillen oder Kapseln hergestellt. Dies bedeutet, dass dadurch auch die feinstofflich-biologische „Mehrwertigkeit bzw. Bioverfügbarkeit" von gesunden Vollwertgetreidesorten zum Unterschied von Fermentprodukten zum größten Teil verloren gehen können.

Die fermentierten SOJALL-Lebensmittel, können durch das FERMENTA-FOOD-Verfahren als aufgewertete Grundnahrungsmittel bereits über den Mundspeichel bzw. durch die Geschmackssinne durch Enzyme besser eingespeichelt werden, um deren wertvolle Inhaltsstoffe bereits über die Mundschleimhaut aufnehmen zu können.

In ungekochter Form werden die Nährstoffe wesentlich leichter vom Körper aufgenommen als in der erhitzten Form. Im Rohzustand konsumiert zählt die Hirse auch zu den basenbildenden Getreidesorten und beugt somit der Übersäuerung und der Entmineralisierung sowie der Verschlackung vor.
Man kann die Braunhirse ins Müsli geben, aber auch in sämtlichen Flüssigkeiten, wie frisch gepressten Obst- oder Gemüsesaft, ebenso auch in Suppen oder Joghurt. Als kleine Beigabe zum Frühstück oder als Zwischenmahlzeit können auch zwei Teelöffel Braunhirse mit einem geriebenen Apfel vermengt werden.

Mit zunehmendem Alter nimmt der Kieselsäuregehalt der Gewebe ständig ab. Dies äußert sich durch Faltenbildung der Haut, Bindegewebsschwäche, Krampfadern, Hämorrhoiden, Bandscheibenschäden, Haltungsschwächen, Durchblutungsstörungen, Schwindel, Müdigkeit, Ekzeme, Zahnschäden, Gelenkschäden, Gelenkentzündungen, Brüchigkeit der Nägel, Schwäche der Sinne und des Nervensystems und allergische Erscheinungen. Auch auf das Nervensystem hat die Kieselsäure, insbesondere durch die darin enthaltenen B-Vitamine, einen positiven Einfluss.

Leider ist es noch nicht erlaubt, über die „wunderbaren" Erfahrungen bzw. über die besonderen Eigenschaften der Braun-Hirse für die menschliche Gesundheit entsprechend umfassend zu berichten. Nach den gegenwärtigen praktischen Erfahrungen bzw. auf Grund von Aussagen von Ernährungsexperten zu schließen, wird die Braun-Hirse in Zukunft einen hohen ernährungsphysiologischen sowie volkswirtschaftlichen Stellenwert für die Erhaltung der menschlichen Gesundheit erlangen. Dieser wunderbare Tatbestand wird nicht nur für die Ernährungswissenschaft eine neue Herausforderung darstellen, sondern auch dem Phyto-Mediziner und Heilpraktiker stehen durch die außergewöhnliche Bioverfügbarkeit bzw. der besonderen Eigenschaften dieser Braun-Hirse eine große Bandbreite an therapieunterstützenden Möglichkeiten zur Verfügung.

Soja - die Wunderbohne

Seit über 4000 Jahren werden Sojabohnen in China, dem Ursprungsland der Sojabohnenkultivierung, geschätzt. Die Bohne zählt im asiatischen Raum zu den fünf heiligen Pflanzen, neben Reis, Weizen, Gerste und Hirse. Etwa seit dem 18. Jahrhundert kennt man die Sojapflanze auch in Europa. Sie gehört zu den Hülsenfrüchten und zur botanischen Familie der Schmetterlingsblütler. Mit Hilfe der sogenannten Knöllchenbakterien speichert sie, wie andere Hülsenfrüchte auch, Stickstoff.

Das Sojaeiweiß ist vollwertig, d.h. es enthält ebenso wie bei Fleisch, Fisch, Eiern und Milch, alle lebenswichtigen Eiweiße, also alle acht essentiellen Aminosäuren. Sie hat einen Eiweißanteil von 34 Prozent. **Da gleichzeitig weitgehend die Purinkörper fehlen und demzufolge keine Harnsäurebildung veranlasst wird, bleibt es in der Diät dem tierischen Eiweiß überlegen.**

Soja-Eiweiß hilft dem Körper bei der Kalziumverwertung, fördert die Aktivität der knochenaufbauenden Zellen und unterstützt auch die Stabilität des Knochengerüstes. Eine Eigenschaft, die gerade während den Wechseljahren sehr wichtig ist. Wechseljahre sind die Lebensphase einer Frau, in der die körpereigene Produktion des Hormons Östrogen zurückgeht.

Im Vergleich mit tierischem Protein reduziert Soja die Kalziumverluste um 40 Prozent. Durch die fehlende Stärke unterscheidet sich die Sojabohne wesentlich von unseren heimischen Hülsenfrüchten, die etwa 30 Prozent Kohlenhydrate, größtenteils als Stärke, enthalten.

Soja enthält große Mengen an Isoflavonen, wertvolle, sogenannte sekundäre Pflanzenstoffe. Isoflavone sind Pflanzen-Östrogene mit hormonähnlicher Wirkung, die Krebs und Osteoporose vorbeugen können. Soja-Isoflavone haben darüber hinaus eine antioxidative Wirkung und gesundheitsschützende Effekte. Da Sojaproteine eine Menge Phyto-Östrogene enthalten, können sie nach Umwandlung durch Darmbakterien zu einer Suppression der endogenen Östrogenaktivität führen und so die hormonabhängige Karzinomgenese behindern.

Die Molekül-Struktur der Phyto-Östrogene ähnelt den körpereigenen Östrogenen und kann so Hormonschwankungen ausgleichen und helfen, den natürlichen Hormonhaushalt während der Wechseljahre zu erhalten. Das pflanzliche Phyto-Östrogen und das menschliche Hormon Östrogen können sich mit dem Zellkern verbinden. Ist die Östrogen-Konzentration in der Zelle zu hoch, dann konkurrieren die milden Phyto-Östrogene mit dem hochaktiven Hormon Östrogen und können so den Stoffwechsel positiv beeinflussen.

Auch Mineralien wie Eisen, Magnesium und Kalium finden sich reichlich in der Sojabohne. Ebenso können Vitamin E zu 64 Prozent, Vitamin B 1 zu 44 Prozent, Folsäure zu 74 Prozent, und Vitamin B6 zu 30 Prozent des täglichen Bedarfs durch Soja gedeckt werden.
Soja enthält einen sehr hohen Lezithingehalt. In Asien, insbesondere in Japan, wo Soja in fast jeder Mahlzeit enthalten ist, sind Hitzewallungen und andere Probleme der reiferen Frauenjahre weitgehend unbekannt.

Soja-Isoflavone wirken vorbeugend auf Herz-Kreislauferkrankungen und haben einen positiven Effekt auf den Cholesterinspiegel und die Verbesserung der LDL- und HDL-Verteilung. Außerdem haben sie einen günstigen Einfluss auf Bluthochdruck und können zum Schutz vor diversen Krebserkrankungen beitragen. Soja hemmt die Atheromatose, d.h. die Entstehung verhärteter und verengter Bereiche in den Arterien.

In Soja sind auch Saponine enthalten. Forschungsergebnisse zeigen, dass Saponine das Wachstum von Krebszellen aufhalten können. Der heutige Wissensstand belegt, dass die hormonähnlichen Substanzen in Soja sich durch die Fermentation erst so richtig entfalten und die Bildung von Prostatakrebs niederhalten können. Bei Laborversuchen wirkte ein Bestandteil des Sojaproteins, das Genistein, auf menschliche Prostatakarzinom-Zellen eindeutig wachstumshemmend.

Vollwertige Sojaprodukte können sowohl in der normalen Ernährung als auch in der Diät eingesetzt werden. Diese Verwendungsmöglichkeiten haben einen großen diätetischen Wert bei Herzleiden, Bluthochdruck, Angina Pectoris, Arteriosklerose, Osteoporose, Gicht, Rheuma, Gallensteinen, hohem Blutdruck, Tuberkulose, Infektionen, Geschwüren (Krebs), Anämie, Strahlenschäden, Unterfunktion der Hormon- und Verdauungsdrüsen, Prostata- und Brustkrebsvorsorge, Nieren- und Hauterkrankungen sowie Rekonvaleszenz.

Eine besondere, wertvolle Nahrungsergänzung für Frauen ist Hirso, fermentierte Hirse und fermentiertes Soja als enzymatische Mischung, wodurch die Bioverfügbarkeit der Nährsubstanzen noch wesentlich erhöht ist.

Produkte:
SOJALL-BRAUNHIRSE (reine Braunhirse in fermentierter Form)
SOJALL-HIRSO (Hirse mit Soja in fermentierter Form)
SOJALL-ROYAL (Hirse, Soja, Blütenpollen, Bierhefe - fermentiert)

Literatur: Pflanzliche Mineralien und Hormone als Brücke zur Gesundheit

ISBN 978-3-932346-42-2, Günter Albert Ulmer Verlag - 78609 Tuningen

Magnesium - Kalzium

Der Organismus eines gesunden Menschen besteht zu 20 Prozent aus Säuren und zu 80 Prozent aus Basen. Dieses Säure-Basen-Verhältnis muss der Körper aufrecht erhalten, denn ein Zuviel an Säuren behindert den so lebensnotwendigen Stoffaustausch zwischen den Millionen von Körperzellen. Wenn das Säure-Basen-Gleichgewicht nicht gegeben ist, können wichtige Stoffwechselvorgänge gestört oder unterbrochen werden und der ganze Körper kommt damit in Gefahr.

Unser Körper braucht eine wohlausgewogene Zusammenstellung sowohl von Säuren (Aminosäuren, Fettsäuren, Magensäure usw.) als auch von Basen (Kalzium, Magnesium, Natrium-Verbindungen usw.). Die Basen (Mineralien), die Gegenspieler der Säuren, sind für deren Neutralisation sowie für den Abtransport der Abfallstoffe über Nieren und Darm notwendig. Alle Kohlenhydrate (Einfach- und Mehrfachzucker) können nur in einem basischen Milieu verstoffwechselt bzw. oxidiert werden.

Die Ausgeglichenheit zwischen basischen und sauren Stoffen ermöglicht die Aufrechterhaltung von Lösungen, die Blut und Zellen im Wesentlichen aufbauen. Das Säure-Basen-Gleichgewicht ist also eine vom Körper geforderte Notwendigkeit. Besonders wichtig ist der konstante pH-Wert im Blut, in Lymphe und Gewebe.

Bei normaler Mischkost ist heute die Magnesium- und Kalziumversorgung nicht voll gewährleistet. Magnesium wurde bereits vor längerer Zeit als einer der wichtigsten Mineralstoffe für unsere Gesundheit erkannt. Auch die Energiegewinnung in unserem Körper kann nur bei bestimmten Magnesiumkonzentrationen im Zellinnern erfolgen.

Von den 18 Mineralien ist das Magnesium wie der Lehrer in einem Klassenzimmer. Der eine oder andere Schüler kann fehlen, aber der Lehrer darf das nie, sonst ist die Unordnung perfekt. An Magnesium darf es niemals fehlen, weil durch Magnesium das mineralische Gleichgewicht geschaffen wird. Ohne Magnesium kann kein Kalzium verwertet werden.

Magnesium fördert die Granulation des Bindegewebes und verhindert die altersmäßig bedingte Sklerosierung des Bindegewebes. Bei Magnesiummangel wird die Zellatmung entkoppelt.

Bei Magnesium-Verlust zehrt der Organismus die Reserven auf, die sich in der Knochenhaut befinden. So kann Magnesiummangel die vorzeitige Alterung des Skeletts verursachen und Arthrose kann in Erscheinung treten.

Magnesium ist auch notwendig für die Bildung der Wirkform des Vitamin D im Organismus. Das so aktivierte Vitamin D fördert die Kalziumaufnahme im Darm und den Kalziumeinbau in die Knochen.

Weiterhin hilft Magnesium dabei, eine Übersäuerung der Knochen zu verhindern, die ansonsten zu Kalziumverlusten führen würde. Magnesium ermöglicht uns, die Muskeln zu betätigen. Es befähigt die Nerven, Befehle auf die Muskeln zu übertragen und schützt unsere Nerven vor Überreizung.

Auch Kalzium spielt in allen Zellen eine lebenswichtige Rolle. Es wirkt knochenaufbauend, denn Kalziumsalze sind für die Festigkeit der harten Gewebe der Knochen und Zähne verantwortlich. Es ist ein wichtiger Bildungsfaktor der Kittsubstanz. Das Skelett dient auch als Kalziumdepot, von dem sich der Körper, je nach Bedarf, selbst bedient.

Ergänzende Magnesium-Kalziumzugaben können bei verschiedenen Knochenerkrankungen und auch bei Stressbelastungen eine Hilfe sein. Allerdings dürfen nicht nur die Symptome behandelt werden, sondern es braucht Mut, um die Ursachen ins Auge zu fassen und diese liegen in den weitaus meisten Fällen in einer Versäuerung der Gewebe und dadurch bedingt in einem empfindlichen Mineralmangel.

Dolomit-S Original Dolpes sowie SOJALL- MaKal aus der Natur sind biogene Kalzium- und Magnesiumquellen, denn sie stehen im richtigen Verhältnis für eine gleichzeitige Aufnahme von biogenem Kalzium und Magnesium.

Einige hundert Enzyme aktiviert Magnesium im Organismus. Sie sind grundlegende Regulatoren des Lebens, der Zelle und üben einen wichtigen Einfluss auf die Funktions-Struktur aus. Deswegen wird Magnesium auch das «Bioelement des Lebens» genannt.

Die große Kraft dieses Bindestoffes allen Lebens ist bester Schutz für das Gehirn! Der tägliche Magnesiumbedarf des menschlichen Organismus beträgt laut Empfehlungen des Instituts für Lebensmittel und Ernährung 350 bis 450 mg. Betonenswert ist, dass der Organismus der Menschen nicht fähig ist, Magnesium zu speichern; es muss also täglich mit der Nahrung aufgenommen werden. Das Streben, eine entsprechende Menge des Magnesiums in einzelnen Ketten der Ernährung bzw. den Getränken beizumengen, ist das allerbilligste Prophylaxemittel gegen Zivilisationskrankheiten.

Wir brauchen mehr organisches Kalzium und Magnesium und Spurenelemente, da durch die falsche Ernährung (Süßspeisen, Limonaden, Nikotin, Alkohol) sowie durch denaturierte Lebensmittel und Übersäuerung der Böden immer weniger Mineralstoffe für unseren Körper zur Verfügung stehen.

Produkte:
SOJALL-MaKal, Magnesium und Kalzium in organischer Form
Dolomit S-Dolpes

Literatur: Biogenes Magnesium und Kalzium, Hoffnung bei Arthrose, Osteoporose, Stress und Altersbeschwerden, ISBN 978-3-932346-38-5, G.A.Ulmer Verlag, 78609Tuningen

Produkte - Bezugsquellen

Die folgenden Produkte sind keine Medikamente. Einige sind teilweise durch die Behörden der verschiedenen Länder mit einem Verkaufs- oder mit einem Importverbot belegt. Es herrscht im Allgemeinen eine gewisse Angst, dass Menschen den nebenwirkungsfreien Nutzen von guten Naturprodukten erkennen und sich immer öfter von Pharmaprodukten abwenden.

Produkte:	**Verwendungszweck:**
- *Juni Pars*	Nierenreinigung
- *FenLB*	Darmreinigung
- *Barberry*	Leberreinigung
- *Saw Palmetto*	Prostata Therapie und Prävention
- *Mind Trac*	Hirnentgiftung
- *Tooth Powder*	Zahnpuder bei Zahnfleischschwund - Zahnfleischbluten

- *Glukosamine und Chondroitin* - Für Knorpel und Knochen usw.

- *C-1000*	Vitamin C mit Bioflavonid
- *Special One*	Multivitamin
- *Spirulina*	Spirulina Algen

Erhältlich bei: GIAH B.V., s. Lieferantenverzeichnis

- *Schwermetallausleitung, Leberreinigung (von Seiten 176 bis 179)*
- *IONYC hyG Zahnbürste - verändert elektrisch die Polarität der Zahnoberfläche und stößt Plaque ab*
- *Schwarzkümmelöl:*
  Vor dem Essen 1 Teelöffel zusammen mit Aloe Vera Saft.
  Als natürliches Cortison bei Entzündungen aller Art
- *Heidelberger's 7 Kräuter-Stern* (Bitterstoffe):
  Zur Entschleimung und Anregung des Stoffwechsels
- *Birkenasche-Extrakt*
  zur Ausleitung, Entsäuerung, Entgiftung
- Flor*Essence, indianischer Kräutertee
- *MaxH-Opti:*
  Nahrungsergänzung zur Optimierung der Vitamin- und Mineralstoffversorgung und Stärkung des Immunsystems
- *Dolomit-S Dolpes* - natürliches Magnesium-Kalzium im 2:1 Verhältnis

Erhältlich bei: Gesundheitsversand A. Heine GmbH, s. Lieferantenverzeichnis

- *SOJALL-Braunhirse fermentiert*:
  Mineralien für Männer bei Haarausfall, Gelenkproblemen.
- *SOJALL-Hirso*, Braunhirse mit Soja, fermentiert:
  Mineralien für Frauen bei Haarausfall, Gelenkproblemen.

- *SOJALL-Royal*, Braunhirse mit Soja, Bierhefe, Blütenpollen, fermentiert: Mineralien für Frauen und Männer bei Haarausfall, Gelenkproblemen.
- *SOJALL-Vita-Power:* Weizenkeime, Sanddorn, OPC und Topinambur fermentiert
- *SOJALL-MaKal*, natürliches Magnesium-Kalzium als Nahrungsergänzung
- *SOJALL-ANOLIN*, natürlicher Spray zur Desinfektion
- *SOJALL-PILZIN,* natürlicher Spray für Pilzbehandlung
- *SOJALL-MUNDIL*, natürlicher Spray zur Mundbehandlung und Zahnpflege
- *SOJALL-NATUREN-Salz*, natürliches unraffiniertes Speisesalz
- *SOJALL-SOFTIN DERM*, Hautpflegesalbe
- *SOJALL-VITAL*, Kräuterbalsam, Massagebalsam
- *SOJALL-FIGURAL*, zur Gewichtsreduktion
- *SOJALL-DARMIL*, zur Unterstützung einer gesunden Darmflora
- *SOJALL-APRIKO*, fermentierte Aprikosenkerne (Vitamin B17) mit fermentierter Braunhirse

Erhältlich in Deutschland: Gesundheitsversand A. Heine GmbH
in der Schweiz: Fritonex AG
in Österreich: Sojall Pro Natura GmbH

- *APENTA-Pfannen:* Katharina Schmutz, CH-3654 Gunten Tel: 0041-332513256

- ***POWER-QuickZap und POWER-TUBE QuickZap:***
  Deutschland: Gesundheitsversand A. Heine GmbH, www.quickzap.de
  Schweiz: Fritonex AG CH-3636 Forst, www.quickzap.ch

Lieferantenverzeichnis:
- Gesundheitsversand A. Heine GmbH, Hauptstraße 16, DE-78609 Tuningen
  Tel: 07464-98740, Fax: 07464-9874-50, info@g-versand.de, www.g-versand.de
- Fritonex AG, Breiten 67, CH-3636 Forst - Schweiz
  Tel: 0041-333562556, Fax: 0041-333563777,
  info@fritonex.ch, www.quickzap.ch
- Sojall Pro Natura GmbH, Salzburger Str. 19, AT-5110 OBERNDORF - Österreich
  Telefon: 0043-6272-41470, Telefax: 0043-6272-4147040,
  office@sojall-naturen.at, www.sojall-naturen.at
- GIAH B.V., Doreleijersweg 1, NL-5281 RB Boxtel - Niederlande
  Telefon: 0031-411-688466 (es wird deutsch gesprochen),
  Telefax: 0031-411-688230, info@maxantis.com

Übersichtstabelle und Behandlungsvorschläge

Adipositas (Übergewicht)	POWER-QuickZap oder POWER TUBE Behandlung Unterleib / Ernährungsumstellung (basisch) / Leberreinigung / Aktivierung der Nieren / Produkt «Figural»
Akne / Ekzeme	POWER-QuickZap oder POWER TUBE Behandlung örtlich & Unterleib / Ernährungsumstellung (basisch) / Leberreinigung / Schwermetallausleitung falls nötig / siehe Seite 68
Allergie	POWER-QuickZap oder POWER TUBE Behandlung Kopf / Körper / Unterleib / Schwermetallausleitung falls nötig / Leberreinigung / siehe Seite 68
Alzheimer	POWER-QuickZap und POWER TUBE Behandlung unterstützend / Schwermetallausleitung / Vitamine einnehmen / Wasserzufuhr steigern / siehe Seite 73
Amenorrhoe / Menstruation	POWER-QuickZap oder POWER TUBE Behandlung Unterleib - Goldstab von Power Tube vaginal einführen
Angina	POWER-QuickZap und POWER TUBE Behandlung Kopf & Unterleib / Schwermetallausleitung falls nötig / Wasserzufuhr steigern / siehe Seite 85
Arterienverkalkung	POWER-QuickZap oder POWER TUBE Behandlung / Verzicht auf künstliche Süßstoffe und Glutamate / hochwertiges Vitamin C
Arteriosklerose	POWER-QuickZap oder POWER TUBE Behandlung / Ernährungsumstellung (basisch) / hochdosiertes Vitamin C / Wasserzufuhr steigern / siehe Gefäßschäden
Arthritis	POWER-QuickZap oder POWER TUBE Behandlung örtlich & Unterleib / Ernährungsumstellung (basisch) / Leberreinigung / Wasserzufuhr steigern / siehe Seite 77
Arthrose	POWER-QuickZap oder POWER TUBE Behandlung / Ernährungsumstellung (basisch) / Wasserzufuhr steigern / Mineralstoffe / Produkt «ferm. Braunhirse, MaKal, Hirso» / siehe Seite 77

Asthma	POWER-QuickZap oder POWER TUBE Behandlung Unterleib & Hand-Hand / Wasserzufuhr steigern / Leberreinigung / Entschleimen mit Heidelbergers's 7 Kräuter-Stern / Hygiene im Umgang mit Tieren / siehe Seite 80
Augenentzündungen	POWER-QuickZap oder POWER TUBE Behandlung Auge 2-2-2 / Produkt Augen auswaschen mit «Herbal Eyebright» / siehe Seite 68
Bandscheiben	POWER-QuickZap oder POWER TUBE Behandlung / Wasserzufuhr steigern / Mineralstoffe / Chi-Machine / siehe Seite 120
Bauchspeicheldrüsenentzündung	POWER-QuickZap oder POWER TUBE Behandlung örtlich Magen / Ernährungsumstellung (basisch)
Blähungen	POWER-QuickZap oder POWER TUBE Behandlung Unterleib / gut kauen / Wasserzufuhr steigern / Schwermetallausleitung / siehe Seite 87
Blasenreizung	mehrere POWER-QuickZap oder POWER TUBE Behandlungen Unterleib / Entsäuerung / siehe Seite 100
Blutarmut	POWER-QuickZap oder POWER TUBE Behandlung ganzer Körper / Mineralstoffe / Vitamine einnehmen / Ernährungsumstellung (basisch) / Wasserzufuhr steigern / Chlorophyll Produkte
Blutdruck, hoher	POWER-QuickZap oder POWER TUBE Behandlungen Unterleib / Entsäuerung / Mineralstoffe / siehe Seite 102
Blutdruck, niederer	POWER-QuickZap oder POWER TUBE Behandlung / Mineralstoffe / Natursole
Bluterkrankung	POWER-QuickZap oder POWER TUBE Behandlung ganzkörperlich 4 Regionen / Blutspin Korrektur / Leberreinigung / Wasserzufuhr steigern / Ernährungsumstellung (basisch) / Produkt «Flor*Essence» / siehe Seite 83
Blutfettwerte	Ernährungsumstellung - Kohlenhydrate reduzieren / Mineralstoffe / Wasserzufuhr steigern / Vitamine einnehmen / POWER-QuickZap oder POWER TUBE Behandlung unterstützend / Kokosfett verwenden

Borreliose	POWER-QuickZap oder POWER TUBE Behandlung ganzer Körper täglich über Wochen / Entsäuerung / siehe Seite 50
Bronchitis - Erkältungen	POWER-QuickZap oder POWER TUBE Behandlung Hals & Unterleib / Wasserzufuhr steigern / Entschleimen mit Heidelberger's 7 Kräuter-Stern / siehe Seite 85
Burn-Out-Syndrom	POWER-QuickZap oder POWER TUBE Behandlung allg. / Mineralstoffe / Schwermetallausleitung falls nötig / Schlafplatz-Kontrolle / Nieren aktivieren / Konflikte lösen
Cellulitis	Ernährungsumstellung (basisch) / Mineralstoffe / Produkte häufige «Basenbäder», «fermentierte Hirse»
Cholesterinwerte	Leberreinigung / Wasserzufuhr steigern / Mineralstoffe / Ernährungsumstellung (basisch) / POWER-QuickZap oder POWER TUBE Behandlung unterstützend
Darminfekt	POWER-QuickZap oder POWER TUBE Behandlung Unterleib / gut kauen / Wasserzufuhr steigern / Ernährungsumstellung (basisch) / Schwarzkümmelöl / siehe Seite 87
Darmleiden	POWER-QuickZap oder POWER TUBE Behandlung Unterleib / gut kauen / Wasserzufuhr steigern / Leberreinigung / Ernährungsumstellung (basisch) / Schwarzkümmelöl / siehe Seite 87
Darmmykosen / Darmpilze	Schwermetallausleitung falls nötig / Zahnsanierung / POWER-QuickZap oder POWER TUBE Behandlung unterstützend / siehe Seite 111
Darmparasiten	POWER-QuickZap und POWER TUBE Behandlung direkt auf Bauch / Darmfloramittel einnehmen / Produkte «Darmil»
Depressionen	Schwermetallausleitung falls nötig & Zahnsanierung / Entgiftung / Schlafplatz o.k.? / Nierenreinigung / Produkte «fermentierte Braunhirse, Basenbad» / siehe Seite 115
Diabetes	POWER-QuickZap oder POWER TUBE Behandlung auf Bauchspeicheldrüse täglich 2x 5-5-5 / Leberreinigung / Produkt «Figural» / siehe Seite 91

Dornwarzen	Warze anschleifen, warmes Bad und POWER-QuickZap oder POWER TUBE Behandlung örtlich mindestens 5-5-5 Min. / lange Behandlungszeit nötig
Dünndarmentzündung	POWER-QuickZap oder POWER TUBE Behandlung Unterleib / gut kauen / Wasserzufuhr steigern / Leberreinigung / Schwarzkümmelöl / siehe Seite 87
Durchblutungsstörungen	POWER-QuickZap oder POWER TUBE Behandlung örtlich / Mineralstoffe / Ernährungsumstellung (basisch) / siehe Seite 106
Durchfall	POWER-QuickZap oder POWER TUBE Behandlung Unterleib / Schwermetallausleitung falls nötig / Schwarzkümmelöl / siehe Seite 87
Epilepsie	Schwermetallausleitung falls nötig & Zahnsanierung / POWER-QuickZap oder POWER TUBE Behandlung Unterleib & Kopf / Ernährungsumstellung / siehe Seite 93
Erbrechen	POWER-QuickZap oder POWER TUBE Behandlung örtlich Magen 3x 5-5-5 nach Bedarf 1-3 Behandlungen
Erkältungen	POWER-QuickZap oder POWER TUBE Behandlung Kopf & Unterleib (verstärkt Symptome aber verkürzt Regeneration) / Vitamin C
Fettsucht	siehe Adipositas / Nierenreinigung / Leberreinigung / Ernährungsumstellung / Produkt «Figural»
Fibromyalgie	POWER-QuickZap oder POWER TUBE Behandlung / Wasserzufuhr steigern / Leberreinigung / Ernährungsumstellung (basisch) / Schwermetallausleitung / siehe Seite 117 (Behandlung wie Rheuma)
Fieber	POWER-QuickZap oder POWER TUBE Behandlung Kopf & Unterleib / Wasserzufuhr steigern / Mineralstoffe / Vitamin C / Produkt «Basenbad»
Fruchtbarkeitsprobleme	Schwermetallausleitung falls nötig / Wasserzufuhr steigern / Mineralstoffe / Schlafplatz o.k.? / Leberreinigung / Ernährungsumstellung (basisch) / siehe Seite 94

Furunkel	POWER-QuickZap oder POWER TUBE Behandlung örtlich & Unterleib
Fußpilz	POWER-QuickZap oder POWER TUBE Behandlung örtlich & Unterleib / Ernährungsumstellung (basisch) / Schwermetallausleitung falls nötig / Produkt «Basenbad» / siehe Seite 111
Gallenbeschwerden	Leberreinigung / POWER-QuickZap oder POWER TUBE Behandlung auf Leber / Ernährungsumstellung (basisch) / Mineralstoffe
Gastritis	POWER-QuickZap oder POWER TUBE Behandlung örtlich Magen & Unterleib
Gefäßschäden in der Arterie	Vitamine einnehmen / Mineralstoffe / Wasserzufuhr steigern / POWER-QuickZap oder POWER TUBE Behandlung unterstützend
Gelbsucht	Leberreinigung / POWER-QuickZap oder POWER TUBE Behandlung auf Leber / längere Behandlungsperioden nötig
Gicht	POWER-QuickZap oder POWER TUBE Behandlung Unterleib & örtlich / Ernährungsumstellung (basisch) / Nierenereinigung / Mineralstoffe / Produkt «Basenbad»
Grippe	POWER-QuickZap oder POWER TUBE Behandlung Kopf & Unterleib / NIE GEGEN GRIPPE IMPFEN!
Gürtelrose	POWER-QuickZap oder POWER TUBE Behandlung Unterleib & örtlich / Entsäuerung / Vitamin C
Haarausfall	Mineralstoffe / Ernährungsumstellung (basisch) / POWER-QuickZap oder POWER TUBE-Behandlung unterstützend / Produkte «ferment. Hirse, MaKal»
Haarschuppen	Ernährungsumstellung (basisch) / Schwermetallausleitung falls nötig / Mineralstoffe / Haarwasser verwenden

Hämatom Bluterguss	POWER-QuickZap oder POWER TUBE Behandlung direkt auf die Stelle / Bewegung / Wasserzufuhr steigern / Mineralstoffe als Prävention
Hämorrhoiden	POWER-QuickZap oder POWER TUBE Behandlung nach Bedarf Unterleib (PT-Goldstab rektal einführen) / Ernährungsumstellung (basisch)
Halsentzündung	POWER-QuickZap oder POWER TUBE Behandlung örtlich & Unterleib / Schwermetallausleitung falls nötig / Wasserzufuhr steigern / siehe Seite 87
Harninkontinenz	POWER-QuickZap oder POWER TUBE Behandlung / Wasserzufuhr steigern / Schwermetallausleitung / Mineralstoffe / Produkte «Hirso, MaKal, Basenbad» / siehe Seite 100
Harnwegsentzündungen	Wasserzufuhr steigern / Ernährungsumstellung (basisch) / Schwermetallausleitung / Leberreinigung / Preiselbeersaft / Produkte «Hirso, MaKal» / siehe Seite 100
Hautausschläge	POWER-QuickZap oder POWER TUBE Behandlung örtlich & Unterleib / Produkt «Anolin-M»
Hautjucken	POWER-QuickZap oder POWER TUBE Behandlung örtlich & Unterleib / Wasserzufuhr steigern - Haut ausgetrocknet / Aloe Vera Gel / Produkt «Anolin-M» / siehe Seite 68 Allergien
Herpes	POWER-QuickZap oder POWER TUBE Behandlung örtlich und Steißbein (Zentrum von Herpes) (beliebige Hand)
Herzinfarkt	POWER-QuickZap oder POWER TUBE Behandlung / Wasserzufuhr steigern / Schwermetallausleitung / Vitamin C einnehmen / Leberreinigung / Produkt «Hirso, MaKal» / siehe Seite 102
Herz-Kreislaufbeschwerden	Wasserzufuhr steigern / Ernährungsumstellung (basisch) / Mineralstoffe / POWER-QuickZap oder POWER TUBE Behandlung unterstützend / Produkt «Crataegus - Tropfen, Q10» / siehe Seite 102
Herzschwäche	POWER-QuickZap oder POWER TUBE Behandlung / Wasserzufuhr steigern / Mineralstoffe / Ernährungsumstellung (basisch) / Produkt «Crataegus - Tropfen, Q10» / siehe Seite 102

Heuschnupfen	Leberreinigung / POWER-QuickZap oder POWER TUBE-Behandlung Kopf & Unterleib / siehe Seite 68 Allergien
Hodenentzündung	POWER-QuickZap oder POWER TUBE Behandlung örtlich mind. 5-5-5 Min.
Hühneraugen	Reibungen vermeiden, Basenbad, aufweichen, ausschneiden / POWER-QuickZap oder POWER TUBE Behandlung örtlich unterstützend
Husten - Keuchhusten	POWER-QuickZap oder POWER TUBE Behandlung Hals & Unterleib / Wasserzufuhr steigern / Schwermetallausleitung / Entschleimen mit Heidelberger's 7 Kräuter-Stern / siehe Seite 80/85
Hyperkinetische Kinder	POWER-QuickZap oder POWER TUBE Behandlung Unterleib / Ernährungsumstellung - Reduktion von isol. Kohlenhydraten und Zucker / Schwermetallausleitung falls nötig / Produkt «Spirulina-Algen»
Immunschwäche	POWER-QuickZap oder POWER TUBE Behandlung Unterleib & Kopf / Ernährungsumstellung (basisch) / Mineralstoffe / Vitamine einnehmen / Schlafplatz o.k.? / Nierenreinigung
Insektenstiche	POWER-QuickZap oder POWER TUBE Behandlung örtlich / Produkt «Anolin-M»
Ischiasbeschwerden	POWER-QuickZap oder POWER TUBE Behandlung Unterleib / Wasserzufuhr steigern / Schwermetallausleitung
Karies	POWER-QuickZap oder POWER TUBE Behandlung / Produkte Zahnpuder, Anolin, Mundil, / siehe Seite 123
Kehlkopfentzündung	POWER-QuickZap oder POWER TUBE Behandlung örtlich / Schwermetallausleitung falls nötig
Kinderkrankheiten	diese sind wichtig als Immunlernprozess / POWER-QuickZap oder POWER TUBE Behandlung unterstützend

Klimakterium	Ernährungsumstellung (basisch) / Mineralstoffe / POWER-QuickZap oder POWER Tube Behandlung unterstützend / Produkte «Sojall Hirso, MaKal»
Knochenbruch	POWER-QuickZap oder POWER TUBE Behandlung örtlich unterstützend / Arztbehandlung / Mineralstoffe / Sonnenlicht (Vitamin D) / Karottensaft
Knotenbildung in der Brust	POWER-QuickZap oder POWER TUBE Behandlung örtlich & Unterleib / Schwermetallausleitung falls nötig / Leberreinigung / Mineralstoffe / keine Angst!
Koliken	POWER-QuickZap oder POWER TUBE Behandlung / Wasserzufuhr steigern / Entschleimen mit Heidelberger's 7 Kräuter-Stern / gut kauen / siehe Seite 87
Kopfschmerzen - Migräne	POWER-QuickZap oder POWER TUBE Behandlung Kopf & Unterleib / Wasserzufuhr steigern / Schwermetallausleitung falls nötig / Leberreinigung / Nierenreinigung / siehe Seite 104
Krämpfe	POWER-QuickZap oder POWER TUBE Behandlung unterstützend / Mineralstoffe / Produkt «fermentierte Hirse, MaKal»
Krampfadern - Juckreiz	Wasserzufuhr steigern / Mineralstoffe / Kohlwickel / Entschleimen mit Heidelberger' 7 Kräuter-Stern / Produkte «fermentierte Hirse, MaKal, Aloe Vera, Heidelbergers 7-Kräuter Stern» / Stärkung des Bindegewebes / Vitamin C / siehe Seite 106
Krebs - Tumore	POWER-QuickZap oder POWER TUBE Behandlung / Ernährungsumstellung (basisch) / Leberreinigung / Schlafplatz o.k. ? / Schwermetallausleitung / Produkte «Flor*Essence» / siehe Seite 108
Kropf	POWER-QuickZap oder POWER TUBE Behandlung örtlich & Unterleib während einigen Wochen täglich
Leberwerte (erhöhte)	POWER-QuickZap oder POWER TUBE Behandlung Unterleib / Leberreinigung / Ernährungsumstellung (basisch) / Produkt «Basenbad»
Leukämie	Leberreinigung / Wasserzufuhr steigern / POWER-QuickZap oder POWER TUBE Behandlung ganzkörperlich 4 Regionen / Blutspin Korrektur / Ernährungsumstellung (basisch) / Produkt «Flor Essence» / siehe Seite 83

Lungenerkrankung- Atemwege	POWER-QuickZap oderPOWER TUBE Behandlung örtlich & Unterleib / Entschleimen mit Heidelberger's 7 Kräuter-Stern / siehe auch Seite 80 Asthma
Lymphdrüsen-Lymphsystem	POWER-QuickZap oder POWER TUBE Behandlung örtlich & Unterleib / Schwermetallausleitung falls nötig / Wasserzufuhr steigern
Magenbeschwerden	POWER-QuickZap oder POWER TUBE Behandlung örtlich & Unterleib / Ernährungsumstellung (basisch) / Mineralstoffe
Magengeschwür	POWER-QuickZap oder POWER TUBE Behandlung örtlich / Ernährungsumstellung (basisch) / Wasserzufuhr steigern
Magersucht	psychisches Leiden / Schwermetallausleitung falls nötig / Mineralstoffe
Menstruationsprobleme	Wasserzufuhr steigern / Schwermetallausleitung falls nötig / Leberreinigung / Mineralstoffe / Ernährungsumstellung (basisch) / siehe Seite 94
Mittelohrentzündung	POWER-QuickZap oder POWER TUBE Behandlung örtlich & Unterleib & Zähne (über Wangen mit Goldfläche) falls nötig
Multiple Sklerose	Energieproblem / POWER-QuickZap oder POWER TUBE Behandlung / Schlafplatz o.k.? / Mineralstoffe / Vitamine einnehmen / Schwermetallausleitung / Atlasprophylaxe
Mundgeruch, übler	POWER-QuickZap oder POWER TUBE Behandlung / gut kauen / Zahnseide verwenden / Produkt «Anolin-M, Heidelberger's 7 Kräuter-Stern»
Myome	POWER-QuickZap oder POWER TUBE Behandlung örtlich & zusätzlich Goldstab von Power Tube vaginal einführen / Schwermetallausleitung falls nötig / Ernährungsumstellung (basisch) / Mineralstoffe
Narben	entstören lassen / POWER-QuickZap oder POWER TUBE Behandlung örtlich

Nervenentzündungen	Schwermetallausleitung falls nötig / POWER-QuickZap oder POWER TUBE Behandlung schwach dosiert / Ernährungsumstellung (basisch) / Mineralstoffe
Nervosität	POWER-QuickZap oder POWER TUBE Behandlung / Schwermetallausleitung falls nötig / Mineralstoffe / Reduktion von Zucker / siehe Seite 75
Neurodermitis	POWER-QuickZap oder POWER TUBE Behandlung Unterleib und Wange / Ernährungsumstellung (basisch) / Mineralstoffe / Produkt «Basenbad, Schwarzkümmelöl, Aloe Gel, Anolin M»
Nierenentzündung	POWER-QuickZap oder POWER TUBE Behandlung / Schwermetallausleitung falls nötig / Wasserzufuhr steigern / Leberreinigung / Preiselbeersaft / Nierenreinigung
Nierenschwäche	Wasserzufuhr steigern / unverarbeitete Konflikte / Schlafplatz o.k.?
Oedeme	Lymphdrainage / Herzstärkung / Mineralstoffe / Basenbäder / POWER-QuickZap oder POWER TUBE Behandlung zur Unterstützung
Offene Beine	POWER-QuickZap oder POWER TUBE Behandlung örtlich & Unterleib / Erstverschlimmerung möglich / Ernährungsumstellung (basisch) / Mineralstoffe / Produkt « Anolin-M»
Ohrjucken	POWER-QuickZap oder POWER TUBE Behandlung örtlich / Ohr einölen
Parkinson	POWER-QuickZap oder POWER TUBE Behandlung / Ernährungsumstellung (basisch) Verzicht auf Aspartam und Glutamate / Schwermetallausleitung falls nötig / Vitamine einnehmen / Produkt «fermentierte Hirse» / siehe Seite 73
Paradontose	POWER-QuickZap oder POWER TUBE Behandlung auf Wange / Produkt «Zahnpuder» Christophers / siehe Seite 126
Pilzinfektionen - Mykose	POWER-QuickZap oder POWER TUBE Behandlung / Ernährungsumstellung (basisch) / Schwermetallausleitung falls nötig / siehe Seite 111

Polyarthritis	Schwermetallausleitung falls nötig / POWER-QuickZap oder POWER TUBE Behandlung ganzer Körper / Mineralstoffe / Vitamine einnehmen / Wasserzufuhr steigern / siehe Seite 77
Prostataprobleme	POWER-QuickZap oder POWER TUBE Behandlung / Ernährungsumstellung (basisch) / Schwermetallausleitung falls nötig / Produkte «Saw Palmetto» / siehe Seite 113
Psoriasis - Schuppenflechte	POWER-QuickZap oder POWER TUBE Behandlung örtlich & Unterleib / Ernährungsumstellung (basisch) / Schwermetallausleitung falls nötig / Leberreinigung / Produkte «Flor Essence, Schwarzkümmelöl»
Rheumatische Erkrankungen	POWER-QuickZap oder POWER TUBE Behandlung / Wasserzufuhr steigern / Nierenreinigung / Mineralstoffe / Schwermetallausleitung falls nötig / Leberreinigung, Ernährungsumstellung (basisch) / siehe Seite 117
Rückenschmerzen	POWER-QuickZap oder POWER TUBE Behandlung / Wasserzufuhr steigern / Mineralstoffe / Schwermetallausleitung falls nötig / Produkt «Chi-Machine» / siehe Seite 120
Schüttelfrost	POWER-QuickZap oder POWER TUBE Behandlung Leiste-Hand & Kopf / Ernährungsumstellung (basisch) / Wasserzufuhr steigern / Vitamin C
Schweißfüße	POWER-QuickZap oder POWER TUBE Behandlung / Ernährungsumstellung (basisch) / Schwermetallausleitung falls nötig / Produkt «Basenbad»
Schwindel	Salzfußbäder/ POWER-QuickZap oder POWER TUBE / Wasserzufuhr steigern
Sodbrennen	POWER-QuickZap oder POWER TUBE Behandlung örtlich Magen evtl. Leiste-Hand / Ernährungsumstellung (basisch) / Produkt «Anolin-M»
Stimmprobleme	POWER-QuickZap oder POWER TUBE Behandlung örtlich Hals / Entschleimen mit Heidelberger's 7 Kräuter-Stern / Schwermetallausleitung falls nötig / Wasserzufuhr steigern / siehe Seite 119
Tennisarm	POWER-QuickZap oder POWER TUBE Behandlung Unterleib / Mineralstoffe / Produkte «MaKal, Braunhirse»

Tinnitus	POWER-QuickZap oder POWER TUBE Behandlung örtlich & Unterleib / Entschleimen mit Heidelberger's 7 Kräuter-Stern / Blutzirkulationsproblem / Mineralstoffe / Wasserzufuhr steigern
Trigeminus - Neuralgie Gesicht	POWER-QuickZap oder POWER TUBE Behandlung örtlich & Unterleib / Schwermetallausleitung falls nötig
Trockene Augen	POWER-QuickZap oder POWER TUBE Behandlung Augen 3x 2-2-2 / Wasserzufuhr steigern / Schwermetallausleitung falls nötig
Trockene Haut	Wasserzufuhr steigern / Schwermetallausleitung falls nötig / Schwarzkümmelöl, Aloe Vera Gel, Kokosfett einmassieren
Übergewicht	POWER-QuickZap oder POWER TUBE Behandlung Unterleib / Ernährungsumstellung / Leberreinigung / Nierenreinigung, Nierenaktivierung / Produkt «Figural»
Vaginalmykosen	POWER-QuickZap oder POWER TUBE Behandlung Unterleib - Goldstab von Power Tube vaginal einführen / Ernährungsumstellung (basisch) / Mineralstoffe / Schwermetallausleitung falls nötig / siehe Seite 111
Venenleiden	Mineralstoffe / Wasserzufuhr steigern / POWER-QuickZap oder POWER TUBE Behandlung örtlich / Einmassieren von Hagebuttenkernöl
Vergiftung	POWER-QuickZap oder POWER TUBE Behandlung örtlich & Unterleib / Wasserzufuhr steigern / Vitamin C / Lymphdrainage / Produkt «Grüne Tonerde, Chi-Machine»
Verstauchungen - Schleimbeutelentzündung	POWER-QuickZap oder POWER TUBE Behandlung Unterleib / Wasserzufuhr steigern / Mineralstoffe
Verstopfung	Vitamin C einnehmen / Leberreinigung / Wasserzufuhr steigern / Produkt «Darmil»
Warzen	POWER-QuickZap oder POWER TUBE Behandlung, lange Behandlungszeit nötig / Produkt «Anolin-M»

Wasser in den Beinen	POWER-QuickZap oder POWER TUBE Behandlung Unterleib / Herzschwäche & Übersäuerung / Produkte «Basenbad, Weißdorntropfen»
Wechseljahrsbeschwerden	Ernährungsumstellung (basisch) / Mineralstoffe / POWER-QuickZap oder POWER TUBE Behandlung unterstützend / Produkte «Sojall Royal, MaKal»
Wirbelsäulenproblem	Ernährungsumstellung (basisch) / Mineralstoffe / Wasserzufuhr steigern!! / POWER-QuickZap oder POWER TUBE Behandlung unterstützend / Produkt «Chi-Maschine»
Wundbehandlung	POWER-QuickZap oder POWER TUBE Behandlung örtlich / Produkt «Anolin-M» zur Desinfektion
Würmer	POWER-QuickZap oder POWER TUBE Behandlung Unterleib
Zahn-Kiefer-Entzündungen	POWER-QuickZap oder POWER TUBE Behandlung örtlich & Unterleib / Produkte Zahnpuder Christophers / siehe Seite 123 Sojall Mundil

Die Kommenden

Erneure uns mit einer reinen Speise,
Mit Tau, mit ungetötetem Gericht,
Mit jenem Leben, das wie Andacht leise
Und warm wie Atem aus den Feldern bricht.
Denn sieh', sie werden leben und sich mehren
Und nicht bezwungen werden von der Zeit
Und werden wachsen wie des Waldes Beeren,
Den Boden bergen unter Süßigkeit.
Denn selig sind, die niemals sich entfernten
Und still im Regen standen ohne Dach.
Zu ihnen werden kommen alle Ernten,
Und ihre Frucht wird voll sein tausendfach.
Sie werden dauern über jedes Ende
Und über Reiche, deren Sinn verrinnt,
Sie werden sich wie ausgeruhte Hände
Erheben, wenn die Hände aller Stände
Und aller Völker müde sind!

Rainer Maria Rilke

Quellenverzeichnis:

Arnoul, Franz: Der Schlüssel des Lebens, Edition Asklepios
Batmanghelidj, F.: Wasser - die gesunde Lösung, VAK Verlag, Kirchzarten
Becker, Robert: Der Funke des Lebens, Scherz Verlag, München
Bieler, Dr. Henry: Richtige Ernährung deine beste Medizin, Hermann Bauer Verlag, Freiburg i. Br.
Brauchle, Prof. Alfred: Das große Buch der Naturheilkunde, Prisma Verlag, Gütersloh
Clark, Dr. Hulda: Heilung ist möglich, Knaur, München
Dorschner, Alfred: Naturheilkunde, der Weg für dich, Eigenverlag
Endrös, Robert: Die Strahlung der Erde, G. A. Ulmer Verlag, Tuningen
Faber/Haid: Endokrinologie, UTB, Ulmer, Stuttgart
Flanagan, Patrik: Elixier der Jugendlichkeit, Waldhausen Verlag, Ritterhude
Frischknecht, Martin: Gesundheit als Chance, G. A. Ulmer Verlag, Tuningen
Haefele, Bruno: Die Blut Mikose, Medicina Verlag, CH - Zug
Haller, von Albert: Macht und Geheimnis der Nahrung, bio Verlag gesundleben, Hopferau
Glenk/Neu: Enzyme, Heyne Verlag, München
Kuklinski/Lunteren: Neue Chancen, LebensBaum Verlag, Bielefeld
Lakhovsky, Georges: Das Geheimnis des Lebens, VGM-Verlag, Essen
Lebedewa, Tamara: Krebserreger entdeckt, Driediger Verlag, Hagen
Lotz/Ulmer: Sind Mikrowellenherde Gefahrenherde? G. A. Ulmer Verlag, Tuningen
Mc Grady, Patrick: Wieder jung werden, Fritz Molden Verlag, Wien-München
Meyer, Marianne, E: Stärke dein Immunsystem, Windpferd Verlag. Aitrang
Ott/Ulmer: Deine Wirbelsäule - dein Schicksal, G. A. Ulmer Verlag, Tuningen
Parlar, Prof. Dr. Dr. Harun: Universitätsstudie 2008
Popp, Prof. Fritz-Albert: Die Botschaft der Nahrung, Zweitausendeins, Frankfurt
Radke, Gertraud: Die Königin der Diäten, G. A. Ulmer Verlag, Tuningen
Rampler, Helmut: Für Mensch, Tier, Pflanze und Umwelt Sojall Produkte, Oberndorf b.Salzburg
Rampler, Helmut: Fermenta Food, Natürliche Nahrungsergänzung Sojall, Oberndorf b. Salzburg
Schatalova, Galina: Wir fressen uns zu Tode, Goldmann Verlag, München
Schlegel, Hans: Allgemeine Mikrobiologie, Thieme, Stuttgart
Strauß, Dr. Eduard: Bakterien, Alwin Fröhlich Verlag, Frankfurt
Treutwein, Norbert: Krank durch Übersäuerung, Südwest Verlag
Ulmer, Günter A.: Basisbuch für Ernährung, G. A. Ulmer Verlag, Tuningen
Ulmer, Günter A.: Ernährung mit Vernunft, G. A. Ulmer Verlag, Tuningen
Ulmer, Günter A.: Lebensenergie und Gesundheit, G. A. Ulmer Verlag, Tuningen
Ulmer, Günter A.: Das Sieben-Kräuter-Erbe, G. A. Ulmer Verlag, Tuningen
Ulmer, Günter A.: Das Vitamin, das die Gesundheit organisiert, G. A. Ulmer Verlag, Tuningen
Ulmer, Günter A.: Gesundheitswunder Chlorophyll, G. A. Ulmer Verlag, Tuningen
Ulmer, Günter A.: Gesund und schön durch Heilerde, G. A. Ulmer Verlag, Tuningen
Ulmer, Günter A.: Heilende Öle, G. A. Ulmer Verlag, Tuningen
Ulmer, Günter A.: Wirksame Selbsthilfe bei Übersäuerung, Viren, Bakterien und Parasiten, G. A. Ulmer Verlag, Tuningen
Ulmer, Günter A.: Pflanzliche Mineralien und Hormone, G. A. Ulmer Verlag, Tuningen
Vlcek, Bohuslav: DCA, die Überlebensformel ist in unserem Körper, Edition Tonek, Weingarten
Vogel, A.: Der kleine Doktor, Vogel Verlag, Teufen
Waerland, Are: Übersäuerung als Grundursache der Krankheiten, Humata Verlag, Bern
Waerland, Are: Die Bedeutung des Wassertrinkens, Humata Verlag, Bern
Waerland, Are: Aus dem Hexenkessel der Krankheiten, Humata Verlag, Bern
Wendt, Dr. Lothar: Gesund werden durch Abbau von Eiweißüberschüssen, Schnitzer Verlag

Register:

Literatur aus dem Günter Albert Ulmer Verlag

Bücher zur Gesundheitsvorsorge:	**ISBN**
Sich jung erhalten und gesund alt werden	978-3-932346-40-8
Wirksame Selbsthilfe bei Übersäuerung, Viren, Bakterien und Parasiten	978-3-932346-27-9
Rechtsdrehende Blutmoleküle, ein Beitrag zur Gesundheit	978-3-932346-30-9
Das Sieben-Kräuter-Erbe von Bertrand Heidelberger	978-3-932346-08-8
Basisbuch der Ernährung	978-3-932346-32-3
Die besonderen Heilkräfte von Hafer und Hirse	978-3-924191-46-7
Heilende Öle	978-3-924191-94-8
Bio-Regulatoren - Schwarzkümmelöl, Hagebuttenkernöl	978-3-932346-19-4
Wasser - Unser wichtigstes Lebensmittel	978-3-932346-05-7
Pflanzliche Mineralien und Hormone als Brücke zur Gesundheit	978-3-932346-42-2
Krank durch Wellen- und Elektrosmog	978-3-924191-73-3
Sonnennahrung Aloe	978-3-932346-36-1
Gesundheitswunder Chlorophyll	978-3-924191-99-3
Biogenes Magnesium und Kalzium, Hoffnung bei Arthrose, Osteoporose, Stress und Altersbeschwerden	978-3-932346-38-5
Deine Wirbelsäule, dein Schicksal	978-3-932346-20-0
Der Mensch ist so gesund wie seine Füße	978-3-932346-28-6